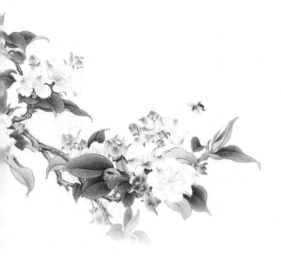

白文译注

四圣心源

清 • 黄元御 原著

孙中堂 吕 芹 译注

U0392029

人民卫生出版社

图书在版编目（CIP）数据

白文译注《四圣心源》/孙中堂，吕芹译注. 一北京：人民卫生出版社，2017

ISBN 978-7-117-24092-5

Ⅰ.①白… Ⅱ.①孙… ②吕… Ⅲ.①中医典籍一中国一清代②《四圣心源》一译文③《四圣心源》一注释 Ⅳ.①R2-52

中国版本图书馆 CIP 数据核字(2017)第 033241 号

| 人卫智网 | www.ipmph.com | 医学教育、学术、考试、健康，购书智慧智能综合服务平台 |
| 人卫官网 | www.pmph.com | 人卫官方资讯发布平台 |

白文译注《四圣心源》

译　　注：孙中堂　吕　芹

出版发行：人民卫生出版社（中继线 010-59780011）

地　　址：北京市朝阳区潘家园南里 19 号

邮　　编：100021

E - mail：pmph @ pmph. com

购书热线：010-59787592　010-59787584　010-65264830

印　　刷：河北博文科技印务有限公司

经　　销：新华书店

开　　本：710×1000　1/16　印张：18

字　　数：285 千字

版　　次：2017 年 3 月第 1 版　2024 年 8 月第 1 版第 10 次印刷

标准书号：ISBN 978-7-117-24092-5/R·24093

定　　价：38.00元

打击盗版举报电话：010-59787491　E-mail：WQ @ pmph. com
（凡属印装质量问题请与本社市场营销中心联系退换）

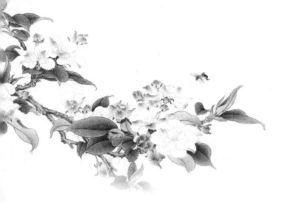

内容提要

　　清代医家黄元御，是一位对传统中医学理论具有深刻理解，又具有丰富临床经验的著名中医学者。他一生撰著了大量中医药专著，而以《四圣心源》最具有代表性。此书综合反映了他对中医原理的理解和领悟，其中有些独到的阐述，显示了他的见解是综合了《易经》《黄庭经》《周易参同契》等儒家、道家的理论而得来的，这也说明他在中国古代经典文化方面具有深厚的底蕴。因为众多读者的喜爱，包括《四圣心源》在内的黄氏众多医书目前已经多有出版，但是由于书中有些字词句的认识和理解对一般读者来说难免存在一些障碍，因此在参考借鉴此前学者整理出版黄氏医书成果的基础上，对《四圣心源》一书，包括所能收集到的有关黄氏医书的序文、跋文在内，全部做了注释和语译，注释力求简练，译文在忠实于原文的基础上，本着信、达、雅综合运用的基本原则，力求语义畅通易懂。这样，对于古文基础差一些的中医学子以及社会上广大的中医爱好者，应该能提供一些理解及临床实用上的便利。

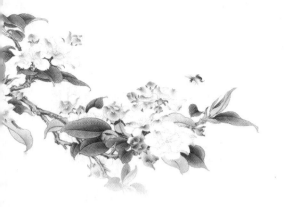

编写说明

清代医家黄元御，是一位对传统中医学理论具有深刻理解，又具有丰富临床经验的著名中医学者。他一生撰著了大量中医药专著，而以《四圣心源》最具有代表性。此书综合反映了他对中医原理的经典理解和个人领悟，从书中有些独到的阐述可以看出，他是在立足于《黄帝内经》《难经》《伤寒论》《金匮要略》的基础上，又结合了中国传统文化经典，尤其是儒家、道家典籍，如《易经》《黄庭经》《周易参同契》等书中的理论而得来的。比如：他把自然界的天地、阴阳、五行之理，与人体脏腑的生理特性、病理演变相结合，对脏腑经络的阴阳衍化、五行运转，得出了诸多近乎独出心裁的阐述发挥，确为其他中医书籍所少见。这同时也显示了，对中医学理论的理解，与中国古代经典文化的深切相关特点。至于其基于五行原理，而特别重视中土脾胃的生理、病理，并且把这种学术观点普遍地用于对临床各科几乎所有疾病的解释，是否具有以偏概全之失，学者宜做客观分析。

因为众多读者对黄元御医书的喜爱，包括《四圣心源》在内的黄元御诸多医书目前已经多有出版，但是，由于黄元御的诸多医书古奥难懂之处相对较多，书中有些字词的认识和文义的理解对一般读者来说难免存在一些障碍。鉴于此，我们对《四圣心源》一书再予整理，全文译注出版。此次整理出版，是在参考借鉴此前学者整理黄元御医书成果的基础上，对原书全部正文在内，并包括所能收集到的更多序文、跋文，全部做了注释和语译。注释力求简练，译文则在忠实于原文的基础上，本着信、达、雅综合运用的原则，力求语义的畅通易懂。也有原书的部分语段，其原本的文义就不难理解，因此未作大的改动。我们这样做，是希望对于古文基础差一些的中医学子，以及社会上广大的中医爱好者，能提供更多原文理解及临床实用上的便利。或有不妥之处，欢迎读者批评指正。

编者
2017 年 1 月

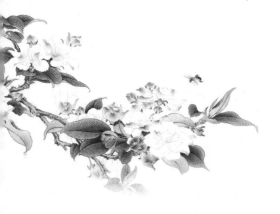

目 录

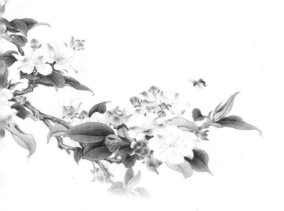

自　叙

【原文】

医有黄帝、岐伯、越人、仲景，四圣之书，争光日月。人亡代革，薪火无传，玉楸子悯后世作者不达其意，既解《伤寒》《金匮》，乃于己巳二月，作《四圣心源》，解内外百病，原始要终，以继先圣之业。创辟大略，遇事辍笔。庚午四月，北游帝城。十一月终，南赴清江。辛未二月，随驾武林。四月还署，研思旧草，十得其九，厥功未竟。八月十五，开舟北上，再客京华。壬申十月，作天人之解，续成全书。癸酉二月，解长沙药性，五月删定《伤寒》，七月笔削《金匮》，八月修瘟疫痘疹，成于九月十七。

【译文】

中医有黄帝、岐伯、秦越人、张仲景四位圣人，他们的书可与日月争光。然而先人已逝，时代变迁，四位圣人的医书、医理没有流传于后世，我本人悲悯后世之人不能畅达通晓四位圣人之书的义理，在注解了《伤寒论》《金匮要略》之后，又于己巳年二月作《四圣心源》，解说内因、外因所致各种疾病的本末关键所在，以此来继承先圣的医学事业。在构架完成其书的梗概之后遇到别的事情而停笔。庚午年四月，北游帝城。十一月底，南赴清江。辛未年二月，随皇驾至武林。四月返回之后，思考研究以前的草稿继续写作，完成了十分之九却没有最后告竣。八月十五日开船北上，再次客居于京华。壬申年十月，写成《四圣心源》中的《天人解》而续成全书。癸酉年二月作《长沙药解》，五月修改编定《伤寒悬解》，七月修改《金匮悬解》，八月修改瘟疫、痘疹方面的内容，成书于九月十七日。

【原文】

维时霖雨初晴，商飙徐发，落木飘零，黄叶满阶。玉楸子处萧凉之虚馆，坐寂寞之闲床，起他乡之遥恨，生故国之绵思。悲哉！清秋之气也，黯然远客之心矣！爰取《心源》故本，加之润色。

嗟乎！往者虞卿^①违赵而著《春秋》，屈原去楚而作《离骚》。古人论

1

述，往往失地远客，成于羁愁郁闷之中。及乎书竣业就，乃心独喜，然后知当时之失意，皆为后此之得意无穷也。向使虞卿终相赵国，屈原永宦楚邦，则《离骚》不作，《春秋》莫著，迄于今，其人已朽，其书不传，两人之得意，不如其失意也。

【注释】

①虞卿：战国时期游说之士。因进说赵孝成王，主张以赵为主，合纵以抗秦，而为赵国上卿。后因他事逃亡，穷困著书，世传为《虞氏春秋》。

【译文】

时值雨后初晴，秋风渐起，黄色的落叶飘零满地。我居住在颇有秋风萧瑟凉爽之意的宽敞的房间里，有几分寂寞，不禁使我内心生出一些他乡之遥恨，故国之绵思。秋天的清凉肃杀之气真是让人感伤啊！于是就在这样的境况和心态下取出以前的《四圣心源》稿本加以润色。

令人很有感触的是，古代的虞卿离任赵国的相位之后编著了《虞氏春秋》，屈原离开了楚国之后而作《离骚》。古人著书立论，往往是在失势、失意，或远客他乡之后，而成书于羁旅愁苦郁闷之时。等到把自己想写的内容成书之后，内心却有一种独有的欣喜，然后体会到以前之失意成就了此后的无穷之得意。如果当初的虞卿始终做赵国之相，屈原一直为官于楚国，那么，《离骚》和《虞氏春秋》就不会问世；时至今日，其人已成为朽骨，也不会有其书的流传后世。可知两人在官场上之得意，反倒不如其失意了。

【原文】

当世安乐之人，其得天者诚厚。然隙驷不留，尺波电谢，生存而处华屋，零落而归山丘，身与夕露同晞，名与朝华并灭。荆棘狐兔之中，樵牧歌吟之下，其为安乐者焉在！窃以为天之厚安乐之人，不如其厚羁愁之士。丈夫得失之际，非俗人之所知也。

顾自己巳，以至壬申，历年多矣，元草未就，是天既长与以穷愁之境，而不频假以萧闲之日。帝眷之隆，何可恃也，良时非多，勖①之而已。

癸酉九月甲戌昌邑黄元御

【注释】

①勖（xù 音旭）：勉励。

【译文】

　　在有生之年享受安乐的人们，确实得到了上天给予他们的厚爱。然而日月如梭，光阴似箭。活着的时候居住着华丽的屋宇，性命陨落之后的尸骨却归于山丘，身体像夕阳之中被晒干的露水那样消失了，名誉也像早晨萎谢的花朵一样了。当狐狸、野兔觅食寻欢于荆棘之中，樵夫、牧童长歌短吟于山野之下的时候，那些享受过安乐的人们又在哪里呢！我个人以为，上天之厚待荣华安乐之人，反倒不如其厚待羁旅愁苦之士。大丈夫处世，如何看待和理解得意与失意，不是一般的凡夫俗子所能理解的。

　　只是自从己巳以至壬申，经历多年，初稿未成，这只能说明上天既给予了我不尽的穷愁悲苦，却不肯多给我些闲暇的时日。皇帝眷顾之隆恩，又有什么可依仗的呢？心身状态良好的时日不多了，除了自我努力之外还能怎样呢。

癸酉年九月甲戌日　昌邑　黄元御

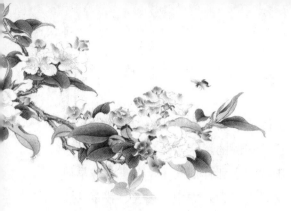

阳湖张琦序

【原文】

医学盛于上古，而衰于后世。自黄岐立法，定经脉，和药石，以治民疾，天下遵守，莫之或二。于是有和、缓、扁鹊、文挚、阳庆、仓公之徒相继而起，各传其术，以博施当世，而方药至张仲景而立极。厥后皇甫谧、王叔和、孙思邈祖述而发扬之。起废痼，润枯毙，含生育物，绝厉消沴，黄岐之道，于斯为盛。

自唐以降，其道日衰，渐变古制，以矜新创。至于金元，刘完素为泻火之说，朱彦修作补阴之法，海内沿染，竞相传习。蔑视古经，倾议前哲，攻击同异，辩说是非。于是为河间之学者，与易水之学争；为丹溪之学者，与《局方》之学争。门户既分，歧途错出，纷纭扰乱，以至于今，而古法荡然矣。

【译文】

医学兴盛于上古，而衰落于后世。自从黄帝、岐伯确立法度，论定经脉，调和药物，用来治疗民众的疾病，天下人遵守之，无人能够另用其他方法。于是有医和、医缓、扁鹊、文挚、公乘阳庆、仓公等人相继而起，各传其术，以广泛施用于当世，而方药的运用至张仲景达到巅峰。此后有皇甫谧、王叔和、孙思邈，继承前代并有所阐述而发扬之，治愈沉疴痼疾，为濒临死亡者带来生机，助育生灵，消除阴阳失和的重病，岐黄之道，至此为盛。

唐代以后，医道日渐衰微，人们逐渐改变了古代医学的方法、体制，而夸耀自己的创新。至金、元时代，刘完素为泻火之说，朱彦修作补阴之法，海内医者竞相传习、沿用，并且互相影响。蔑视古经，斥议前哲，攻击不同观点，彼此辩论是非。于是主张河间之学者，与易水之学争；主张丹溪之学者，与《局方》之学争。门户分列，歧途错出，纷纭扰乱，以至于今，而古代的医学法则荡然无存。

【原文】

夫医虽艺事，而拯疾痛，系生死，非芝菌星鸟之术，可以诡诞其辞也。阴阳有纪，五行有序，脉络有度，非博辩横议，所能推移其则也。一病之作，古今如一，非风俗政令，有时代之异也。一药之入，顺逆俄顷，非百年必世，可虚遁其说也。

然而宋元以来，数百年间，人异其说，家自为法。按之往籍，则判若水火，综其会通，则背若秦越。夫岂民有异疾，药有异治哉！或俗学废古，恶旧喜新，务为变动，以结名誉。凡在学者，莫不皆然，而医其一也。故《脉诀》出而《诊要》亡，本草盛而物性异。长沙之书乱而伤寒莫治，刘朱之说行而杂病不起。天下之民，不死于病而死于医，以生人之道，为杀人之具，岂不哀哉！故凡艺或可殊途，惟医必归一致。古经具在，良验难诬，有识之士，不能不是古而非今矣。

【译文】

医学虽属技术事类，而拯救病痛，关系着病人的生死，不能像服饵、占卜之类的事情，可以胡说骗人。阴阳有法纪，五行有顺序，脉络有尺度，并不是能言善辩就能改变其准则的。一种疾病的产生，古今相同，并不像风俗、政令那样有时代的差异。一种药物吃了之后，其效果的好坏、顺逆，短时间内即可见到，并不像有些事情，即使一百年、一辈子也不能辨清其真伪、是非。

然而宋、元以来，数百年间，医生们每个人的说法和治病方法都各自不同。如果考察一下古代的书籍，就会发现与古书所说有天壤之别；如果融会贯通地综合审视，就会发现其各自的说法相差甚远。难道是百姓有特殊的疾病，药物有奇异的治法吗？有的人提倡俗学而废弃古法，喜新厌旧，追求变化翻新，而成就自己的名誉。凡是做学问的人莫不如此，而医学也在其中。所以《脉诀》问世而《诊要》消亡，本草学盛行而各书所记载的药物性质却不一样。张仲景的书被后人搞乱了，因而病伤寒者不能治愈；刘完素、朱丹溪的学说盛行，因而患杂病者也不能治愈。天下的病人不是死于疾病，而是死于医生之手，用来救活人命的方法却成了杀人的工具，岂不哀哉！所以一般的技术事类也许可以有不同的途径和方法，惟有医学必须归于一致。古代的医学经典俱在，良好的效果难以被人诬蔑，有识之士，不能不承认古法的正确而否定今法。

【原文】

余少好医学，博览方籍。读黄氏《素灵微蕴》《伤寒悬解》，其于黄岐秦张之道，若网在纲，有条不紊。于是乃求其全书，积二十年不可得。岁在己丑，承乏①馆陶贡士张君蕴山为掫校官，得其书六种，录以畀②余，乃得究其说，而益叹其学之至精。长沙而后，一火薪传，非自尊也。

余既刊《素灵微蕴》《伤寒悬解》《长沙药解》，而《四圣心源》为诸书之会极，乃复校而刊之。粗举源流正变，以引伸其说。世之为医者，能读黄氏书，则推脉义而得诊法，究药解而正物性，伤寒无夭札之民，杂病无膏肓之叹。上可得黄岐秦张之精，次可通叔和思邈之说，下可除河间丹溪之弊。昭先圣之大德，作生人之大卫，不亦懿哉！若乃规囿习俗，胶固师说，未遑研究，骇其偏矫，失后事之良资，为下士之闻道，则非余之所敢知矣。

道光十二年冬十一月阳湖张琦

【注释】

①承乏：谦词。表示某一职位因暂时空缺而由自己充当。

②畀（bì）：给予。

【译文】

我在少年时代就喜欢医学，广泛阅读医书。读了黄氏的《素灵微蕴》《伤寒悬解》，感觉他对于黄帝、岐伯、秦越人、张仲景的医道，掌握得主次分明，有条不紊。于是想求得他的全部医书，却 20 年来不能得到。岁在己丑，承蒙馆陶贡士张蕴山先生邀请而充当其掫校官，得到黄氏的医书六种，抄录下来给了我，才得以深究其学说，也更感叹其学问之精。认为是张仲景之后的薪火独传，而并非妄自尊崇他自己。

我已经刊印了《素灵微蕴》《伤寒悬解》《长沙药解》，而《四圣心源》为诸书之总汇，因此又校订而刊行之。大概指示了医学的源流及其正途、异途，以引伸其说。社会上做医生的人们，若能读黄氏之书，就可以推究其脉义而得诊法，研讨其药解而确定药物的性能，病伤寒者不再有短命夭折之人，患杂病者不再有病入膏肓之哀叹。上可得黄帝、岐伯、秦越人、张仲景之精义，然后可通晓王叔和、孙思邈之解说，下可消除刘河间、朱丹溪之弊端。既可以昭示先圣之大德，又可以作为生民百姓之护卫，不是很好的事情吗！如果只是局限于习俗，固执地坚持自己老师的说法，未及研究便以其偏颇的说法骇人听闻，失掉后世之人学医、行医的良好凭据，像下士闻道那样无知地大笑他人，则不是我所敢领教的。

道光十二年冬　十一月　阳湖　张琦

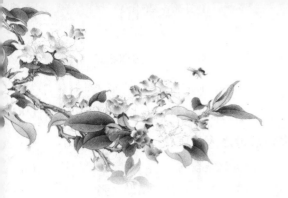

丹徒赵克宣序

【原文】

宣素不知医，辛丑岁初夏，先君簐楼公抱恙，群医束手。迁延三阅月，势益剧。适明府龚木民以《四圣心源》一帙见示，宣受而卒读之，叹其说理精当，实为医学善本。急与医者议，仿其意制方，以希一效。而疾已大渐无及，窃恨是书之不早见也！

因念人子，当父母康强时，依依承顺，辄取岐黄家言，庋^①置弗观，及一旦父母有疾，非不博求医术，及弗获效，则当父母床褥痛楚，呼天号泣，欲嚼舌啮臂，以分亲痛而不可得，亦已无如何。而医者方坐视成败，以其必不效之术，尝试于万一，竟至不讳，则云证固不治。

呜呼！言及此痛，何如耶！昔张从正撰《儒门事亲》十五卷，盖谓儒者能明其理以事亲，当知医也。

是书作于昌邑黄氏，刻于阳湖张氏，因所传未广，爰与小楼弟校勘付梓，以广其传。区区抱恨私心，亦欲使天下仁人孝子，取是书而急读之，以善其颐养之方云尔。

道光壬寅三月丹徒赵克宣竹坪序

【注释】

①庋（guǐ）：置放；收藏。

【译文】

我向来不懂医学。辛丑年初夏，先君簐楼公患病，众多医生束手无策，迁延三月有余而病势越来越重。恰逢明府龚木民以《四圣心源》一套给我看，我收下后全读了一遍，感叹其说理精当，实在是一部好医书。赶紧与医生商议，仿照书中义理制定一方，希望能够获得疗效。然而病情已很严重，来不及挽回，私下怨恨未能早一点见到此书。

因而我想，作为晚辈，在父母身体健康强壮的时候，什么事情都很顺利，总是把医学书籍放置收藏起来而不读。等到一旦父母有病了，也不是没有广泛求医治疗。如果治疗无效，那么当父母卧床不起、痛楚呼号的时候，甚至想啮咬自己的舌头、手臂，来分担亲人的痛苦，可是又无能为力。而医生只是坐观成败，以其肯定无效的治法，做几乎没有治愈可能的尝试。等最后病人死了，就说病证本来就已经没有治愈的可能了。

说到这些令人痛心的事情，让人怎能受得了！以前张从正撰《儒门事亲》15 卷，书名的意思，大概就是说，读书人能够明白医学的道理和治病方法以侍奉亲人而尽孝道。

此书作于昌邑黄氏，刻于阳湖张氏，因其流传不够广泛，于是和小楼弟一起校勘付印，以推广其流传。区区抱恨之心，也不过是想让天下的仁人孝子，取来此书赶紧学习，以让其在保养亲人身体方面做得更好而已。

道光壬寅三月　丹徒　赵克宣　竹坪　序

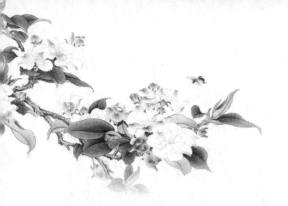

丹徒赵克宜序

【原文】

先君篆楼公，辛丑夏抱恙，延医调治，仙草无灵。迨竹坪兄于木民龚明府处得《四圣心源》一编携归，与医者讨论，师其意以订方，而病已不可为矣，为人子而不知医，此愚兄弟之抱憾终天而椎心泣血者也！

伏念是编，本昌邑黄氏所著，实称善本，向曾刻于阳湖《宛邻书屋丛书》中。宛邻张氏，集丛书十有二种，除诗、古文、词外，有黄氏所著《长沙药解》《伤寒悬解》《素灵微蕴》，庄氏所著《慈幼二书》，并张氏自著《素问释义》诸书，而《心源》一书，尤诸书中之至粹至精者。

夫医虽小道，理极精深，用之得当，如济世之航，用之不当，如伤人之刃，可不慎欤！近世庸工，药性汤头，一经熟读，自诩通人。及入病家，论实论虚，猜寒猜热，以人试药，莫中病情。求其观天时之变，察人事之宜，准古酌今，神而明之者，未易数靓。此矫其弊者，有勿药中医①之说也。甚至逞其私智，立说著书，伐阳滋阴，损人生气。种种背妄，遗祸无穷，良可慨已！纵有一二依附圣经，强为诠释，惜又穿凿附会，庞杂不精，反令古圣之道，愈解而愈晦矣。

【注释】

①勿药中医：古代有"有病不治，常得中医"之说。意思是说，如果得病了却找不到良医的话，与其被庸医错误地治疗，还不如不服其药物；不治疗的结果也比庸医误治强，可以大致相当于中等水平的医生治疗的结果。见《汉书·艺文志·方技略》。

【译文】

先君篆楼公，在辛丑年夏天患病，请医生调治，吃再好的药都无效。等到竹坪兄从木民龚明府处得到《四圣心源》一编带回家来，与医生讨论，模仿其意而制定一方，但病情已经不可治了。作为晚辈却不懂得医学，这就是我们兄弟俩抱憾终天而椎心泣血的事情呀！

默想此书，本来是昌邑黄氏所著，确实是一部好书，以前曾刻印于阳湖《宛邻书屋丛书》中。宛邻张氏，集丛书12种，除诗、古文、词外，有黄氏所著《长沙药解》《伤寒悬解》《素灵微蕴》，庄氏所著《慈幼二书》，并张氏自著《素问释义》诸书，而《四圣心源》一书，尤其是各书中之最精粹者。

医学虽被人称为小道，然而其义理极其精深。用之得当，如济世之慈航；用之不当，如伤人之刀斧，岂可不慎重对待！近世以来的庸医，读了一些药性、汤头之类的医书，就自诩为医学达人。等到了病人家里给人治病的时候，论实说虚，妄猜寒热，往往以病人测试药效，却不能切中病情。要想求得能够观天时之变化，察人事之宜否，酌情衡量古往今来的具体情况，用心思考而明白其深刻道理的医生，实在很少见到。为了矫正这样的弊端，社会上就有"勿药中医"的说法。甚至有人为了炫耀自己而著书立说，提倡用戕伐阳气或者滋阴等治法，损伤病人的生气。种种错误治法贻害无穷，实在令人感慨！纵使其中有些依附圣人经典之处，又往往强加诠释，穿凿附会，庞杂不精，反而让古代圣人的医学道理越解释越晦涩难懂。

【原文】

是编宗黄帝、岐伯、越人、仲景四圣人之心传，而运以精思，达以卓论，抉天人之秘奥，阐顺逆之精微，作述相承，独标真谛，举谬悠之说，一扫而空之，其为功岂浅鲜哉！愚兄弟不能早觏是书，以起先君痼疾，而顾念世之人子，或有愿读是书者，爰另梓流传，以志终天之憾，且以见事亲者之不可不知医也。竹坪兄与宜悉心校雠，付诸剞劂，谨叙其意，以为缘起云。

道光壬寅岁季春下浣①丹徒赵克宜小楼序

【注释】

①下浣：阴历每月二十一日至三十日。

【译文】

此书继承了黄帝、岐伯、秦越人、张仲景四位圣人的心传，又有黄氏自己的精思高论，揭示天人之间的奥秘，阐述病情顺逆转化的精微道理，既有解说，又有创见，标示了正确的独到见解，并且对谬误的说法一扫而空，其对医学的功德绝不是肤浅微小的。我兄弟俩虽然未能早一点看到此书，用来治愈先君痼疾，然而想到社会上做晚辈的人们可能会有愿意读这本书的人，于是再次刊印流传，以此来记住未能治愈亲人痼疾的终天之憾，也用来昭示侍奉父母亲人的人不能不懂得医学。竹坪兄与我悉心校对，付诸刊印，谨叙其意，作为我们做这件事情的说明。

道光壬寅年　春三月下旬　丹徒　赵克宜　小楼　序

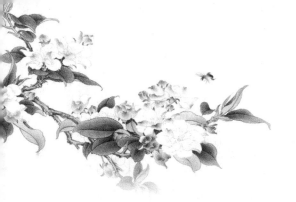

长沙徐树铭序

【原文】

叙曰：上古天真淳闷，婴疾者少，然而黄帝、岐伯、俞跗、雷公之伦，即已勤求至道，惠济寰宇，岂非风湿寒暑，天不能无偏行，疾痛痒疴，人亦何容不豫计也。三代之际，掌以专官，世宿其业，民无夭枉。秦弃旧典，术遂淆乱，扁鹊、仓公，晨星落落。至于汉末，长沙崛起，上承往圣，药乃有宗。魏晋六朝，叔和、张之隐、居翊之微有发明，未言枢辖。唐宋而降，源远末分，比之江同出岷，而枝别三千，浅深泛滥，难以概焉。

国朝昌邑黄氏，慨念医术纷歧，斯道将坠，一以黄岐秦张四圣为标准，于是有《四圣心源》《素灵微蕴》《四圣悬枢》之作。又念长沙二书，赞仰虽多，明晦尚半，于是又有《伤寒悬解》《伤寒说意》《金匮悬解》之作。《神农本草》，不见《汉志》，中间地名，颇杂后代，病其非真，不无赝误，乃复因长沙所用之品，推求功用，为《长沙药解》四卷。有未备者，别绎《大观本草》诸书，补之为《玉楸药解》八卷。

【译文】

叙曰：上古之人天真淳朴，少私寡欲，因而遭受疾病缠绕的人很少。虽然如此，但是黄帝、岐伯、俞跗、雷公等人已经勤求医学的深奥道理，用来惠济天下苍生。这不就说明了下面的道理嘛，即：自然界的风湿寒暑等气候变化，不可能没有偏颇、异常；人身的疾病痛痒，怎能不提前谋划预防？夏商周三代之际，医学有专职官员掌管，世代承袭其业，民众没有夭折而死的。秦代废弃了前朝的典章制度，医术就出现了混乱，像扁鹊、仓公那样的名医寥若晨星。到汉代末年，张仲景崛起，上承往古的医学圣人，医药之学才有了正宗。魏晋六朝以后，王叔和、张之隐、居翊之等人对医学略有发明，却未言及关键要害之处。唐宋以后，距离医学的源头越来越远，而医学的末流分歧错杂而出，就如同长江源出于岷山，而其后分出的支流有三千之众，其泛滥、分化出来或深或浅的支流、派系，难以尽数。

我朝昌邑黄氏，感慨于医术纷乱，分歧众多，医学之道日益衰微，因此完全按照黄帝、岐伯、秦越人、张仲景四位医学圣人为标准著述医书，于是就有了《四圣心源》《素灵微蕴》《四圣悬枢》的问世。后来又想到张仲景的《伤寒论》《金匮要略》二书，景仰称赞的人虽然很多，而其中的内容却是明白与隐晦各占一半，于是又有《伤寒悬解》《伤寒说意》《金匮悬解》之作。《神农本草经》一书，不见于《汉书·艺文志》，而且书中的地名混杂有很多后世的称谓，因此担心其内容会有不真切之处而贻误于后世，所以又根据张仲景书中所用的药品，探求其功效用法，作《长沙药解》四卷。另有不完备的地方，又演绎了《大观本草》等书，补写了《玉楸药解》八卷。

【原文】

八种之书，昔远词文，义闳①体博，末学粗工，卒难寻究。昧者未睹玄微，略循枝叶，辄疑黄氏意主扶阳，不无偏胜。不知黄氏之言曰：足太阴以湿土主令，足阳明从燥金化气，是以阳明之燥，不敌太阴之湿，及其病也，胃阳衰而脾阴旺，湿居八九。胃主降浊，脾主升清，湿则中气不运，升降反作，清阳下陷，浊阴上逆，人之衰老病死，莫不由此。以故医家之药，首在中气。中气在二土之交，土生于火而火灭于水，火盛则土燥，水盛则土湿。泻水补火，抑阴扶阳，使中气轮转，清浊复位，却病延年，莫妙于此。此黄氏之微言也，神而明之，讵有偏胜患乎！

八种之书，刻于张氏《宛邻丛书》四种，余四种，无刻本。铭虑其久将佚也，幕友江右杨舍人希闵录有全本，因更校刻，以广其传。上士十载悟玄，下士见之，以为尚白，书之美恶，在人自领，何能相贷为缕陈乎。

黄氏尚有《素问悬解》《灵枢悬解》《难经悬解》，见《四库提要》目中。今访未得，殆佚遗矣。

咸丰十一年四月一日长沙徐树铭

【注释】

①闳（hóng）：高大。

【译文】

这八种书的文词古雅，义理宏大，体系赅博，没有高深学问的人难以全部探究明白。有些昏昧糊涂之人，未发现书中的精微深奥道理，只懂了一些细枝末节，总是怀疑黄氏在治病方法上主张扶阳，有所偏颇，却不懂得黄氏以下言论的含义："足太阴脾以湿土主令，足阳明胃从燥金化气，因此阳明之燥，不敌太阴之湿；等到其患病之后，往往胃阳衰而脾阴旺，湿居八九。胃主降浊，脾主升清。湿则中焦之气不能运转，升降颠倒，清阳下陷，浊阴上逆，人之衰老病死，无不由此产生。以故医家用药，首在中气。中气在二土之交，土生于火而火灭于水，火盛则土燥，水盛则土湿。如果在治疗方法上泻水补火，抑阴扶阳，使中焦之气得以运转，则清浊复位，却病延年，没有比这种方法更好的。"这是黄氏具有精微含义的言论，用心领悟才可以明白，哪有什么偏胜之患！

　　这八种书中有四种曾刊刻于张氏的《宛邻丛书》中，其余四种无刻本。我忧虑担心这些书时间久了可能会失传，而我的幕友江右杨舍人希闵录有全本，因而再一次校订刻印，以扩大其流传。上智之士十年得悟妙理，而下智之士见之，以为只是空口说白话。一部书的好坏，在于读书人的自我领悟，怎么可能由别人代替去条分缕析地详细陈述呢？

　　黄氏还有《素问悬解》《灵枢悬解》《难经悬解》，见于《四库提要》目录中。而今访求未得，大概失传了吧。

咸丰十一年四月一日　长沙　徐树铭

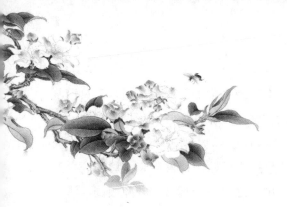

湘潭欧阳兆熊序

【原文】

呜呼！医学之坏，至今日而极矣。其鬻术者无论也，即有一二嗜古之士，欲以涉猎方书，研求医理，而谬种流传，往往守一先生之言，以为标准。俗学茫昧，千手一律，杀人如麻，不可殚记。有诘而难之者，曰：吾之学，朱张刘李之学也，吾之方，固出自景岳《八阵》、叶氏《指南》之所传也，然而不愈者，有命焉，非医之咎也。噫！虽予亦以为非医之咎也，何则？彼其耳目锢蔽已深，性灵汩没日久，虽欲自拔而不能，亦大可哀也已。

余自束发，侍先父母疾，即喜翻阅医书。初师喻嘉言昌，又师陈修园念祖，十年无所得。道光戊申，江西陈广敷溥以玉楸黄先生《医书八种》抄本相饷。其源不尽出自医家，而自唐以后，谈医者莫之能及，二千年不传之绝学，至是始得其真。爰取《四圣心源》《素灵微蕴》，锓板行世，一时医风，翕然丕^①变。

【注释】

①丕（pī）：大。

【译文】

医学的坏废，至今日真可谓登峰造极！其中靠医术赚钱的人就不消说了，即使有一两个真的喜好古代医学典籍的人，其本来的意愿是想要涉猎医学方书，研究探求医学道理，却往往谬种流传，墨守某一位先生的说法作为标准。以至于其学问庸俗昏昧，文章千篇一律，治死的病人不计其数。有人提出质问说：我的学问是朱丹溪、张从正、刘完素、李杲的学问，我治病的医方，原本是出自张景岳的《新方八阵》和叶天士的《临证指南医案》，这样如果治不好病人的话，那就是病人命该如此，并不是医生的过错。哎呀！这么一说，即使我也认为不是医生的过错了，为什么呢？因为这些人的头脑僵化已经年深日久，灵性被淹没，毫无自己的理解、领悟，已经没有从错谬的泥潭中自拔的可能，真是太可悲了。

我自成年以来，因侍奉先父母的疾病，就喜欢翻阅医书，开始时学喻嘉言的书，后来又学陈修园的书，学了十年却没什么收获。道光戊申年，江西陈广敷溥把玉楸子黄先生所著《医书八种》的抄本赠给我。我认为其学问的渊源不是完全出自医家，然而自唐代以后，讨论医学的人没有谁能比得上他。失传了二千年的绝学，至此书而得其真谛。于是取《四圣心源》《素灵微蕴》二书刻板刊行，使当时的学医、行医之风气大为改变。

【原文】

今湘乡左君菊农继明，毅然以昌明医学为己任，费缗①钱一千有奇，重刊其全部，而以校雠之役相属。其嘉惠来学之心，可谓勤矣。夫菊农亦尝从事于朱张刘李、景岳《八阵》、叶氏《指南》之说者，而一旦弃之如遗，何今之自命为名医者，先入以为主，抵死而不悟！读此书曾不汗流浃背，一发其羞恶是非之良，不亦颠乎！

或曰：朱、张、刘、李，古大家也，张景岳、叶天士，亦近今之名手也，斯与黄氏，优劣恶从而辨之？不知黄氏所传者，黄帝、岐伯、越人、仲景四圣之心法，彼则背而驰焉。异端曲学，足以害道，辞而辟之，大声疾呼，吾党之责也。譬之儒家，《素问》《灵枢》，医之六经也，《伤寒》《金匮》，医之四子书也。若黄氏之羽翼仲景，方之诸子，何多让焉！

宗黄氏即以宗仲景，不宗仲景，黄岐之法不立，不宗黄氏，仲景之法不明。昌黎有言：非三代两汉之书不敢读。段师琵琶，须不近乐器，十年乃可授②。吾愿世之好学深思者，将后世一切非圣之书，视之如洪水猛兽，而一以仲景为归，涵濡既久，渐渍而化焉。若涉迷津，臻彼岸，导歧路，骋康庄，有不自旋其面目，而捐弃故伎，如菊农之勇者，无是人也。

黄氏尚有《周易悬象》《素问悬解》《灵枢悬解》若干卷，《四库全书提要》存目中已著录。闻其昌邑裔孙珍藏甚密，傥更有大力者搜而传之，于以康济群生，补救劫运，岂非医林之盛事哉！

同治元年四月朔日湘潭后学欧阳兆熊序

【注释】

①缗（mín）钱：用绳子穿成串的钱，即贯钱。

②段师琵琶，须不近乐器，十年乃可授：此十四字与上下文不属，疑为衍文，或他人旁记而误为原文。

17

【译文】

如今有湘乡的左菊农继明先生，毅然以昌明医学为己任，出贯钱一千有余，欲重刊其全书，而以校勘之事嘱咐我来做。其施惠于后学的用心，可谓不遗余力。菊农先生也曾经从事于朱丹溪、张从正、刘完素、李杲以及张景岳的《新方八阵》和叶天士的《临证指南医案》等学问，却又能够断然放弃；为什么如今那些自命为名医的人们，先入为主且至死不悟。他们读了黄氏的书竟然不能羞愧得汗流浃背，不能在内心产生分辨是非善恶的良知，岂不是疯癫、痴顽吗！

有人可能会说，朱丹溪、张从正、刘完素、李杲是古代的大家，张景岳、叶天士也是近世以来的名医，他们与黄氏之间的孰优孰劣从何分辨？却不知黄氏所传承的，是黄帝、岐伯、越人、仲景四圣之心法，而朱丹溪、张景岳等人却与四圣之心法背道而驰。异端邪说，足以妨害正道；立言驳斥，大声疾呼，是我们的责任。如果用儒家著作相譬喻的话，《素问》《灵枢》就是医学著作当中的六经，《伤寒论》《金匮要略》就是医学著作当中的四子之书。如果说黄氏之书能够羽翼仲景，那么与诸子相比，又何必过多地推辞、谦让呢！

以黄氏为正宗就是以张仲景为正宗。不以张仲景为正宗，则黄帝、岐伯之法不能确立；不以黄氏为正宗，则张仲景之法不能昌明。韩愈曾说"非三代、两汉之书不敢读"。段师琵琶，须不近乐器，十年乃可授。我希望社会上能够好学深思的人们，将后世一切不属于圣人经典的书，视之如洪水猛兽，而完全以仲景之书为归宿，慢慢地、一点一点地渗透、理解、消化，久之即可融会贯通了。如果有人步入歧途、迷津而想要到达正确的康庄大道，却又不能改头换面，放弃以前的错误，不能像菊农先生那样勇于从错误的路途上返归正道的话，就不会再有这样的明达之人。

黄氏还有《周易悬象》《素问悬解》《灵枢悬解》若干卷，《四库全书提要》存目中已有著录。听说其昌邑的裔孙珍藏甚密，倘若能有更大能力的人求得这些书，使其流传于社会，用来救助群生百姓，解救人们疾病的劫难厄运，岂不是医学界的盛事吗！

同治元年四月朔日　湘潭后学　欧阳兆熊　序

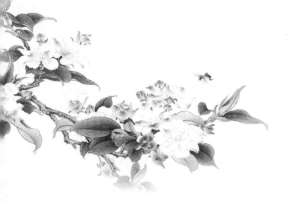

长沙黄济序

【原文】

余癸亥在资州，患失眠疾，医者言人人殊，各尽所学，迄未霍然。甲子因公赴长沙，遇左君继明，为治颇效。见其为人主方辄有验，询之始知寝馈于黄氏医书者有年。其书理明辞达，迥异诸家，因携以入蜀。

乙丑秋，权渝郡锡韦卿观察及同官诸君子咸善是书，相与醵①金镂版，以广其传。至是告成，爰弁数言，以志缘起。

同治丙寅八月长沙黄济识

【注释】

①醵（jù）：凑钱。把几个人的钱合在一起。

【译文】

癸亥年我在资州患了失眠症，找医生看却各有各的说法，他们用尽了自己所学的方法给我治疗，却最终没有干净利落地治愈。甲子年因公赴长沙，遇到了左继明先生给我治疗，很有疗效。再看他给别的病人开方下药也总是有效，询问之后才知道，他沉浸于深入研究黄氏医书已有多年。看了一下黄氏的医书，感觉其医理明白，词意畅达，与其他医家所著的医书差异很大，因而携带其书到四川。

乙丑年秋天，权渝郡锡韦卿观察，以及与他同时为官的各位先生都称赞这部书，就互相凑钱雕版印刷，以推广其流传。至今已宣告完成，于是写几句话放在篇首，用来记录此事的缘起。

同治丙寅年八月　长沙　黄济　识

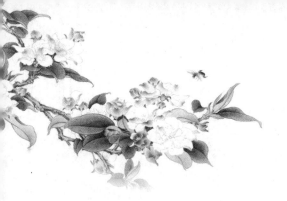

完颜崇实序

【原文】

医者，生人之术也，不善用之，则之生而之死。昔仲景痛宗族之沦亡、患医者之不研求经旨，著《伤寒》《金匮》诸书，方术家奉为神明，竟相祖述。顾其文词简古，理解深微，猝难寻求，又为王叔和乱其篇第，旨趣隔越，加以庸工罔识，私智穿凿，别立异说，枝叶横生，讹谬百出，遂使学者去此昭昭，即彼昏昏，几成痼疾。盖自宋元以来，斯道榛芜极矣。

国朝龙兴，间运①遂开，古来绝学，自晦昧而就高明，如日再中。即方术一家，亦骎骎②乎抗衡往哲，标准来兹。若吴江徐灵胎、钱塘张隐庵、吴门叶天士、闽中陈修园诸人，皆有廓清推陷之功，羽翼阐扬之力，而集其大成者，尤推昌邑黄坤载先生。

先生著书，以地元为主，以扶阳抑阴为义。窥其旨趣，盖原本大《易》，合符《河》《洛》、约契《参同》，所谓阴阳会通，玄冥幽微者。于仲景之学，不啻承謦咳③而面聆绪言也。

【注释】

①间运：国运安宁。间，同"闲（xián）"，安宁。

②骎骎（qīn）：疾速，快速。

③謦（qǐng）咳：謦，轻声咳嗽。謦咳，比喻谈笑。

【译文】

医学是拯救病人生命的技术，但如果用之不得法，就会使原本拯救病人生命的医术反而会致人于死地。以前张仲景悲痛于家族众人因疾病而死亡、衰落，忧患医生不能研究探求经典医书的旨意道理，因而撰著了《伤寒论》《金匮要略》诸书，医家奉为神明，争相继承、阐述。只是其书文词简约，古奥难懂，短时间内难以探求明白；又被王叔和搞乱其篇章次序，旨趣义理被割断；再加上庸医没有见识，以个人的见解穿凿附会，别立异说，枝叶横生，讹谬百出，这就使学习者远离了原书中清晰明白的道理，而接近、趋向于那些糊里糊涂的理解，几乎形成了顽固难改的弊病。大约自宋、元以来，医道之荒芜杂乱已经非常严重。

我朝兴起，国运安宁，民生稳定，于是自古以来的绝学，从晦涩昏昧难懂的状态而趋向于能够明白其高深的道理，学术的兴盛程度如日中天。即使医术这个学科，也快速达到了能与古代贤哲之士相抗衡、为后来学习者树立标准的高度。比如吴江的徐灵胎、钱塘的张隐庵、吴门的叶天士、闽中的陈修园等人，他们在医学上都有廓清谬误、振兴趋于式微的正确道理、佐助古代医学向正确的途径发展，并进一步阐述发扬的功绩；而集其大成者，尤其要推举的是昌邑的黄坤载先生。

黄先生所著医书，以大地坤元为主，以扶阳抑阴为义。察其旨趣，应该是原本于《易经》，并且与《河图》《洛书》和《周易参同契》相符合，正所谓阴阳会通、玄冥幽微之学。对于张仲景的学术来说，不亚于平素当面聆听其以谈笑方式述说医理。

【原文】

夫死病而药生之，医莫不有是心也，乃生病而药死之，夫岂医者之本意，抑亦误于其所读之书而已。先生痛心疾首于谬种之流传，而独以超悟析此微言，其有功于仲景岂鲜哉，抑其有德于生民岂有涯涘哉！

彭器之观察，服膺是书，谋锓版于蜀，以广其传，并丐①余一言以为重。余惟先生之书，凡有识者，皆知其不可祧②，特恐学者袭谬承讹，不肯捐弃故技，故特表章之，庶几知所从事云尔。

时同治七年岁在戊辰八月之吉完颜崇实序

【注释】

①丐（gài）：乞求。

②不可祧（tiāo）："祧"有二义，一为祖庙，另为承继做后嗣。"不可祧"三字在句中语义不通，疑"可"后或脱"不"字。

【译文】

把生病要死的人用医药挽救使其活命，做医生的人都有这样心愿；至于把有病的人治死，怎么可能是医生的本意呢？也不过是因为那些医生错误地领会、运用了他们所读的医书而已。黄先生痛心疾首于谬种之流传，而以自己所独有的超人的颖悟分析医学经典的微言奥义，其对于传承、发

21

扬张仲景学术的功德怎么能小得了呢，并且给那些有病痛的生民百姓带来的恩德也是无止境的呀！

　　彭器之观察很佩服这本书，打算在四川刻印，以推广其流传，并要求我为此事写点东西，以示重视。我想黄先生这部书，凡有见识者，皆知其不可挑，只恐怕学习者沿袭传承错误的东西，不肯捐弃故技，所以特意彰明一下，希望学医者能够知道如何从事医学才是正确的。

　　　　时同治七年　岁在戊辰　八月之吉　完颜崇实　序

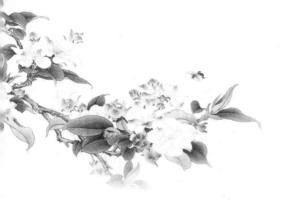

吴郡顾复初序

【原文】

昌邑黄坤载先生，学究天人，湛深《易》理，其精微之蕴，托医术以自现。著《伤寒悬解》《金匮悬解》《伤寒说意》《长沙药解》《玉楸药解》《四圣心源》《四圣悬枢》《素灵微蕴》等书，凡八种，一扫积蒙，妙析玄解，自仲景以后，罕有伦比。其宗旨言：中皇转运，冲气布濩①，水木宜升，金火宜降而已。

盖乾坤之运，一阖一辟，阴阳之用，一消一长，《易》道易简，理固如是，即医亦岂有殊理哉！且惟圣人，为能法天，自大贤以下，则皆法地。夫岂不用天，天在地中故也。黄泉黑壤，深潜九幽，而一阳自地而发生，五行附地而旋转，而变化裁成之道在此矣。余尝取先生所言，证之《灵枢》《素问》及《伤寒》《金匮》诸书，意皆符合，特古人未尝显言，至先生始揭其秘耳。

【注释】

①布濩（hù）：散布，流散。

【译文】

昌邑的黄坤载先生，其学问穷究于天人之际，深明《易经》之理。而其对于天人之际的深奥道理的精微理解，依托医理、医术而表现出来。著有《伤寒悬解》《金匮悬解》《伤寒说意》《长沙药解》《玉楸药解》《四圣心源》《四圣悬枢》《素灵微蕴》等书，总计八种。书中内容解析玄妙，一扫前人之蒙垢积尘，自仲景以后，很少有人能比得上他。如其书中大旨所言：若中宫之土得以正常运转，那么冲和之气即可流布于四面八方，而水、木上升，金、火下降，如此而已。

天地的运转有开有合，阴阳的施用有消有长，《易经》的简要道理固然如此，而医学的道理不也是如此吗！况且只有圣人能够效法天之道，自大贤以下，则能效法地之道。夫岂不用天，天在地中故也。黄泉黑壤，深潜至极，一阳之气从大地核心处发生，五行附属于地心的周围而旋转，万事万物的变化生成之道即在于此。我曾经用黄先生书中所言来取证《灵枢》《素问》及《伤寒》《金匮》诸书，意皆符合；只是古人没有把道理说得太明显，直至黄先生才揭开了其中的奥秘而已。

【原文】

先生虚明研虑，尝自负古人无双。曩时读仲景书，几乎一字不解，迨其后一旦大悟，遂成此八种。夫以先生之虚明，而犹有所不解，其不解，殆非犹夫人之不解矣。以先生之研虑，而犹有待于悟，其所悟，殆非犹夫人之所悟矣。乃至于既悟而所言之理，固犹夫人之所未知也，然不能不推先生为独知。

《老子》曰：知常曰明。又曰：上士闻道，勤而行之，中士闻道，若存若亡，下士闻道，大笑之，不笑之，不足为道。然则读先生是书者，可于此而得其微意所在矣。夫《易》言天道，而寄其用于卜筮，先生明《易》，而著其理于医术，天下事何浅之非深，何远之非近，岂独医为然哉！

器之观察将刻是书，嘉惠学者，以复初略尝从事于此，属为序言，爰述大旨。至其精微所在，不可得而陈也。

同治七年岁次戊辰九月之吉吴郡顾复初序

【译文】

黄先生虚怀明智，深研熟虑，曾经自负古人无双。以前读张仲景的书时，几乎完全不懂；等后来一旦大悟，就写成了这八种书。以黄先生之虚怀明智，还有不能理解的；那么他所不能理解的，大概不同于一般人所不能理解的。以黄先生之深研熟虑，还有待于后来的豁然大悟；那么他所豁然大悟的深度，大概不同于一般人理解领悟的深度。以至于其豁然大悟之后所论述的道理，就像一般人未曾理解到的，那么就不能不说黄先生具有自己独到的理解了。

《老子》曰：知常曰明。又曰：上士闻道，勤而行之，中士闻道，若存若亡，下士闻道，大笑之，不笑之，不足为道。那么读黄先生这部书的话，可以根据上面《道德经》所讲道理的提示得到其精微奥义。《易经》论述天地之大道，却寄托其用法于卜筮之中；黄先生明通《易经》，却著述其道理在医术之内。天下之事，有什么浅近的事情不含有深刻的道理，又有什么遥远的事情不像近在眼前一样呢！难道只是医学包含这样的哲理吗？

彭器之观察将刊印此书，以施惠于学者，因为我曾经做过一点这样的事，所以嘱咐我写一篇序言，于是述说其大旨。至于其精微奥义之所在，是不能完全用文字陈述的。

同治七年　岁次戊辰　九月之吉　吴郡　顾复初　序

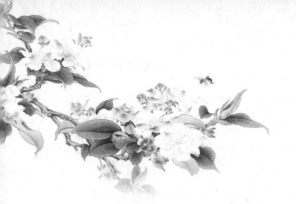

江夏彭崧毓序

【原文】

古今医书，汗牛充栋，读不胜读，尤刻不胜刻也。不善读者，狃于所习，失之于偏，则其误犹在一己；不善刻者，茫无所择，失之于滥，则其害将遍天下。夫刻书者岂尝有意贻害哉，其心方以著书立说皆有利于人世，而讵知适以成害耶。且天地间之可以生人者，无不可以杀人者也。圣人体天地好生之心，制为种种生人之具，后世浸失其意，遂往往至于杀人，兵刑其大端，而医术则亦非细故也。

上古医药未兴，其民多寿，后世方书日繁，其民多夭，其故何哉？盖医药非所以生人，特补天地之或有所憾，而人乃恃有医药，每无疾而致疾，有疾而又不慎其疾，此杀人之所以多也。夫神农著《本草》，而后世读《本草》者，辄各主所见，其说不同。越人著《难经》，而读《难经》者，复不求甚解，而其旨益晦。圣人以生人之心著书，故其书一而精；世人以售术之心著书，故其书驳而辩。彼浅陋者勿论已，即专门名家，赫赫在人耳目者，亦不免有自炫其术之见。此仲景氏《金匮》一书，能以生人为心，故遂独有千古。而昌邑黄氏宗之，微言创义，畅发其旨，亦可谓独得千古之秘者矣。顾其书不甚传，阳湖张氏求其全集，积二十年乃得刊行于世，于是远近始稍有知之者。

夫学儒不宗六经，而好骋百氏之说，其学卑；习医不宗仲景，而墨守一家之言，其术谬。譬如圣人制兵与刑，辟以止辟，刑期无刑，皆生人之心也。自姑息之政行，严酷之吏起，而生意凋敝矣。

予既读黄氏之书，而犹恐其行之不远也，复命次儿汝琮锓版多印，以寄四方。愿好言医者，家置一编，即欲借以售术，亦庶几不失宗旨也夫。

同治七年十二月江夏彭崧毓撰

【译文】

古往今来医书的数量巨大，浩如烟海，使读者有读不完的书，也让刻板印刷的人有刻不完的书。不善于读书的人，局限于旧有的习惯，难免失于偏颇，这种偏颇带来的失误还只限于读书者个人。如果是不善于刻书的人，对其所要刊印的书茫然无所选择，难免失之于滥，那么其所贻害的人将遍布于天下。其实刻书者又何尝有意贻害于他人呢？其用心正是因为刊印的书都会有益于世人，哪里知道却恰恰造成伤害了呢？况且天地之间凡是可以救活人生命的事情，又都是可以杀生害命的。往古圣人践行天地自然界爱护生命的用心，创制了各种救助人生命的方法，而后世的人们逐渐失去往古圣人的良好用意，就往往反至于杀生害命。战争、刑罚是其大者，而医术也不是小者。

上古医药尚未兴起时，其民众大多长寿；后世的医书越来越多，其民众反多夭折，这是为什么呢？大概是因为，医药之术并不是真能用来起死回生的，只是作为人体患病时一种补救的方法，弥补天地自然界可能给人体造成的缺憾而已。然而人们却因为有医药的依赖而有恃无恐，常常把自己原本无病的身体因不善养生而招致疾病，等有了病又不能谨慎地治疗、调养，这就是医学虽然产生了，夭折而死的人却反而增多的原因所在。神农虽著有《本草》，然而后世读《本草》的人，总是各有自己的见解主张，有不同的解说。秦越人虽然著有《难经》，然而读《难经》的人，又不求甚解，使其书的旨意道理愈加晦涩难懂。圣人以拯救病人生命的用心著书，所以其书的内容专一而精炼；一般的世人以推销自己医术的用心而著书，所以其书的内容驳杂而善于狡辩。那些才疏学浅的人就不用说了，即使有些专门名家，赫赫在人耳目的人，亦不免有自我炫耀的观点见解。因此以拯救病人为用心的张仲景《金匮要略》一书，能够独标千古。而昌邑黄氏能够以仲景之书为正宗，开创性阐述其微言大义，畅通其旨义道理，亦可谓独得千古之秘者矣。只是其书流传不太广泛，阳湖张氏求其全集，积二十年乃得刊行于世，于是四方之人才渐渐有知之者。

学习儒家之书如果不以六经为正宗，而喜欢涉猎诸子百家之说，其学术造诣水平就不会高；学医如果不以张仲景之书为正宗，而是墨守一家之言，其医术就可能会有谬误。譬如圣人创制兵法和刑法，是为了以战争制止战争，以刑罚杜绝犯罪，都是拯救生灵的用心；如果姑息、苟且的行政、用兵方法盛行，严刑酷法兴起，就反而会使生民凋敝。

27

我读了黄氏之书以后，担心其流行传布不广泛，就又命令我的次子汝琮刻版多印，邮寄给四面八方的人们，希望爱好医学的人们能够家置一编，即使那些想要凭借医术而推销自己的人们也不至于失去医学的正宗。

同治七年十二月　江夏　彭崧毓　撰

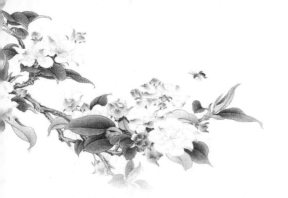

吴县曹元恒序

【原文】

人之生也，不能无七情六气之感，即不能无疾痛惨怛^①之患。其所以济困扶危者，惟医药是赖。药有差失，生死反掌，为医者可不深念耶？念之如何？必也勤习师传以固其根本，详考古籍以核其是非，博学审问，慎思明辨，而加以阅历，虚心择善，深造自得，庶几左右逢源，顺应不穷。俾病者如枯木逢春，大旱逢雨。运用之妙，在乎一心，而融会贯通之效，必由于真积力久，难为浅见寡闻者道。

轩岐以来，医书浩如烟海，前人论之已详，无庸多赘。近如昌邑黄坤载先生《四圣心源》，上溯《灵》《素》及扁鹊《八十一难》，下究《伤寒》《金匮玉函》，推论阴阳消长，比附五行生克，探本穷源，一扫肤浅庸陋之习。其致力深而用心苦，良足尚也。

或以为是书用药偏温，南方不宜，不知南方竞尚寒凉，凡当温当热之证，每以寒凉误之，是正足以救其偏也。且《礼》云："讲学以耨之。"读书者本宜存是去非。古人之书，因时适宜，莫不有偏焉，莫不有长焉。学之得当，则其偏处即其长处。《孟子》曰："徒法不能以自行。"引申触类，举一反三，大《易》所谓"神而明之，存乎其人也"。若拘执方隅，是丹非素，则天下亦岂有无弊之书哉？

养疴索居，率书此以为读是书者告。

光绪戊申九秋吴县曹元恒序

【注释】

①怛（dá）：悲伤，惨痛。

【译文】

人生在世，不可能没有七情、六气之感伤，也就不可能没有疾病痛苦的悲惨之祸。那么用来救济扶助那些患病遭祸之人的方法，就必须依赖医药。药物的运用如果有差错失误，那么对病人而言，其或生或死是易如反掌的事，做医生的人对此怎能不深思熟虑呢？那么应该怎么办？就必须要勤习师传以打好自己的基础，详考古籍以核查其谁是谁非，博学，审问，慎思，明辨，再加上自己的医学阅历，虚心好学，择善而从，深入研究，自然就会有所领悟，学有心得，这样，当遇到病人对其诊治的时候，差不多就可以左右逢源，随机应变，使病人如同枯木逢春，大旱逢雨。而其运用之妙，在于自心的领悟，其融会贯通之效，必由于真积力久的功夫才能达到，这是难以为那些浅见寡闻者所能理解的。

黄帝、岐伯以来，医书浩如烟海，前人论之已详，无庸多赘。近如昌邑黄坤载先生《四圣心源》，上溯《灵枢》《素问》及扁鹊《八十一难》，下究《伤寒》《金匮玉函》，推论阴阳消长，比附五行生克，探本穷源，一扫肤浅庸陋之习。其致力深而用心苦，确实值得佳赏。

有的人以为此书用药偏温，南方不宜，却不知南方风气争相崇尚寒凉之药，凡当用温热之药的证候，每以寒凉误之，此书正足以救其偏也。且《礼》云："讲学以耨之。"读书者本来就应该运用书中的正确方法而放弃其错误的方法。古人之书，因时而适其宜，没有不存在偏颇之处的，也都有其自己的长处。如果学之得当，则其偏处即是其长处。《孟子》曰："徒法不能以自行。"引申触类，举一反三，大《易》所谓"神而明之，存乎其人也"。如果固执地拘泥于某种固定的方法，喜欢某个人的书，厌恶另一个人的书，认为前者是正确的，后者是错误的，那么天下又怎能有无偏无弊之书呢？

养病闲居寒舍，大略写下了这篇文章，以作为对习读本书之人的忠告。

光绪戊申　九秋　吴县　曹元恒　序

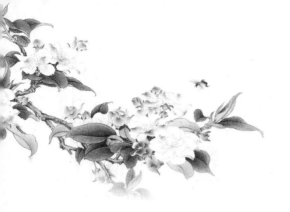

卷一·天人解

【原文】

昔在黄帝，咨于岐伯，作《内经》以究天人之奥。其言曰：善言天者，必有验于人。然则善言人者，必有验于天矣。天人一也，未识天道，焉知人理！

慨自越人、仲景而后，秘典弗著，至教无传。叹帝宰之杳茫，怅民义之幽深，徒托大象，不测其原，空抚渺躬，莫解其要。人有无妄之疾，医乏不死之方，群称乳虎，众号苍鹰。哀彼下泉之人，念我同门之友，作《天人解》。

【译文】

古代黄帝咨询岐伯而作《内经》，用来探究天人之奥理。其中有句话说："善言天者，必有验于人。"那么善言人者，也一定能够有验于天。天人同理，如果不了解天地自然之理，怎能懂得人事之理呢。

令人感慨的是，自从秦越人、张仲景以后，具有奥秘道理的典籍不再有人著述，教诲人们的深刻道理不再流传。感叹主宰医学的《黄帝内经》义理之杳茫，惆怅民义之幽深。人们白白地依托天地而存在，却不知天地之根源；抚摸着自己渺小的身躯，却不懂得人体的重要机理。生民有不可避免的疾病，医生却少有救病人于不死的方法，以至于民众号称那些致病人于死地的庸医就像苍鹰、乳虎那样凶恶。哀叹那些九泉之下的死者，又想到同我一样做医生的朋友们，而作《天人解》。

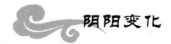

阴阳变化

【原文】

阴阳未判，一气混茫。气含阴阳，则有清浊，清则浮升，浊则沉降，自然之性也。升则为阳，降则为阴，阴阳异位，两仪分焉。清浊之间，是谓中气，中气者，阴阳升降之枢轴，所谓土也。

枢轴运动，清气左旋，升而化火，浊气右转，降而化水。化火则热，化水则寒。方其半升，未成火也，名之曰木。木之气温，升而不已，积温成热，而化火矣。方其半降，未成水也，名之曰金。金之气凉，降而不已，积凉成寒，而化水矣。

水、火、金、木，是名四象。四象即阴阳之升降，阴阳即中气之浮沉。分而名之，则曰四象；合而言之，不过阴阳。分而言之，则曰阴阳；合而言之，不过中气所变化耳。

四象轮旋，一年而周。阳升于岁半之前，阴降于岁半之后。阳之半升则为春，全升则为夏；阴之半降则为秋，全降则为冬。春生夏长，木火之气也，故春温而夏热；秋收冬藏，金水之气也，故秋凉而冬寒。土无专位，寄旺于四季之月，各十八日，而其司令之时，则在六月之间。土合四象，是谓五行也。

【译文】

当天地阴阳未分之时，呈现浑然一气的状态。然而浑然一气之中实际包含着阴阳、清浊。清者浮而升，浊者沉而降，这是其自然的属性。升者为阳，降者为阴，阳之升与阴之降两相分化，就分别出现了天和地。清浊之间，谓之中气，中气是阴阳升降之中轴、枢纽，即所谓土。

天地保持着以中枢为轴的圆周循环运动状态，清气向左旋转，上升而转化为火；浊气向右旋转，下降而转化为水。当其处在半升状态而未成火的时候，名之曰木，木的性质为温。清气不停地上升，积温成热，就转化为火。当其处在半降状态而未成水的时候，名之曰金，金的性质为凉。浊气不停地下降，积凉成寒，就转化为水。

水、火、金、木称为四象。四象即阴阳之升降的表现，阴阳即中气之浮沉的划分。分而名之，则曰四象；合而言之，不过阴阳。分而言之，则曰阴阳；合而言之，不过中气之变化而已。

水、火、金、木四象旋转运动，经过一年的时间周而复始。阳气上升于前半年，阴气下降于后半年。阳气上升到一半的时候为春，上升完毕的时候为夏；阴气下降到一半的时候为秋，下降完毕的时候为冬。春主生、夏主长，是为木、火之气，所以春温而夏热；秋主收，冬主藏，是为金、水之气，所以秋凉而冬寒。土没有专属的位置，寄旺于四季之月，各十八日；它所主管的时令季节，则在六月之间。土加上水、火、金、木四象，是谓五行。

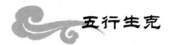

五行生克

【原文】

五行之理，有生有克。木生火，火生土，土生金，金生水，水生木。木克土，土克水，水克火，火克金，金克木。其相生相克，皆以气而不以质也，成质则不能生克矣。

盖天地之位，北寒南热，东温西凉。阳升于东，则温气成春；升于南，则热气成夏。阴降于西，则凉气成秋；降于北，则寒气成冬。春之温生夏之热，夏之热生秋之凉，秋之凉生冬之寒，冬之寒生春之温。土为四象之母，实生四象，曰火生土者，以其寄宫在六月火令之后，六月湿盛，湿为土气也。其实水火交蒸，乃生湿气。六月之时，火在土上，水在土下，寒热相逼，是以湿动。湿者，水火之中气。土寄位于西南，南热而西凉，故曰火生土，土生金也。

相克者，制其太过也。木性发散，敛之以金气，则木不过散；火性升炎，伏之以水气，则火不过炎；土性濡湿，疏之以木气，则土不过湿；金性收敛，温之以火气，则金不过收；水性降润，渗之以土气，则水不过润。皆气化自然之妙也。

【译文】

五行之理，有生有克。木生火，火生土，土生金，金生水，水生木。木克土，土克水，水克火，火克金，金克木。其相生、相克，都是以其气性，而不是以其形质，如果成为形质就不能相生、相克了。

大概来讲，天地四方的特点是，北寒南热，东温西凉。阳气升于东，则温气成春；升于南，则热气成夏。阴气降于西，则凉气成秋；降于北，则寒气成冬。春之温生夏之热，夏之热生秋之凉，秋之凉生冬之寒，冬之寒生春之温。土为四象之母，实际上四象都是由土所生。之所以说"火生土"，是因为它寄宫在六月火令之后。六月湿气盛，湿为土之气。其实水火交蒸，才产生湿气。六月之时，火在土之上，水在土之下，水之寒与火之热互相逼迫，因此产生湿气。所以说湿气是水与火之间的一气。土寄位于西南，南热而西凉，所以说火生土，土生金。

相克，是为了制约其太过。木的性质是发散，如果敛之以金气，木气就不会过于发散。火的性质是升炎，如果伏之以水气，火气就不会过于升炎。土的性质是濡湿，如果疏之以木气，土气就不会过于濡湿。金的性质是收敛，如果温之以火气，金气就不会过于收敛。水的性质是降润，如果渗之以土气，水气就不会过于降润。这都是五气之间互相转化、制约的自然而然的奥妙道理。

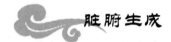

脏腑生成

【原文】

人与天地相参也。阴阳肇基，爰有祖气，祖气者，人身之太极也。祖气初凝，美恶攸分，清浊纯杂，是不一致，厚薄完缺，亦非同伦。后日之灵蠢寿夭，贵贱贫富，悉于此判，所谓命秉于生初也。

祖气之内，含抱阴阳，阴阳之间，是谓中气。中者，土也。土分戊己，中气左旋，则为己土；中气右转，则为戊土。戊土为胃，己土为脾。己土上行，阴升而化阳。阳升于左，则为肝；升于上，则为心。戊土下行，阳降而化阴。阴降于右，则为肺；降于下，则为肾。肝属木而心属火，肺属金而肾属水。是人之五行也。

五行之中，各有阴阳，阴生五藏，阳生六府。肾为癸水，膀胱为壬水，心为丁火，小肠为丙火，肝为乙木，胆为甲木，肺为辛金，大肠为庚金。五行各一，而火分君相。藏有心主相火之阴，府有三焦相火之阳也。

【译文】

人的身体是与天地相参照、受天地影响的。阴阳奠定了人身的基础，于是就有了初始的元气。元气就是人身之太极，元气凝结形成之后，人身体质的好坏就分别确定了。每个人体质的或清或浊，或纯或杂，或厚或薄，或完或缺等种种不一致的状况，也就因此而确定了。每个人日后的聪灵或愚蠢，长寿或夭折，以至于贵贱贫富，都从此而分别确定，这就是所谓命秉于生命之初的原因所在。

元气之内包含着阴阳，阴阳之间谓之中气，中气在五行属土。土又分为戊土和己土，中气向左旋转，则为己土；中气向右旋转，则为戊土。戊土为胃，己土为脾。己土向上行，阴升而化阳。阳升于左，则为肝；升于上，则为心。戊土向下行，阳降而化阴。阴降于右，则为肺；降于下，则为肾。肝属木而心属火，肺属金而肾属水，这就是人身之五行。

五行之中，各有阴阳。阴生五脏，阳生六腑。肾为癸水，膀胱为壬水。心为丁火，小肠为丙火。肝为乙木，胆为甲木。肺为辛金，大肠为庚金。五行各一，而火又分为君火、相火。脏有心包相火之阴，腑有三焦相火之阳。

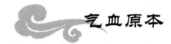 气血原本

【原文】

肝藏血，肺藏气，而气原于胃，血本于脾。盖脾土左旋，生发之令畅，故温暖而生乙木；胃土右转，收敛之政行，故清凉而化辛金。午半阴生，阴生则降，三阴右降，则为肺金。肺金即心火之清降者也，故肺气清凉而性收敛。子半阳生，阳生则升，三阳左升，则为肝木。肝木即肾水之温升者也，故肝血温暖而性生发。肾水温升而化木者，缘己土之左旋也，是以脾为生血之本；心火清降而化金者，缘戊土之右转也，是以胃为化气之原。

气统于肺，凡脏腑经络之气，皆肺气之所宣布也，其在脏腑则曰气，而在经络则为卫。血统于肝，凡脏腑经络之血，皆肝血之所流注也，其在脏腑则曰血，而在经络则为营。营卫者，经络之气血也。

【译文】

肝藏血，肺藏气，然而气源于胃，血本于脾。因为脾土向左旋转，所以生长、升发之令畅行，故温暖而生乙木；胃土向右旋转，所以收敛之令畅行，故清凉而化辛金。午时之半阴气开始滋生，阴生则降；三阴向右降，则为肺金。肺金即心火之清降者也，故肺气清凉而性收敛。子时之半阳气开始滋生，阳生则升；三阳向左升，则为肝木。肝木即肾水之温升者也，故肝血温暖而性生发。肾水温升而化木者，是因为己土之左旋，因此脾为

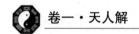

生血之本；心火清降而化金者，是因为戊土之右转，因此胃是化气之原。

人身之气统摄于肺，所有的脏腑、经络之气，都要依赖肺气的宣发敷布，其在脏腑则曰气，而在经络则为卫。人身之血统摄于肝，所有的脏腑、经络之血，都要依赖肝血的流通灌注，其在脏腑则曰血，而在经络则为营。营卫者，经络之气血也。

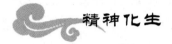 精神化生

【原文】

肝血温升，升而不已，温化为热，则生心火；肺气清降，降而不已，清化为寒，则生肾水。水之寒者，五藏之悉凝也。阴极则阳生，故纯阴之中，又含阳气。火之热者，六府之尽发也。阳极则阴生，故纯阳之中，又胎阴气。阴中有阳，则水温而精盈；阳中有阴，则气清而神旺。

神发于心，方其在肝，神未旺也，而已现其阳魂；精藏于肾，方其在肺，精未盈也，而先结其阴魄。《素问》：随神往来者谓之魂，并精出入者谓之魄。盖阳气方升，未能化神，先化其魂，阳气全升，则魂变而为神。魂者，神之初气，故随神而往来。阴气方降，未能生精，先生其魄，阴气全降，则魄变而为精。魄者，精之始基，故并精而出入也。

【译文】

肝血温而上升，升而不止，温即逐渐化为热，则生心火；肺气清而下降，降而不止，清即逐渐化为寒，则生肾水。水的寒性，可以使五脏都呈现凝结状态。但是阴极则阳生，所以纯阴之中，又含阳气。火的热性，可以使六腑都呈现升发状态。但是阳极则阴生，所以纯阳之中，也包含着阴气。阴中有阳，则水温而精盈；阳中有阴，则气清而神旺。

神发生于心。当其还在肝的时候，神还不够旺盛，而已表现为阳魂；精藏于肾，当其还在肺的时候，精还不够充盈，而已先结成其阴魄。《素问》："随神往来者谓之魂，并精出入者谓之魄。"在阳气正在上升的时候，未能化神，而先化其魂；待阳气全升之后，则魂变而为神。魂是神之初气，故随神而往来。在阴气正在下降的时候，未能生精，而先生其魄；待阴气全降之后，则魄变而为精。魄是精之始基，故与精一起而出入。

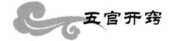

形体结聚

【原文】

肝主筋，其荣爪；心主脉，其荣色；脾主肉，其荣唇；肺主皮，其荣毛；肾主骨，其荣发。凡人之身，骨以立其体干，筋以束其关节，脉以通其营卫，肉以培其部分，皮以固其肌肤。

皮毛者，肺金之所生也，肺气盛则皮毛致密而润泽。肌肉者，脾土之所生也，脾气盛则肌肉丰满而充实。脉络者，心火之所生也，心气盛则脉络疏通而条达。筋膜者，肝木之所生也，肝气盛则筋膜滋荣而和畅。髓骨者，肾水之所生也，肾气盛则髓骨坚凝而轻利。五气皆备，形成而体具矣。

【译文】

肝主筋，其荣在爪；心主脉，其荣在色；脾主肉，其荣在唇；肺主皮，其荣在毛；肾主骨，其荣在发。大凡人之一身，骨以矗立其躯干，筋以约束其关节，脉以通达其营卫，肉以丰实其局部，皮以固密其肌肤。

皮毛者，肺金之所生也，肺气盛则皮毛致密而润泽。肌肉者，脾土之所生也，脾气盛则肌肉丰满而充实。脉络者，心火之所生也，心气盛则脉络疏通而条达。筋膜者，肝木之所生也，肝气盛则筋膜滋荣而和畅。髓骨者，肾水之所生也，肾气盛则骨骼坚硬，骨髓丰凝，而肢体运动轻捷便利。五脏之气都具备了，人的躯体也就形成了。

五官开窍

【原文】

肝窍于目，心窍于舌，脾窍于口，肺窍于鼻，肾窍于耳。五藏之精气，开窍于头上，是谓五官。

手之三阳，自手走头，足之三阳，自头走足。头为手足六阳之所聚会。五藏阴也，阴极生阳，阳性清虚而亲上，清虚之极，神明出焉。五神发露，上开七窍，声色臭味，于此攸辨。

官窍者，神气之门户也。清阳上升，则七窍空灵；浊阴上逆，则五官窒塞。清升浊降，一定之位。人之少壮，清升而浊降，故上虚而下实；人之衰老，清陷而浊逆，故下虚而上实。七窍之空灵者，以其上虚；五官之窒塞者，以其上实。其实者，以其虚也；其虚者，以其实也。

【译文】

肝开窍于目，心开窍于舌，脾开窍于口，肺开窍于鼻，肾开窍于耳。五脏之精气，开窍于头面，称作五官。

手三阳经的经脉，从手走向头。足三阳经的经脉，自头走向足。头部为手、足六阳经之所聚会。五脏属阴，阴极而生阳。阳的属性是清轻、虚浮而倾向于上，向上到了人体最高点的头部，就出现了神志、思维。五脏之神发露于外，上开于七窍，那么人对声音、颜色、嗅气、味道的感觉功能，也就从此而分别产生了。

人的五官七窍乃是神气之门户。清阳上升，则七窍空灵、敏感；浊阴上逆，则五官窒塞、迟钝。所以清阳上升、浊阴下降，乃是一定不变之理。人在青壮年的时候，清升浊降的功能顺畅，所以上虚而下实，也就是表现为头部五官七窍的功能灵敏，脚下有根，步履坚实。待到人衰老之后，清阳下陷而浊阴上逆，所以下虚而上实，也就是表现为头部五官七窍的功能窒塞迟钝，腰膝无力，脚下无根。七窍之所以空灵、敏感，是因为清阳在上；五官之所以窒塞、迟钝，是因为浊阴在上。浊阴之实，是因为清阳之虚；清阳之虚，是因为浊阴之实。

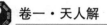

五气分主

【原文】

肝属木，其色青，其臭臊，其味酸，其声呼，其液泣。心属火，其臭焦，其味苦，其声笑，其液汗，其色赤。脾属土，其味甘，其声歌，其液涎，其色黄，其臭香。肺属金，其声哭，其液涕，其色白，其臭腥，其味辛。肾属水，其液唾，其色黑，其臭腐，其味咸，其声呻。

盖肝主五色，五藏之色，皆肝气之所入也。入心为赤，入脾为黄，入肺为白，入肾为黑。心主五臭，五藏之臭，皆心气之所入也。入脾为香，入肺为腥，入肾为腐，入肝为臊。脾主五味，五藏之味，皆脾气之所入也。

入肺为辛，入肾为咸，入肝为酸，入心为苦。肺主五声，五藏之声，皆肺气之所入也。入肾为呻，入肝为呼，入心为言，入脾为歌。肾主五液，五藏之液，皆肾气之所入也。入肝为泪，入心为汗，入脾为涎，入肺为涕。

【译文】

五脏与五行、五色、五嗅、五味、五声、五液的关系是：

肝属木，其色青，其臭臊，其味酸，其声呼，其液泣。

心属火，其臭焦，其味苦，其声笑，其液汗，其色赤。

脾属土，其味甘，其声歌，其液涎，其色黄，其臭香。

肺属金，其声哭，其液涕，其色白，其臭腥，其味辛。

肾属水，其液唾，其色黑，其臭腐，其味咸，其声呻。

五脏分主五色、五嗅、五味、五声、五液的关系是：

肝主五色，五脏之色，皆肝气之所入也。入心为赤，入脾为黄，入肺为白，入肾为黑。

心主五嗅，五脏之嗅，皆心气之所入也。入脾为香，入肺为腥，入肾为腐，入肝为臊。

脾主五味，五脏之味，皆脾气之所入也。入肺为辛，入肾为咸，入肝为酸，入心为苦。

肺主五声，五脏之声，皆肺气之所入也。入肾为呻，入肝为呼，入心为言，入脾为歌。

肾主五液，五脏之液，皆肾气之所入也。入肝为泪，入心为汗，入脾为涎，入肺为涕。

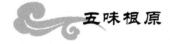

五味根原

【原文】

木曰曲直，曲直作酸。火曰炎上，炎上作苦。金曰从革，从革作辛。水曰润下，润下作咸。土爰稼穑，稼穑作甘。

火性炎上，上炎则作苦。水性润下，下润则作咸。木性升发，直则升而曲则不升。郁而不升，是以作酸。金性降敛，从则降而革则不降。滞而不降，是以作辛。使坎离交媾，龙虎回环，则火下炎而不苦，水上润而不咸，木直升而不酸，金从降而不辛。

金木者，水火所由以升降也。木直则肾水随木而左升，金从则心火随金而右降。木曲而不直，故肾水下润；金革而不从，故心火上炎。而交济水火，升降金木之权，总在于土。土者，水火金木之中气，左旋则化木火，右转则化金水，实四象之父母也。不苦、不咸、不酸、不辛，是以味甘。己土不升，则水木下陷，而作酸咸；戊土不降，则火金上逆，而作苦辛。缘土主五味，四象之酸苦辛咸，皆土气之中郁也。

四象之内，各含土气，土郁则传于四藏，而作诸味。调和五藏之原，职在中宫也。

【译文】

《尚书·洪范》记载：木曰曲直，曲直作酸。火曰炎上，炎上作苦。金曰从革，从革作辛。水曰润下，润下作咸。土爰稼穑，稼穑作甘。

火的性质是炎上，上炎则作苦。水的性质是润下，下润则作咸。木的性质是升发，直则升而曲则不升；郁而不升，是以作酸。金的性质是降敛，从则降而革则不降；滞而不降，是以作辛。假使在人体的坎离交媾而水火既济，龙虎回环而金降木升，则心火下趋，温养肾水而不苦，肾水上承，滋养心火而不咸，肝木升发而不酸，肺金肃降而不辛。

金和木是水与火之所以能够上升下降的实现途径。木直则肾水随木而左升，金从则心火随金而右降。木曲而不直，故肾水下润；金革而不从，故心火上炎。而交济水火，升降金木之权，总在于中宫之土。土是水火金木四象的中枢之气，左旋则化木化火，右转则化金化水，实为四象之父母。正是因为火不苦、水不咸、木不酸、金不辛，所以才产生了滋养万物，濡润五脏六腑、四肢百骸的甘味。若己土不升，则水、木下陷，而作酸、咸；戊土不降，则火、金上逆，而作苦、辛。因为具有坤土特性的中焦脾胃原本就是五味之主，而四象之酸、苦、辛、咸，都是中焦脾胃壅遏郁滞所造成的。

水火金木四象之内都含有土气。就人体而言，如果中焦脾胃壅遏郁滞，就会影响心、肾、肺、肝四脏，而相应地产生苦、咸、辛、酸四味。所以，调和五脏的最基础环节乃是在于中焦的脾胃。

五情缘起

【原文】

肝之气风，其志为怒。心之气热，其志为喜。肺之气燥，其志为悲。肾之气寒，其志为恐。脾之气湿，其志为思。盖阳升而化火则热，阴降而化水则寒。离火上热，泄而不藏，敛之以燥金，则火交于坎府；坎水下寒，藏而不泄，动之以风木，则水交于离宫。木生而火长，金收而水藏。当其半生，未能茂长，则郁勃而为怒。既长而神气畅达，是以喜也。当其半收，将至闭藏，则牢落而为悲。既藏而志意幽沦，是以恐也。

物情乐升而恶降。升为得位，降为失位，得位则喜，未得则怒，失位则恐，将失则悲。自然之性如此，其实总土气之回周而变化也。

己土东升，则木火生长；戊土西降，则金水收藏。生长则为喜怒，收藏则为悲恐。若轮枢莫运，升降失职，喜怒不生，悲恐弗作，则土气凝滞，而生忧思。

心之志喜，故其声笑。笑者，气之升达而酣适也。肾之志恐，故其声呻。呻者，气之沉陷而幽菀也。肝之志怒，故其声呼。呼者，气方升而未达也。肺之志悲，故其声哭。哭者，气方沉而将陷也。脾之志忧，故其声歌。歌者，中气结郁，故长歌以泄怀也。

【译文】

肝与自然界相对应的气象是风，其在志为怒。心与自然界相对应的气象是热，其在志为喜。肺与自然界相对应的气象是燥，其在志为悲。肾与自然界相对应的气象是寒，其在志为恐。脾与自然界相对应的气象是湿，其在志为思。阳升而化火则热，阴降而化水则寒。离火向上而炎热，发泄而不藏；如果以燥金之气收敛它，那么离火就会向下交合于坎府。坎水向下而性寒，潜藏而不泄；如果以风木之气鼓动它，那么坎水就会向上交合于离宫。木生而火长，金收而水藏。当风木处在半升状态，未能繁茂地生长的时候，则郁勃而为怒。既长之后而神气畅达，因此表现为喜。当燥金处在半降状态，将要闭藏而尚未闭藏的时候，则表现为孤寂悲怅。既藏之后而心志消沉，因此表现为恐。

事物的情理是喜欢上升而厌恶下降。升为得位，降为失位。得位则喜，未得则怒；失位则恐，将失则悲。天然的性情就是这样，而其实都是中焦脾胃的运转变化而产生的。

己土东升，则木火生长；戊土西降，则金水收藏。生、长则表现为喜、怒；收、藏则表现为悲、恐。若中焦脾胃之轮枢不能运化，升降失职，喜怒不生，悲恐不作，则土气凝滞，而生忧思。

心之志为喜，故其声为笑。笑者，气之升达而酣适也。肾之志为恐，故其声为呻。呻者，气之沉陷而幽怨也。肝之志为怒，故其声为呼。呼者，气方升而未达也。肺之志为悲，故其声为哭。哭者，气方沉而将陷也。脾之志为忧，故其声为歌。歌者，中气结郁，故长歌以泄怀也。

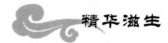 精华滋生

【原文】

阴生于上，胃以纯阳而含阴气，有阴则降，浊阴下降，是以清虚而善容纳。阳生于下，脾以纯阴而含阳气，有阳则升，清阳上升，是以温暖而善消磨。水谷入胃，脾阳磨化，渣滓下传，而为粪溺，精华上奉，而变气血。

气统于肺，血藏于肝。肝血温升，则化阳神；肺气清降，则产阴精。五藏皆有精，悉受之于肾；五藏皆有神，悉受之于心；五藏皆有血，悉受之于肝；五藏皆有气，悉受之于肺。总由土气之所化生也。

土爱稼穑，稼穑作甘。谷味之甘者，秉土气也。五谷香甘，以养脾胃，土气充盈，分输四子。己土左旋，谷气归于心肺；戊土右转，谷精归于肾肝。脾胃者，仓廪之官，水谷之海，人有胃气则生，绝胃气则死。胃气即水谷所化，食为民天，所关非细也。

【译文】

阴生于上。胃以其纯阳而含阴气，有阴则降；浊阴下降，因此胃的特点是空虚而善于容纳食物。

阳生于下。脾以其纯阴而含阳气，有阳则升；清阳上升，因此脾的特点是温暖而善于消磨水谷。

水谷入胃，脾阳磨化。渣滓下传，而变为粪尿；精华上奉，而变为气血。

气统于肺，血藏于肝。肝血温而升，则化生阳神；肺气清而降，则产生阴精。五脏皆有精，而都受之于肾；五脏皆有神，而都受之于心；五脏皆有血，而都受之于肝；五脏皆有气，而都受之于肺。然而气血精神，又总由中焦脾胃之所化生。

"土爱稼穑，稼穑作甘。"五谷滋味之所以甘甜，就是秉土气所致。五谷香甘，以养脾胃，土气充盈，分输四子。己土左旋，谷气归于心肺；戊土右转，谷精归于肾肝。脾胃者，仓廪之官，水谷之海。人有胃气则生，绝胃气则死。胃气即是饮食水谷所化。食为民之天，其关系非同小可。

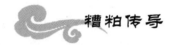

糟粕传导

【原文】

水谷入胃，消于脾阳，水之消化，较难于谷。缘脾土磨化，全赖于火，火为土母，火旺土燥，力能克水，脾阳蒸动，水谷精华，化为雾气，游溢而上，归于肺家，肺金清肃，雾气降洒，化而为水，如釜水沸腾，气蒸为雾也。

气化之水，有精有粗。精者入于脏腑而为津液，粗者入于膀胱而为溲溺。溲溺通利，胃无停水，糟粕后传，是以便干。

《灵枢·营卫生会》：上焦如雾，中焦如沤，下焦如渎。气水变化于中焦，沤者，气水方化，而未盛也。及其已化，则气腾而上，盛于胸膈，故如雾露。水流而下，盛于膀胱，故如川渎。

川渎之决，由于三焦。《素问·灵兰秘典》：三焦者，决渎之官，水道出焉。盖三焦之火秘，则上温脾胃而水道通；三焦之火泄，则下陷膀胱而水窍闭。

《灵枢·本输》：三焦者，足太阳少阴之所将，太阳之别也。上踝五寸，别入贯腨肠，出于委阳，并太阳之正，入络膀胱，约下焦，实则闭癃，虚则遗溺。

以水性蛰藏，太阳寒水蛰藏，三焦之火秘于肾藏，则内温而外清。水府清通，上窍常开，是以气化之水渗于膀胱，而小便利。若太阳寒水不能蛰藏，三焦之火泄于膀胱，膀胱热癃，水窍不开，脾胃寒郁，但能消谷，不能消水，水不化气上腾，爰与谷滓并入二肠，而为泄利。泄利之家，水入二肠而不入膀胱，是以小便不利。所谓实则闭癃者，三焦之火泄于膀胱也。

【译文】

饮食水谷入于胃，需要依赖于脾阳而得以消化。饮水的消化较食物的消化要难一些，因为脾土之消磨运化要依赖于火，火为土之母。如果火旺土燥，力能克水，则脾阳蒸动，水谷精华得以化为雾气，游溢而上，归于肺家。肺金清肃，雾气降洒，化而为水，如同釜水沸腾、气蒸为雾的道理。

气化形成的水，有精有粗。精者入于脏腑而为津液，粗者入于膀胱而为溲尿。若溲尿通利，胃无停水，则糟粕后传，因此大便不溏泄。

正如《灵枢・营卫生会》所说：上焦如雾，中焦如沤，下焦如渎。气水变化于中焦，"沤"的意思是指气水正在变化而未盛的状态。待其已化之后，则气腾而上，盛于胸膈，故如雾露。水流而下，盛于膀胱，故如川渎。

川渎之流通不滞，取决于三焦功能的正常。《素问・灵兰秘典论》：三焦者，决渎之官，水道出焉。若三焦之火能够秘藏稳固，则上温脾胃而水道通；若三焦之火泄，则下陷膀胱而水窍闭。

《灵枢・本输》：三焦者，足太阳少阴之所将，太阳之别也。上踝五寸，别入贯腨肠，出于委阳，并太阳之正，入络膀胱，约下焦，实则闭癃，虚则遗溺。

因为水的本性是蛰伏潜藏。如果太阳寒水能够蛰伏潜藏，那么三焦之火秘固于肾，则内温而外清。水府清通，上窍常开，因此气化之水得以下渗于膀胱，而小便通利。若太阳寒水不能蛰伏潜藏，三焦之火泄于膀胱，则膀胱热癃，水窍不开；脾胃寒郁，只能消谷，不能消水。水不能化气而上腾，于是就与食物的渣滓一起进入小肠、大肠，而成为泄利。泄利的病人，因为水进入小肠、大肠而不入膀胱，因此小便不利。所谓"实则闭癃"者，就是三焦之火泄于膀胱所致。

经脉起止

【原文】

胆、胃、大肠、小肠、三焦、膀胱，是谓六府。肝、心、脾、肺、肾、心包，是谓六藏。六藏六府，是生十二经。经有手足不同，阳明大肠、太阳小肠、少阳三焦，是谓手之三阳经。阳明胃、太阳膀胱、少阳胆，是谓足之三阳经。太阴脾、少阴肾、厥阴肝，是谓足之三阴经。太阴肺、少阴心、厥阴心主，是谓手之三阴经。

手之三阳，自手走头。手阳明，自次指，出合谷，循臂上廉，上颈，入下齿，左之右，右之左，上挟鼻孔。手太阳，自小指，从手外侧，循臂下廉，上颈，至目内眦。手少阳，自名指，循手表，出臂外，上颈，至目锐眦。三经皆自臂外而走头，阳明在前，太阳在后，少阳在中。

足之三阳，自头走足。足阳明行身之前，自鼻之交頞，循喉咙，入缺盆，下乳，挟脐，循胫外，入大指次指。足太阳行身之后，自目内眦，上额，交巅，下项，挟脊，抵腰，贯臀，入腘中，出外踝，至小指。足少阳行身之侧，自目锐眦，从耳后，下颈，入缺盆，下胸，循胁，从膝外廉，出外踝，入名指。三经皆自腿外而走足，阳明在前，太阳在后，少阳在中。

【译文】

胆、胃、大肠、小肠、三焦、膀胱，称为六腑。肝、心、脾、肺、肾、心包，叫作六脏。在六脏、六腑的基础上就有了十二经。经脉有手足的不同，阳明大肠、太阳小肠、少阳三焦，是为手之三阳经。阳明胃、太阳膀胱、少阳胆，是为足之三阳经。太阴脾、少阴肾、厥阴肝，是为足之三阴经。太阴肺、少阴心、厥阴心包，是为手之三阴经。

手之三阳经脉，自手走向头。手阳明经脉，自次指，出合谷，循臂上廉，上颈，入下齿，左侧者向右延伸，右侧者向左延伸，上挟鼻孔。

手太阳经脉，自小指，从手外侧，循臂下廉，上颈，至目内眦。

手少阳经脉，自无名指，循手背侧，出臂外，上颈，至目锐眦。

手三阳经皆自臂外而走向头，阳明在前，太阳在后，少阳在中。

足之三阳经脉，自头部走向足。足阳明经脉行身之前，自鼻到交頞，循喉咙，入缺盆，下乳，挟脐，循胫外，入大趾与次趾之间。

足太阳经脉行身之后，自目内眦，上额，交巅，下项，挟脊，抵腰，贯臀，入腘中，出外踝，至小趾。

足少阳经脉行身之侧，自目锐眦，从耳后，下颈，入缺盆，下胸，循胁，从膝外廉，出外踝，入无名趾。

足三阳经皆自腿外侧而从头走向足，阳明在前，太阳在后，少阳在中。

【原文】

足之三阴，自足走胸。足太阴行身之前，自大指，上内踝，入腹，上膈。足少阴行身之后，自小指，循内踝，贯脊，上膈，注胸中。足厥阴行身之侧，自大指，上内踝，抵小腹，贯膈，布胁肋。三经皆自腿里而走胸，太阴在前，少阴在后，厥阴在中。

手之三阴，自胸走手。手太阴，自胸，出腋下，循臑内前廉，入寸口，至大指。手少阴，自胸，出腋下，循臑内后廉，抵掌后，至小指。手厥阴，自胸，出腋下，循臑内，入掌中，至中指。三经皆自臂里而走手，太阴在前，少阴在后，厥阴在中。

手三阳之走头，足三阳之走足，皆属其本府而络其所相表里之藏。足三阴之走胸，手三阴之走手，皆属其本藏而络其所相表里之府。手阳明与手太阴为表里，足阳明与足太阴为表里，手太阳与手少阴为表里，足太阳与足少阴为表里，手少阳与手厥阴为表里，足少阳与足厥阴为表里。六阳六阴，分行于左右手足，是谓二十四经也。

【译文】

足之三阴经脉，从足走向胸。足太阴经脉行身之前，从大趾，上内踝，入腹，上膈。

足少阴经脉行身之后，从小趾，循内踝，贯脊，上膈，注入胸中。

足厥阴经脉行身之侧，从大趾，上内踝，抵小腹，贯膈，布胁肋。三经皆从腿内侧而走向胸，太阴在前，少阴在后，厥阴在中。

手之三阴经脉，从胸走向手。手太阴经脉，从胸出腋下，循臑内前廉，入寸口，至大指。

手少阴经脉，从胸出腋下，循臑内后廉，抵掌后，至小指。

手厥阴经脉，从胸出腋下，循臑内，入掌中，至中指。三经皆从臂内侧而走手，太阴在前，少阴在后，厥阴在中。

手三阳经脉之走向头，足三阳经脉之走向足，皆属其本腑而络其所相表里之脏。足三阴经脉之走向胸，手三阴经脉之走向手，皆属其本脏而络其所相表里之腑。手阳明与手太阴互为表里，足阳明与足太阴互为表里，手太阳与手少阴互为表里。足太阳与足少阴互为表里，手少阳与手厥阴互为表里，足少阳与足厥阴互为表里。六阳六阴，分行于左右手足，是谓二十四经。

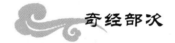

奇经部次

【原文】

奇经八脉，督、任、冲、带、阳跷、阴跷、阳维、阴维。督脉行于身后，起于下极之俞，并入脊里，上至风府，入属于脑，诸阳之纲也。任脉行于身前，起于中极之下，循腹里，上关元，入目，络舌，诸阴之领也。冲脉起于气冲，并足少阴，挟脐上行，至胸中而散，诸经之海也。带脉起于季胁，回身一周，环腰如带，诸经之约也。阳跷起于跟中，循外踝上行，入于风池，主左右之阳也。阴跷起于跟中，循内踝上行，交贯冲脉，主左右之阴也。阳维起于诸阳会，维络于身，主一身之表也。阴维起于诸阴交，维络于身，主一身之里也。阳跷、阳维者，足太阳之别；阴跷、阴维者，足少阴之别。

凡此八脉者，经脉之络也。经脉隆盛，入于络脉，络脉满溢，不拘于经，内溉脏腑，外濡腠理，别道自行，谓之奇经也。

【译文】

奇经八脉，即督脉、任脉、冲脉、带脉、阳跷脉、阴跷脉、阳维脉、阴维脉。督脉行于身后正中，起于下极之俞，并入脊里，上至风府，入属于脑，是诸阳经脉之总纲。任脉行于身前正中，起于中极之下，循腹里，上关元，入目，络舌，是诸阴经脉之总领。冲脉起于气冲，并足少阴，挟脐上行，至胸中而散开，为诸经之海。带脉起于季胁，绕身体一周，环腰如带，是各条经脉的约束。阳跷起于足跟中，循外踝上行，入于风池，主左右之阳。阴跷起于足跟中，循内踝上行，交贯冲脉，主左右之阴。阳维起于诸阳之会，维络于身，主一身之表。阴维起于诸阴所交，维络于身，主一身之里。阳跷、阳维是足太阳经脉之别支；阴跷、阴维是足少阴经脉之别支。

此奇经八脉属于十二经脉之络。经脉隆盛，则入于络脉；络脉满溢，又不拘于经脉。内灌溉脏腑，外濡润腠理，别道自行，所以谓之奇经。

 ## 营气运行

【原文】

水谷入胃，化生气血。气之慓悍者，行于脉外，命之曰卫；血之精专者，行于脉中，命之曰营。

营卫运行，一日一夜，周身五十度。人一呼，脉再动，一吸，脉再动，呼吸定息，脉五动，闰以太息，脉六动。一息六动，人之常也。一动脉行一寸，六动脉行六寸。

《灵枢·脉度》：手之六阳，从手至头，长五尺，五六三丈。手之六阴，从手至胸，长三尺五寸，三六一丈八尺，五六三尺，合二丈一尺。足之六阳，从足至头，长八尺，六八四丈八尺。足之六阴，从足至胸，长六尺五寸，六六三丈六尺，五六三尺，合三丈九尺。跷脉从足至目，长七尺五寸，二七一丈四尺，二五一尺，合一丈五尺。督脉、任脉，长四尺五寸，二四八尺，二五一尺，合九尺。凡都合一十六丈二尺。

平人一日一夜一万三千五百息，一息脉行六寸，十息脉行六尺，一日百刻，一刻一百三十五息，人气半周于身，脉行八丈一尺，两刻二百七十息，人气一周于身，脉行十六丈二尺，百刻一万三千五百息，人气五十周于身，脉行八百一十丈。

营气之行也，常于平旦寅时，从手太阴之寸口始。自手太阴注手阳明，足阳明注足太阴，手少阴注手太阳，足太阳注足少阴，手厥阴注手少阳，足少阳注足厥阴，终于两跷、督、任，是谓一周也。二十八脉，周而复始，阴阳相贯，如环无端。五十周毕，明日寅时，又会于寸口，此营气之度也。

【译文】

水谷入胃，化生气血。气之慓悍者，行于脉外，命之曰卫；血之精专者，行于脉中，命之曰营。

营卫的运行，一昼夜在人体周身循环 50 次。比照人的呼吸而言，人一呼，脉搏跳动两次，一吸，脉搏跳动两次。呼吸定息，脉搏跳动五次；如果闰以太息，则脉搏跳动六次。所以一息六动，也属于人的正常情况。一动脉行一寸，六动脉行六寸。

《灵枢·脉度》：手之六阳，从手至头，长五尺，五六三丈。手之六阴，从手至胸，长三尺五寸，三六一丈八尺，五六三尺，合二丈一尺。足之六阳，从足至头，长八尺，六八四丈八尺。足之六阴，从足至胸，长六尺五寸，六六三丈六尺，五六三尺，合三丈九尺。蹻脉从足至目，长七尺五寸，二七一丈四尺，二五一尺，合一丈五尺。督脉、任脉，长四尺五寸，二四八尺，二五一尺，合九尺。总计合一十六丈二尺。

常人一日一夜一万三千五百息，一息脉行六寸，十息脉行六尺。一日百刻，一刻一百三十五息，人气半周于身，脉行八丈一尺。两刻二百七十息，人气一周于身，脉行十六丈二尺。百刻一万三千五百息，人气五十周于身，脉行八百一十丈。

营气的运行，常于平旦寅时，从手太阴之寸口开始。自手太阴注入手阳明，足阳明注入足太阴，手少阴注入手太阳，足太阳注入足少阴，手厥阴注入手少阳，足少阳注入足厥阴，终于两蹻、督、任，是为一周。二十八脉，周而复始，阴阳相贯，如环无端。五十周完毕，明日寅时，又会于寸口，此营气之度也。

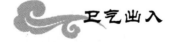
卫气出入

【原文】

卫气昼行阳经二十五周，夜行阴藏二十五周。

卫气之行也，常于平旦寅时，从足太阳之睛明始。睛明在目之内眦，足太阳之穴也。平旦阳气出于目，目张则气上行于头，循项，下足太阳，至小指之端。别入目内眦，下手太阳，至小指之端。别入目锐眦，下足少

阳，至小指次指之端。上循手少阳之分侧，下至名指之端。别入耳前，下
足阳明，至中指之端。别入耳下，下手阳明，至次指之端。其至于足也，
入足心，出内踝，下入足少阴经。阴跷者，足少阴之别，属于目内眦。自
阴跷而复合于目，交于足太阳之睛明，是谓一周。如此者二十五周，日入
阳尽，而阴受气矣，于是内入于阴藏。

其入于阴也，常从足少阴之经而注于肾，肾注于心，心注于肺，肺注
于肝，肝注于脾，脾复注于肾，是谓一周。如此者二十五周，平旦阴尽而
阳受气矣，于是外出于阳经。其出于阳也，常从肾至足少阴之经，而复合
于目。

卫气入于阴则寐，出于阳则寤。一日百刻，周身五十，此卫气之度也。

《难经》营卫相随之义，言营行脉中，卫行脉外，相附而行，非谓其同
行于一经也。

【译文】

卫气白昼运行于阳经二十五周，夜间运行于阴脏二十五周。

卫气的运行，常于平旦寅时，从足太阳膀胱经之睛明穴开始。睛明在
目之内眦，足太阳之穴也。平旦阳气出于目，目张则气上行于头，循项，
下足太阳，至小趾之端。其分支入目内眦，下手太阳，至小指之端。别入
目锐眦，下足少阳，至小趾次趾之端。上循手少阳之分侧，下至无名指之
端。别入耳前，下足阳明，至中趾之端。别入耳下，下手阳明，至次指之
端。其至于足也，入足心，出内踝，下入足少阴经。阴跷者，足少阴之别，
属于目内眦。自阴跷而复合于目，交于足太阳之睛明，是为一周。如此者
二十五周，日入阳尽，而阴受气矣，于是内入于阴脏。

其入于阴者，常从足少阴之经而注于肾，肾注于心，心注于肺，肺注
于肝，肝注于脾，脾复注于肾，是为一周。如此者二十五周，平旦阴尽而
阳受气矣，于是外出于阳经。当其出于阳时，常从肾至足少阴之经，而复
合于目。

卫气入于阴则寐，出于阳则寤。一日百刻，周身五十，此卫气之度也。

《难经》所谓营卫相随的意思，是说营行于脉中，卫行于脉外，相附而
行，并不是说同时行于一经。

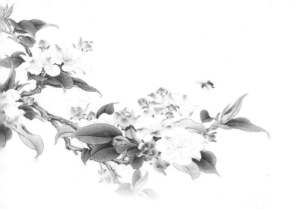

卷二·六气解

【原文】

内外感伤，百变不穷，溯委穷源，不过六气。六气了彻，百病莫逃，义至简而法至精也。仲景既没，此义遂晦，寒热错讹，燥湿乖谬，零素雪于寒泉，飘温风于阳谷，以水益水而愈深，以火益火而弥热。生灵夭札，念之疚心，作《六气解》。

【译文】

外感、内伤等各种疾病虽变化多端，而究其根源，不过六气而已。如果对六气有彻底的了解，各种疾病就不会逃出医生的法眼，而且义理简约，方法精要。张仲景离世之后，医学的义理就晦涩难明了。或寒热错讹，或燥湿谬误，就像白雪偏爱于寒泉，温风喜飘于阳谷那样，以寒增寒而寒益深，以火增火而火更热。错误的治病方法造成生民百姓夭折而死，想起来就觉得愧疚。因而作《六气解》。

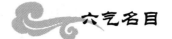 六气名目

【原文】

厥阴风木	足厥阴肝	乙木
	手厥阴心主	相火
少阴君火	手少阴心	丁火
	足少阴肾	癸水
少阳相火	手少阳三焦	相火
	足少阳胆	甲木
太阴湿土	足太阴脾	己土
	手太阴肺	辛金
阳明燥金	手阳明大肠	庚金

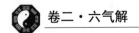

　　　　足阳明胃　　戊土

太阳寒水　　　足太阳膀胱　　壬水

　　　　手太阳小肠　　丙火

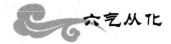

六气从化

【原文】

　　天有六气，地有五行。六气者，风、热、暑、湿、燥、寒。五行者，木、火、土、金、水。在天成象，在地成形，六气乃五行之魂，五行即六气之魄。人为天地之中气，秉天气而生六府，秉地气而生五藏。六气五行，皆备于人身。内伤者，病于人气之偏，外感者，因天地之气偏，而人气感之。

　　内外感伤，总此六气。其在天者，初之气，厥阴风木也，在人则肝之经应之。二之气，少阴君火也，在人则心之经应之。三之气，少阳相火也，在人则三焦之经应之。四之气，太阴湿土也，在人则脾之经应之。五之气，阳明燥金也，在人则大肠之经应之。六之气，太阳寒水也，在人则膀胱之经应之。

　　天人同气也，经有十二，六气统焉。足厥阴以风木主令，手厥阴火也，从母化气而为风。手少阳以相火主令，足少阳木也，从子化气而为暑。手少阴以君火主令，足少阴水也，从妻化气而为热。足太阳以寒水主令，手太阳火也，从夫化气而为寒。足太阴以湿土主令，手太阴金也，从母化气而为湿。手阳明以燥金主令，足阳明土也，从子化气而为燥。

　　盖癸水上升，而化丁火，故手少阴以君火司气，而足少阴癸水在从化之例。丙火下降，而化壬水，故足太阳以寒水当权，而手太阳丙火在奉令之条。木之化火也，木气方盛，而火气初萌，母强子弱，故手厥阴以相火而化气于风木。火气既旺，而木气已虚，子壮母衰，故足少阳以甲木而化气于相火。土之化金也，土气方盛，而金气初萌，母强子弱，故手太阴以辛金而化气于湿土。金气方盛，而土气已虚，子壮母衰，故足阳明以戊土而化气于燥金。母气用事，子弱未能司权，则子从母化；子气用事，母虚不能当令，则母从子化。所谓将来者进，成功者退，自然之理也。

【译文】

天有六气，地有五行。六气者，风、热、暑、湿、燥、寒。五行者，木、火、土、金、水。六气在天形成气象，五行在地构成形质。六气乃五行之魂，五行即六气之魄。人居于天地之中，秉天之六气而生六腑，秉地之五行而生五脏。六气五行，皆备于人身。内伤者，病于人气之有所偏；外感者，因于天地之气有所偏，人气感之而生病。

内外感伤，总此六气。其在天者，初之气，厥阴风木也，在人则肝之经应之。二之气，少阴君火也，在人则心之经应之。三之气，少阳相火也，在人则三焦之经应之。四之气，太阴湿土也，在人则脾之经应之。五之气，阳明燥金也，在人则大肠之经应之。六之气，太阳寒水也，在人则膀胱之经应之。

自然界和人都受六气的影响。人身有十二经，以六气统之。足厥阴以风木主令，手厥阴则属火，从母化气而为风。手少阳以相火主令，足少阳则属木，从子化气而为暑。手少阴以君火主令，足少阴则属水，从妻化气而为热。足太阳以寒水主令，手太阳则属火，从夫化气而为寒。足太阴以湿土主令，手太阴则属金，从母化气而为湿。手阳明以燥金主令，足阳明则属土，从子化气而为燥。

癸水上升，而化丁火，故手少阴以君火司气，而足少阴癸水在从化之例。丙火下降，而化壬水，故足太阳以寒水当权，而手太阳丙火在奉令之条。当木将要化为火的时候，木气正盛，而火气初萌；母强子弱，故手厥阴以相火而化气于风木。当火气既旺之后，木气已虚，子壮母衰，故足少阳以甲木而化气于相火。当土将要化为金的时候，土气正盛，而金气初萌；母强子弱，故手太阴以辛金而化气于湿土。当金气旺盛之后，而土气已虚，子壮母衰，故足阳明以戊土而化气于燥金。若母气用事，子弱未能司权，则子从母化；若子气用事，母虚不能当令，则母从子化。这就是所谓将要形成时呈现旺盛而前进的状态，形成之后呈现衰弱而后退的状态，自然之理就是这样。

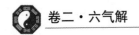

六气偏见

【原文】

人之六气，不病则不见，凡一经病，则一经之气见。平人六气调和，无风、无火、无湿、无燥、无热、无寒，故一气不至独见。病则或风、或火、或湿、或燥、或热、或寒，六气不相交济，是以一气独见。如厥阴病则风盛，少阴病则热盛，少阳病则暑盛，太阴病则湿盛，阳明病则燥盛，太阳病则寒盛也。

以此气之偏盛，定缘彼气之偏虚。如厥阴风盛者，土金之虚也。少阴热盛、少阳暑盛者，金水之虚也。太阴湿盛者，水木之虚也。阳明燥盛者，木火之虚也。太阳寒盛者，火土之虚也。以六气之性，实则克其所胜而侮所不胜，虚则己所不胜者乘之，而己所能胜者亦来侮之也。

究之一气之偏盛，亦缘于虚。厥阴能生，则阳气左升而木荣，其风盛者，生意之不遂也。少阴能长，则君火显达而上清，其热盛者，长气之不旺也。阳明能收，则阴气右降而金肃，其燥盛者，收令之失政也。太阳能藏，则相火闭蛰而下暖，其寒盛者，藏气之不行也。土为四维之中气，木火之能生长者，太阴己土之阳升也；金水之能收藏者，阳明戊土之阴降也。中气旺则戊己转运而土和，中气衰则脾胃湿盛而不运。

土生于火而火灭于水，土燥则克水，土湿则水气泛滥，侮土而灭火。水泛土湿，木气不达，则生意盘塞，但能贼土，不能生火以培土，此土气所以困败也。血藏于肝而化于脾，太阴土燥，则肝血枯而胆火炎，未尝不病。但足太阴脾以湿土主令，足阳明胃从燥金化气，湿为本气而燥为化气，是以燥气不敌湿气之旺。阴易盛而阳易衰，土燥为病者，除阳明伤寒承气证外，不多见。一切内外感伤杂病，尽缘土湿也。

【译文】

六气对于人而言，不病则无所表现。凡是某一经有病的时候，那么这一经的病气就会表现出来。正常人六气调和，则无风、无火、无湿、无燥、无热、无寒，所以不至于某一气单独出现。待到有病的时候，则表现为或风、或火、或湿、或燥、或热、或寒，这是因为六气不能互相协调，因此才会有某一气单独出现的情况。比如厥阴病则风盛，少阴病则热盛，少阳病则暑盛，太阴病则湿盛，阳明病则燥盛，太阳病则寒盛。

因为某一气之偏盛，一定是因为另一气之偏虚。比如厥阴风气偏盛，土、金之气就会偏虚。少阴热气偏盛、少阳暑气偏盛，金、水之气就会偏虚。太阴湿气偏盛，水、木之气就会偏虚。阳明燥气偏盛，木、火之气就会偏虚。太阳寒气偏盛，火、土之气就会偏虚。这是因为六气的性质，实则克其所胜而侮其所不胜，虚则己所不胜者乘之，而己所能胜者亦来侮之。

如果深究的话，其一气之偏盛，也是因为还有其偏虚的一面。厥阴能生，则阳气左升而木荣；其所以表现为风盛者，是因为其生发之意不能顺遂。少阴能长，则君火显达而上清；其所以表现为热盛者，是因为其生长之气不旺。阳明能收，则阴气右降而金肃；其所以表现为燥盛者，是因为其收敛肃降的功能失职。太阳能藏，则相火闭蛰而下暖；其所以表现为寒盛者，是因为其潜藏的功能失职。土为四维之中气，木、火之所以能生能长者，缘于太阴己土之阳升也；金、水之所以能收能藏者，缘于阳明戊土之阴降也。中气旺则戊己转运而土和，中气衰则脾胃湿盛而不运。

土生于火而火灭于水，土燥则克水，土湿则水气泛滥，水气泛滥则侮土而灭火。水泛土湿，木气不达，则生发之意盘结滞塞而不畅通，只能伤土，而不能生火以培土，这就是土气之所以困败的原因。血藏于肝而化于脾，若太阴土燥，则肝血枯而胆火炎，没有不得病的。只是足太阴脾以湿土主令，足阳明胃从燥金化气，湿为本气而燥为化气，因此燥气不敌湿气之旺，所以较多出现阴易盛而阳易衰的状况。土燥为病者，除阳明伤寒承气汤证外，并不多见。一切内外感伤杂病，大多是因为土湿为病。

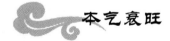

本气衰旺

【原文】

经有十二，司化者六经，从化者六经。从化者不司气化，总以司化者为主，故十二经统于六气。病则或见司化者之本气，或见从化者之本气，或司化者而见从化之气，或从化者而见司化之气，全视乎本气之衰旺焉。

手少阴以君火司化，足少阴之水从令而化热者，常也。而足少阴之病

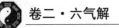

寒，是从化者自见其本气，以水性原寒。手少阴之病寒，是司化者而见从化之气，以君火原从水化也。

足太阳以寒水司化，手太阳之火从令而化寒者，常也。而手太阳之病热，是从化者自见其本气，以火性原热。足太阳之病热，是司化者而见从化之气，以寒水原从火化也。

足厥阴以风木司化，手厥阴之火从令而化风；手少阳以相火司化，足少阳之木从令而化暑者，常也。而手厥阴之病暑，足少阳之病风，是从化者自见其本气，以火性生暑，而木性生风也。

足太阴以湿土司化，手太阴之金从令而化湿；手阳明以燥金司化，足阳明之土从令而化燥者，常也。而手太阴之病燥，足阳明之病湿，是从化者自见其本气，以金性本燥而土性本湿也。

大抵足太阳虽以寒化，而最易病热。手少阴虽以热化，而最易病寒。厥阴原以风化，而风盛者固多。少阳虽以火化，而火败者非少。金性本燥，而手太阴从土化湿者，常有七八。土性本湿，而足阳明从金化燥者，未必二三也。

【译文】

人体经脉有12条，司化者六经，从化者六经。从化者不主管气化，总以司化者为主，故十二经统于司化之六气。其患病则或见司化者之本气，或见从化者之本气，或司化者而见从化之气，或从化者而见司化之气，这完全要看本气之衰旺。

手少阴以君火司化，足少阴之水从其令而化热者，是为常态。而足少阴之病表现为寒，是从化者自见其本气，因为水的本性就是寒。手少阴之病表现为寒，是司化者而见从化之气，因为君火从其水化。

足太阳以寒水司化，手太阳之火从其令而化寒者，是为常态。而手太阳之病表现为热，是从化者自见其本气，因为火的本性就是热。足太阳之病表现为热，是司化者而见从化之气，因为寒水从其火化。

足厥阴以风木司化，手厥阴之火从其令而化风；手少阳以相火司化，足少阳之木从其令而化暑者，是为常态。而手厥阴之病为暑，足少阳之病为风，是从化者自见其本气，因为火性生暑，而木性生风也。

足太阴以湿土司化，手太阴之金从其令而化湿；手阳明以燥金司化，足阳明之土从其令而化燥者，是为常态。而手太阴之病为燥，足阳明之病为湿，是从化者自见其本气，因为金性本燥而土性本湿也。

大抵来讲，足太阳虽以寒化，而最易病热。手少阴虽以热化，而最易病寒。厥阴原以风化，而风盛之病固然多。少阳虽以火化，而火衰之病并不少。金性本燥，而手太阴从土化湿者比较多见，常有十分之七八。土性本湿，而足阳明从金化燥者比较少见，不到十分之二三。

厥阴风木

【原文】

风者，厥阴木气之所化也。其在天为风，在地为木，在人为肝。足厥阴以风木主令，手厥阴心主以相火而化气于风木，缘木实生火，风木方盛，子气初胎，而火令未旺也。

冬水闭藏，一得春风鼓动，阳从地起，生意乃萌。然土气不升，固赖木气以升之，而木气不达，实赖土气以达焉。盖厥阴肝木，生于肾水而长于脾土。水土温和，则肝木发荣，木静而风恬；水寒土湿，不能生长木气，则木郁而风生。

木以发达为性，己土湿陷，抑遏乙木发达之气，生意不遂，故郁怒而克脾土，风动而生疏泄。凡腹痛下利，亡汗失血之证，皆风木之疏泄也。肝藏血而华色，主筋而荣爪，风动则血耗而色枯，爪脆而筋急。凡眦黑唇青，爪断筋缩之证，皆风木之枯燥也。及其传化乘除，千变不穷。故风木者，五藏之贼，百病之长。凡病之起，无不因于木气之郁。以肝木主生，而人之生气不足者，十常八九，木气抑郁而不生，是以病也。

木为水火之中气，病则土木郁迫，水火不交，外燥而内湿，下寒而上热。手厥阴，火也，木气畅遂，则厥阴心主从令而化风，木气抑郁，则厥阴心主自现其本气。是以厥阴之病，下之则寒湿俱盛，上之则风热兼作，其气然也。

【译文】

风者，厥阴木气之所化也。其在天为风，在地为木，在人为肝。足厥阴以风木主令，手厥阴心包以相火而化气于风木，因为木能生火，当风木

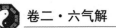

正盛，其子气刚刚萌动时，火令还不旺。

冬水闭藏，一旦得到春风的鼓动，阳气从大地升起，生发之意就萌生了。然而土气本身并不能升，原本需要依赖木气以升之；而木气如果不能畅达，也需要依赖土气以达之。因为厥阴肝木是生于肾水而长于脾土。若水土温和，则肝木发荣，木静而风恬；若水寒土湿，不能生长木气，则木郁而风生。

肝木以升发条达为本性。如果己土湿陷，抑遏乙木升发条达之气，使其生发之意不能顺遂，因此就会郁怒而克脾土，风动而生疏泄。凡腹痛、下利、亡汗、失血之证，都是风木之疏泄所致。肝藏血而其华在色，主筋而其荣在爪；风动则血耗而色枯，爪脆而筋急。凡眦黑、唇青、爪断、筋缩之证，都是风木之失荣，肝血枯燥所致。如果其进一步传、化、乘、除，则千变不穷。故风木为五脏之贼，百病之长。凡病之起，无不因于木气之郁。因为肝木主生，而人之生气不足者，十常八九。木气抑郁而不生，因此而患病。

木为水火之中气，病则土木郁迫，水火不交，外燥而内湿，下寒而上热。手厥阴属火，若木气畅达顺遂，则厥阴心包从令而化风；若木气抑郁，则厥阴心包自现其本气。因此，厥阴之病，向下发展则寒湿俱盛，向上发展则风热兼作，这是因为风木之气的本性及其变化使其如此。

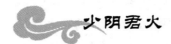

少阴君火

【原文】

热者，少阴君火之所化也。在天为热，在地为火，在人为心。少阴以君火主令，手少阴心，火也，足少阴肾，水也，水火异气，而以君火统之，缘火位于上而生于下。坎中之阳，火之根也。坎阳升则上交离位而化火，火升于水，是以癸水化气于丁火。水化而为火，则寒从热化，故少阴之气，水火并统，而独以君火名也。

君火虽降于手，而实升于足。阳盛则手少阴主令于上，而癸水亦成温泉；阴盛则足少阴司气于下，而丁火遂为寒灰。以丁火虽司气化，而制胜之权，终在癸水，所恃者，生土以镇之。但土虽克水，而百病之作，率由土湿，湿则不能克水而反被水侮。土能克水者，惟伤寒阳明承气一证，其余则寒水侮土者，十九不止。土溃则火败，故少阴一病，必寒水泛滥而火土俱负，其势然也。

至于上热者，此相火之逆也。火中有液，癸水之根，相火上逆，灾及宫城，心液消亡，是以热作。凡少阴病热，乃受累于相火，实非心家之过。而方其上热，必有下寒，以水火分离而不交也。见心家之热，当顾及肾家之寒。盖水火本交，彼此相交，则为一气，不交则离析分崩，逆为冰炭。究之火不胜水，则上热不敌下寒之剧，不问可知也。

血根于心而藏于肝，气根于肾而藏于肺。心火上热，则清心家之血；肾水下寒，则暖肾家之气。故补肝之血则宜温，补心之血则宜清，补肺之气则宜凉，补肾之气则宜暖，此定法也。

【译文】

热者，少阴君火之所化也。其在天为热，在地为火，在人为心。少阴以君火主令，手少阴心，属火，足少阴肾，属水，水火不同气，却以君火统之，是因为火位于上而生于下。下焦坎水中之阳，乃上焦心火之根基。坎阳上升则上交于离位而化火，火升于水，因此癸水化气于丁火。水化而为火，则寒从热化，故少阴之气，虽水火并统，而独以君火名之。

君火虽降于手，而实升于足。若阳盛则手少阴主令于上，那么癸水亦成为温泉；若阴盛则足少阴司气于下，因而丁火也就成为寒灰。因为丁火虽司气化，而制胜之权，最终在于癸水；其所能依赖的，是以其所生之土来制约水。只是土虽然克水，而百病之作，都是由于土湿所致，因为湿则土不能克水而反被水侮。从临床病证而言，土能克水的情况，只有伤寒阳明承气一证，其余则寒水侮土者，不止于十之八九。土溃则火败，故少阴一病，必寒水泛滥而火土俱负，其发展的趋势就是这样。

如果表现为上焦热证，那是相火上逆所致。火中有液，乃为癸水之根；若相火上逆，则灾及宫城之心而销烁心阴，心液消亡，因而热证发作。凡是少阴之病热者，乃受累于相火，而实非心家君火之过错。当其上焦表现为热证的时候，必有下焦之寒，这是因为水火分离而不交的缘故。所以在治疗的时候，看到上焦心家之热，就应当顾及下焦肾家之寒。因为人身之水火原本是应该相交的，彼此相交既济，则水火合为一气；不交则离析分崩，逆为冰炭。而究其根源，则缘于火不胜水，致使上焦之热敌不过下焦之寒，这是不问就可以明白的。

血根于心而藏于肝，气根于肾而藏于肺。那么在治疗上，如果心火上热，则清心家之血；如果肾水下寒，则暖肾家之气。故补肝之血则宜温，补心之血则宜清，补肺之气则宜凉，补肾之气则宜暖，这是固定不变的法则。

少阳相火

【原文】

暑者，少阳相火之所化也。在天为暑，在地为火，在人为三焦。手少阳以相火主令，足少阳胆以甲木而化气于相火，缘火生于木，相火既旺，母气传子，而木令已衰也。

三焦之火，随太阳膀胱之经下行，以温水藏，出腘中，贯腨肠，而入外踝。君火升于足而降于手，相火升于手而降于足。少阳之火降，水得此火，而后通调，故三焦独主水道。《素问·灵兰秘典》：三焦者，决渎之官，水道出焉。膀胱者，州都之官，津液藏焉，气化则能出矣。盖水性闭蛰而火性疏泄，闭蛰则善藏，疏泄则善出。《灵枢·本输》：三焦者，入络膀胱，约下焦，实则闭癃，虚则遗溺。相火下蛰，水藏温暖而水府清利，则出不至于遗溺，藏不至于闭癃，而水道调矣。水之所以善藏者，三焦之火秘于肾藏也。此火一泄，陷于膀胱，实则下热而闭癃，虚则下寒而遗溺耳。

手之阳清，足之阳浊，清则升而浊则降。手少阳病则不升，足少阳病则不降。凡上热之证，皆甲木之不降，于三焦无关也。相火本自下行，其不下行而逆升者，由于戊土之不降。戊土与辛金，同主降敛，土降而金敛之，相火所以下潜也。戊土不降，辛金逆行，收气失政，故相火上炎。足少阳虽从三焦化火，而原属甲木，病则兼现其本气。相火逆行，则克庚金；甲木上侵，则贼戊土。手足阳明，其气本燥，木火双刑，则燥热郁发，故少阳之病，多传阳明。然少阳之气，阴方长而阳方消，其火虽盛，而亦易衰。阴消阳长则壮，阴长阳消则病。病于相火之衰者，十之八九，内伤惊悸之证，皆相火之衰也。病于相火之旺者，十之一二而已。伤寒少阳有之。

【译文】

暑者，少阳相火之所化也。其在天为暑，在地为火，在人为三焦。手少阳以相火主令，足少阳胆以甲木而化气于相火。因为火生于木，而相火既旺之后，母气传子，则木令已衰也。

三焦之火，随太阳膀胱之经下行，以温水脏，出于腘中，通过腨肠，而入外踝。君火升于足而降于手，相火升于手而降于足。少阳之火下降，水得此火，而后通调，故三焦独主水道。《素问·灵兰秘典论》："三焦者，决渎之官，水道出焉。""膀胱者，州都之官，津液藏焉，气化则能出矣。"因为水性闭蛰而火性疏泄，闭蛰则善藏，疏泄则善出。《灵枢·本输》："三焦者，入络膀胱，约下焦，实则闭癃，虚则遗尿。"相火蛰伏于下，水脏温暖而水腑清利，则出不至于遗尿，藏不至于闭癃，而水道调畅矣。水之所以善于闭藏，是缘于三焦之火秘于肾脏的缘故。若此火一泄，而陷于膀胱，那么实证则表现为下热而闭癃，虚证则表现为下寒而遗尿。

手之阳其性清，足之阳其性浊，清则升而浊则降。所以手少阳有病则不升，足少阳有病则不降。凡是上热之证，皆甲木之不降所致，与三焦无关也。相火本来是应该下行的，其所以不下行而逆升者，是由于戊土之不降所致。戊土与辛金，同主降敛，土降而金敛之，相火所以能下潜也。戊土不降，辛金逆行，则收气失政，故相火上炎。足少阳虽从三焦化火，而原属甲木，病则兼现其本气。相火逆行，则克庚金；甲木上侵，则伤戊土。手足阳明，其气本燥，若木火双刑，则燥热郁发，故少阳之病，多传阳明。然而少阳之气，处于阴气渐长而阳气渐消的状态，所以其火虽盛，却也容易衰减。从疾病的产生而言，阴消阳长则壮，阴长阳消则病。病于相火之衰者，十之八九，内伤惊悸之证，皆相火之衰所致。病于相火之旺者，十之一二而已，伤寒少阳证有之。

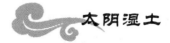

太阴湿土

【原文】

湿者，太阴土气之所化也。在天为湿，在地为土，在人为脾。太阴以湿土主令，辛金从土而化湿；阳明以燥金主令，戊土从金而化燥。己土之湿为本气，戊土之燥为子气，故胃家之燥不敌脾家之湿，病则土燥者少，而土湿者多也。

太阴主升，己土升则癸水与乙木皆升。土之所以升者，脾阳之发生也。阳虚则土湿而不升，己土不升，则水木陷矣。火金在上，水木在下，火金降于戊土，水木升于己土。戊土不降，则火金上逆；己土不升，则水木下陷，其原总由于湿盛也。

《子华子》：阴阳交，则生湿。湿者，水火之中气。上湿则化火而为热，下湿则化水而为寒。然上亦有湿寒，下亦有湿热。湿旺气郁，津液不行，火盛者，熏蒸而生热痰，火衰者，泛滥而生寒饮，此湿寒之在上者。湿旺水郁，膀胱不利，火衰者，流溢而为白淫，火盛者，梗涩而为赤浊，此湿热之在下者。

便黄者，土色之下传，便赤者，木气之下陷。缘相火在水，一线阳根，温升而化乙木，木中温气，生火之母，升则上达而化火，陷则下郁而生热。木气不达，侵逼土位，以其郁热传于己土，己土受之，于是浸淫于膀胱。五行之性，病则传其所胜，其势然也。

阴易盛而阳易衰，故湿气恒长而燥气恒消。阴盛则病，阳绝则死，理之至浅，未尝难知。后世庸愚，补阴助湿，泻火伐阳，病家无不夭枉于滋润，此古今之大祸也。

【译文】

湿者，太阴土气之所化也。其在天为湿，在地为土，在人为脾。太阴以湿土主令，辛金从土而化湿；阳明以燥金主令，戊土从金而化燥。己土之湿为本气，戊土之燥为子气，故胃家之燥敌不过脾家之湿，因而若患病则土燥者少，而土湿者多也。

太阴主升，若己土能升则癸水与乙木皆升。而土之所以能升者，缘于脾阳之发生也。阳虚则土湿而不升，若己土不升，则水、木下陷。正常情况下，火、金在上而趋于下降，水、木在下而趋于上升；火、金之能下降需依赖于戊土，水、木之能上升需依赖于己土。若戊土不降，则火、金上逆；己土不升，则水、木下陷。而其根源总由于湿盛也。

《子华子》：阴阳交，则生湿。湿者，是处于水火之间的气。上湿则化火而为热，下湿则化水而为寒。然而上亦有湿寒，下亦有湿热。若湿旺气郁，而津液不能运行敷布，那么火盛者，则熏蒸而生热痰；火衰者，则泛滥而生寒饮。这是湿寒之在上所患的病症。若湿旺水郁，而膀胱不能通利，那么火衰者，则流溢而为白淫；火盛者，则梗涩而为赤浊，这是湿热之在下所患的病症。

大便色黄者，是土色之下传。小便色赤者，是木气之下陷。因为相火寄寓于坎水之中，一线阳根，温升而化乙木。木中温气，生火之母，升则上达而化火，陷则下郁而生热。若木气不达，侵逼土位，则以其郁热而传于己土，己土受之，于是进而浸淫于膀胱。五行之性，病则传其所胜，其势如此。

阴易盛而阳易衰，故湿气往往容易增长而燥气往往容易消减。阴盛则病，阳绝则死，这个道理很浅显，并不难理解。然而后世的庸医治病，补阴以助湿，泻火以伐阳，病人无不夭枉于补阴滋润的治疗方法，此古今之大祸也。

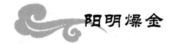

阳明燥金

【原文】

燥者，阳明金气之所化也。在天为燥，在地为金，在人为大肠。阳明以燥金主令，胃土从令而化燥；太阴以湿土主令，肺金从令而化湿。胃土之燥，子气而非本气，子气不敌本气之旺，故阴盛之家，胃土恒湿；肺金之湿，母气而非本气，母气不敌本气之旺，故阳盛之家，肺金恒燥。

太阴性湿，阳明性燥，燥湿调停，在乎中气。中气旺，则辛金化气于湿土而肺不伤燥，戊土化气于燥金而胃不伤湿。中气衰，则阴阳不交而燥湿偏见。湿胜其燥，则饮少而食减，溺涩而便滑；燥胜其湿，则疾饥而善渴，水利而便坚。

阴易进而阳易退，湿胜者常多，燥胜者常少。辛金化湿者，十之八九，戊土化燥者，百不二三。阳明虽燥，病则太阴每胜而阳明每负，土燥而水亏者，伤寒阳明承气证外，绝无而仅有。是以仲景垂法，以少阴负趺阳者为顺。缘火胜则土燥，水胜则土湿，燥则克水，湿则反为水侮。水负则生，土负则死，故少阴宜负，而趺阳宜胜。以土能胜水，则中气不败，未有中

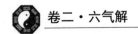

气不败而人死者。

燥为寒热之中气，上燥则化火而为热，下燥则化水而为寒。反胃噎膈之家，便若羊矢，其胃则湿而肠则燥。

湿为阴邪，阴性亲下，故根起于脾土而标见于膝踝；燥为阳邪，阳性亲上，故根起于大肠而标见于肘腕。所谓阴邪居下，阳邪居上，一定之位也。

然上之燥，亦因于下之湿。中风之家，血枯筋缩，其膝踝是湿，而肘腕未尝非燥。使己土不湿，则木荣血畅，骨弱筋柔，风自何来！医家识燥湿之消长，则仲景堂奥可阶而升矣。

【译文】

燥者，阳明金气之所化也。其在天为燥，在地为金，在人为大肠。阳明以燥金主令，胃土从其令而化燥；太阴以湿土主令，肺金从其令而化湿。胃土之燥，是子气而非本气，子气不敌本气之旺，故素体阴盛之人，胃土常表现为湿；肺金之湿，是母气而非本气，母气不敌本气之旺，故素体阳盛之人，肺金常表现为燥。

太阴之性为湿，阳明之性为燥，燥与湿的协调，在于中气。若中气健旺，则辛金化气于湿土而肺不伤燥，戊土化气于燥金而胃不伤湿。若中气衰，则阴阳不能相交而表现为偏燥或偏湿。若湿胜其燥，则饮少而食减，小便涩而大便滑；若燥胜其湿，则易饥而善渴，小便通利而大便坚硬。

阴易进而阳易退，所以湿胜者常多，燥胜者常少。辛金化湿者，十之八九；戊土化燥者，百不二三。阳明之性虽燥，而患病则太阴之湿气每胜而阳明之燥气每负；若土燥而水亏者，除伤寒阳明承气证以外，绝无而仅有。所以仲景流传下来的辨证论治的法则，以少阴肾负跌阳胃者为顺。因为火胜则土燥，水胜则土湿，燥则克水，湿则反被水侮。水负则生，土负则死，故少阴肾宜负，而跌阳胃宜胜。这是因为如果土能胜水，则中气不败，而中气不败就不会致人于死亡。

燥气是寒气与热气的中间之气，上燥则化火而为热，下燥则化水而为寒。反胃、噎膈一类的病人，大便如同羊粪，其胃则湿而肠则燥。

湿为阴邪，阴性亲下，故根起于脾土而标见于膝、踝；燥为阳邪，阳性亲上，故根起于大肠而标见于肘、腕。所谓阴邪居下，阳邪居上，这是确定不变的。

　　然而上部之燥，亦因于下部之湿。中风一类的病人，血枯筋缩，其膝踝是表现为湿，而肘腕未尝不表现为燥。假使己土不湿，则木荣血畅，骨韧筋柔，风自何来！医生若能辨识清楚燥与湿之谁消谁长，则仲景治病之法即可以由浅入深地了解、掌握了。

太阳寒水

【原文】

　　寒者，太阳水气之所化也。在天为寒，在地为水，在人为膀胱。太阳以寒水主令，足太阳膀胱，水也，手太阳小肠，火也，火水异气，而以寒水统之，缘水位于下而生于上。离中之阴，水之根也。离阴降而下交坎位而化水，水降于火，是以丙火化气于壬水。火化而为水，则热从寒化，故太阳之气，水火并统，而独以寒水名也。

　　水性本寒，少阳三焦之火，随太阳而下行，水得此火，应当不寒。不知水之不寒者，癸水而非壬水也。盖水以蛰藏为性，火秘于内，水敛于外，是谓平人。木火主里，自内而生长之，故里气常温；金水主表，自外而收藏之，故表气常清。血生于木火，故血温而内发；气化于金水，故气清而外敛。人之经脉，厥阴在里，春气之内生也；次则少阴，夏气之内长也；次则阳明，秋气之外收也；太阳在表，冬气之外藏也。阳藏则外清而内温，阳泄则内寒而外热。外易寒水而为热火，内易温泉而为寒冰，外愈热而内愈寒，生气绝根，是以死也。

　　癸水温而壬水寒则治，癸水寒而壬水热则病。癸水病则必寒，壬水病则多热。以丁火化于癸水，故少阴之藏，最易病寒；壬水化于丙火，故太阳之府，最易病热。是以病寒者，独责癸水而不责壬水；病热者，独责壬水而不责癸水也。

　　仲景《伤寒》，以六经立法，从六气也。六气之性情形状，明白昭揭，医必知此，而后知六经之证。六经之变化虽多，总不外乎六气，此义魏晋而后，绝无解者。先圣之法，一线莫传，凌夷至于今日，不堪问矣。

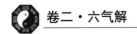
【译文】

寒者，是太阳水气之所化生的。其在天为寒，在地为水，在人为膀胱。太阳以寒水主令，足太阳膀胱，在五行属水，手太阳小肠，在五行属火，火水虽然异气，但是以寒水统之，这是因为水位于下而生于上，离火中之阴水，乃水之根也。离中之阴下降而下交于坎位则化水，水降于火，因此丙火化气于壬水。火化而为水，则热从寒化，所以太阳之气，虽然水火并统，却只以寒水命名。

水性本寒，少阳三焦之火，随太阳寒水而下行，那么水得此火，应当不寒。却不知水之不寒者，乃癸水而非壬水也。因为水以蛰藏为其本性，火秘于内，则水敛于外，此为正常之人。木、火主里，自内而生之、长之，故里气常温；金、水主表，自外而收之、藏之，故表气常清。血生于木、火，故血温而从内发于外；气化于金、水，故气清而自外敛于内。人之经脉，厥阴在里，是春气之内生也；次则少阴，是夏气之内长也；次则阳明，是秋气之外收也；太阳在表，是冬气之外藏也。阳藏则外清而内温，阳泄则内寒而外热。如果外变寒水而成为热火，内变温泉而成为寒冰，则外愈热而内愈寒，生气绝根，因此就会死亡。

癸水温而壬水寒则身体平安，癸水寒而壬水热则身体患病。癸水病则必寒，壬水病则多热。因为丁火化于癸水，故少阴肾脏，最易病寒；而壬水化于丙火，故太阳之腑膀胱，最易病热。因此病寒者，独责癸水而不责壬水；病热者，独责壬水而不责癸水也。

仲景《伤寒》以六经立法，即是顺从六气之理演化而来。六气之性质情状，上述已做了明白清楚的揭示，医必知此，而后才能理解六经的病证。六经之变化虽多，却总不外乎六气，但是这些义理自魏晋而后，绝无解者。先圣之法，一线莫传，毁坏废弃以至于今日，不堪问矣。

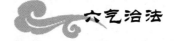

【原文】

治厥阴风木法

桂枝苓胶汤

甘草　桂枝　白芍　茯苓　当归　阿胶　生姜　大枣

上热加黄芩。寒加干姜、附子。

治少阴君火法

黄连丹皮汤

黄连　白芍　生地　丹皮

少阴病，水胜火负，最易生寒。若有下寒，当用椒、附。

治少阳相火法

柴胡芍药汤

柴胡　黄芩　甘草　半夏　人参　生姜　大枣　白芍

治太阴湿土法

术甘苓泽汤

甘草　茯苓　白术　泽泻

治阳明燥金法

百合五味汤

百合　石膏　麦冬　五味

治太阳寒水法

苓甘姜附汤

甘草　茯苓　干姜　附子

太阳病，最易化生湿热，以化气于丙火，而受制于湿土也。若有湿热，当用栀、膏之类。

【译文】

治厥阴风木法

桂枝苓胶汤

甘草　桂枝　白芍　茯苓　当归　阿胶　生姜　大枣

上热加黄芩。寒加干姜、附子。

治少阴君火法

黄连丹皮汤

黄连　白芍　生地　丹皮

少阴病，水胜火负，最易生寒。若有下寒，当用川椒、附子。

治少阳相火法

柴胡芍药汤

柴胡　黄芩　甘草　半夏　人参　生姜　大枣　白芍

治太阴湿土法

术甘苓泽汤

甘草　茯苓　白术　泽泻

治阳明燥金法

百合五味汤

百合　石膏　麦冬　五味

治太阳寒水法

苓甘姜附汤

甘草　茯苓　干姜　附子

太阳病，最易化生湿热，这是因为其化气于丙火，而受制于湿土的原因。若有湿热，当在前方基础上加用栀子、石膏之类。

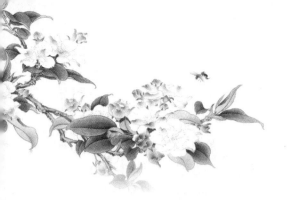

卷三·脉法解

【原文】

六府化谷，津液布扬，流溢经络，会于气口，气口成寸，以决死生。微妙在脉，不可不察。医法无传，脉理遂湮，金简长封，玉字永埋。方书累架，七诊之义无闻；医录连床，九候之法莫著。既迷罔于心中，复绵昧于指下。使踟蹰之余，命饱庸妄之毒手。顾此恨恨①，废卷永怀，作《脉法解》。

【注释】

①恨恨（liàng；又读 lǎng）：惆怅；恚恨。

【译文】

六腑消化饮食水谷，使津液气血遍布于全身，流溢于经络，汇合于气口，而形成气口的寸关尺诊脉部位，用来诊断判定病人的生死预后。病情的微妙变化可以在脉象上反映出来，所以不能不诊察脉象。医书若不记载流传脉诊的方法，脉诊的义理就会湮没失传，如同金简、玉字被永久封存一般。有的医生拥有累架连床的众多医书，却不懂得脉诊的义理和方法，对脉理、脉象既不能清楚于心中，也不能明辨于指下，使那些患病求医却又拿不定主意、不知找哪个医生才好的病人饱受庸医错误治疗的毒害之苦。我看到这些情况就惆怅而愤恨，放下书本长久地思念，于是作《脉法解》。

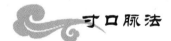 寸口脉法

【原文】

饮食入胃，腐化消磨，手太阴散其精华，游溢经络，以化气血。气血周流，现于气口，以成尺寸。

气口者，手太阴肺经之动脉也。关前为寸，关后为尺，尺为阴而寸为阳。关者，阴阳之中气也。寸口在鱼际之分，关上在太渊之分，尺中在经

渠之分。

　　心与小肠，候于左寸；肺与大肠，候于右寸。肝胆候于左关，脾胃候于右关。肾与膀胱候于两尺，心主三焦，随水下蛰，亦附此焉。《素问·脉要精微论》：尺内两傍，则季胁也。尺外以候肾，尺里以候腹。中附上，左外以候肝，内以候膈，右外以候胃，内以候脾，两关部也。上附上，右外以候肺，内以候胸中，左外以候心，内以候膻中，两寸部也。前以候前，后以候后。上竟上者，胸喉中事也。下竟下者，少腹腰股膝胫足中事也。谨调尺寸，而表里上下，于此得矣。

　　盖肺主藏气，而朝百脉，十二经之气，皆受之于肺。平旦寅初，肺气流布，起于寸口，运行十二经中，周而复始。一日一夜，五十度毕，次日平旦寅初，复会于寸口。寸口者，脉之大会，此曰寸口，乃寸尺三部之总名，非但鱼际已也。故十二经之盛衰，悉见于此。《灵枢·经脉》：经脉者，常不可见也，其虚实也，以气口知之。此气口所以独为五藏主也。气口即寸口。手之三阳，自手走头，大小肠府虽至浊，而经行头上，则为至清，故与心肺同候于两寸。越人《十难》，实为定法。近人乃欲候大小肠于两尺，乖谬极矣！

【译文】

　　饮食入胃之后，经过腐化消磨，转变成水谷精微，然后由手太阴肺散布其精华，游溢于经络，以化生气血。气血周流，现于气口，而形成寸关尺的诊脉部位。

　　气口者，手太阴肺经之动脉也。关前为寸，关后为尺，尺为阴而寸为阳。关者，阴阳之中气也。寸口在鱼际的部分，关上在太渊的部分，尺中在经渠的部分。

　　心与小肠，对应诊候的部位是左寸；肺与大肠，对应诊候的部位是右寸。肝胆对应诊候的部位是左关，脾胃对应诊候的部位是右关。肾与膀胱对应诊候的部位是两尺，心包、三焦，随水下蛰，亦附于此处。

　　《素问·脉要精微论》：尺内的两傍，则对应季胁部位。尺外侧以候肾，尺里侧以候腹。中部的关脉附于尺部之上，左关外侧以候肝，内侧以候膈，右关外侧以候胃，内侧以候脾，这是两手的关脉候诊情况。上部的寸脉附于关部之上，右寸外侧以候肺，内侧以候胸中，左寸外侧以候心，内侧以候膻中，这是两手的寸脉候诊情况。

前以候前，后以候后。上竟上者，胸、喉中事也。下竟下者，少腹、腰、股、膝、胫、足中事也。仔细测诊寸关尺三部脉的情况，人体表里上下的状况就可以了解到了。

因为肺主藏气，而且其气能够朝向、到达百脉，所以十二经之气，皆受之于肺。肺气的流布从平旦寅初开始，起于寸口，运行于十二经脉中，周而复始。一日一夜，运行五十个循环而结束，次日平旦寅初，复会于寸口。寸口是脉的总汇，此处所谓寸口，乃是寸关尺三部之总名，并非只是鱼际而已。故十二经之盛衰，悉见于此。

《灵枢·经脉》：经脉者，常不可见也，其虚实也，以气口知之。这就是只有气口之所以能够候诊五脏病变的道理。

气口即是寸口。手之三阳，自手走向头。大肠、小肠二腑虽然是最浊的，而其经气行于头上，则是最清的，故与心肺同是诊候于两寸。秦越人《难经·十难》所论，实在是确定不移的法则。近世之人却欲候大小肠于两尺，是非常错误的！

寸口人迎脉法

【原文】

气口者，手太阴经之动脉，在鱼际之下。人迎者，足阳明经之动脉，在结喉之旁。太阴行气于三阴，故寸口可以候五藏；阳明行气于三阳，故人迎可以候六府。以太阴为五藏之首，阳明为六府之长也。

藏阴盛则人迎小而寸口大，虚则人迎大而寸口小；府阳衰则寸口大而人迎小，旺则寸口小而人迎大。

《灵枢·禁服》：寸口主中，人迎主外。春夏人迎微大，秋冬寸口微大，如是者，命曰平人。人迎大一倍于寸口，病在足少阳，一倍而躁，在手少阳。人迎二倍，病在足太阳，二倍而躁，在手太阳。人迎三倍，病在足阳明，三倍而躁，在手阳明。盛则为热，虚则为寒，紧则痛痹，代则乍甚乍间。人迎四倍，且大且数，名曰溢阳，溢阳为外格，死不治。寸口大一倍于人迎，病在足厥阴，一倍而躁，在手厥阴。寸口二倍，病在足少阴，二倍而躁，在手少阴。寸口三倍，病在足太阴，三倍而躁，在手太阴。盛则胀满、寒中、食不化，虚则热中、出糜、少气、溺色变，紧则痛痹，代则乍痛乍止。寸口四倍，且大且数，名曰溢阴，溢阴为内关，死不治。

《灵枢·经脉》：人迎与脉口（即寸口也）。俱盛四倍以上，命曰关格，关格者，与之短期。

《灵枢·五色》：人迎盛坚者，伤于寒。气口盛坚者，伤于食。以气口主里，伤食则阴郁于内，故气口盛坚；人迎主表，伤寒则阳郁于外，故人迎盛坚。

此诊寸口人迎之法也。寸口人迎之脉，载在经文，后世乃有左为人迎，右为气口之说，无稽妄谈，不足辨也。

【译文】

气口者，手太阴肺经之动脉，在鱼际之下。人迎者，足阳明胃经之动脉，在结喉两旁。太阴肺行气于三阴，故寸口可以候诊五脏的病变；阳明胃行气于三阳，故人迎可以候诊六腑的病变。这是因为手太阴肺为五脏之首，足阳明胃为六腑之长。

脏之阴盛则人迎小而寸口脉大，虚则人迎大而寸口脉小；腑之阳衰则寸口脉大而人迎脉小，旺则寸口脉小而人迎脉大。

《灵枢·禁服》：寸口主内，人迎主外。春夏人迎脉微大，秋冬寸口脉微大，这样的脉象是为正常无病之人。如果人迎大一倍于寸口，则病在足少阳，大一倍而且躁动，在手少阳。人迎二倍，病在足太阳，二倍而躁，在手太阳。人迎三倍，病在足阳明，三倍而躁，在手阳明。

脉盛则为热，虚则为寒，紧则痛痹，代则忽轻忽重，一会儿发作，一会儿缓解。人迎四倍，并且大而数，名曰溢阳，溢阳为外格，死不治。

如果寸口大一倍于人迎，则病在足厥阴，大一倍而且躁动，在手厥阴。寸口二倍，病在足少阴，二倍而躁，在手少阴。寸口三倍，病在足太阴，三倍而躁，在手太阴。

盛则胀满，内寒，饮食不消化，虚则内热、出糜、少气、尿的颜色改变，紧则痛痹，代则疼痛一会儿发作，一会儿缓解。寸口四倍，并且大而数，名曰溢阴，溢阴为内关，死不治。

《灵枢·经脉》：人迎与气口俱盛四倍以上，命曰关格，关格者，预示着病人的死期将至。

《灵枢·五色》：人迎盛坚者，是伤于寒。气口盛坚者，是伤于食。因为气口主里，伤食则阴郁于内，故气口盛坚；人迎主表，伤寒则阳郁于外，故人迎盛坚。

这就是诊候寸口、人迎的方法。寸口、人迎之脉，记载于《内经》原文，而后世却有左为人迎、右为气口之说，是为无稽妄谈，不值得辩驳。

三部九候脉法

【原文】

十二经皆有动脉，上部之动脉在头，中部之动脉在手，下部之动脉在足，是为三部。一部三候，是为九候。《素问·三部九候论》：人有三部，部有三候。三候者，有天、有地、有人也。

上部天，两额之动脉，足少阳之颔厌也。上部地，两颊之动脉，足阳明之地仓、大迎也。上部人，耳前之动脉，手少阳之和髎也。中部天，手太阴之太渊、经渠也。中部地，手阳明之合谷也。中部人，手少阴之神门也。下部天，足厥阴之五里也。下部地，足少阴之太溪也。下部人，足太阴之箕门也。

下部之天以候肝，地以候肾，人以候脾胃之气。中部之天以候肺，地以候胸中之气，人以候心。上部之天以候头角之气，地以候口齿之气，人以候耳目之气也。下部之天，女子则取太冲。下部之人，胃气则候于阳明之冲阳，仲景谓之趺阳。此三部九候之法也。《难经》：三部者，寸关尺也；九候者，浮中沉也。与《素问》不同，此一部中之三部九候也，另是一法。

【译文】

十二经皆有动脉，上部之动脉在头，中部之动脉在手，下部之动脉在足，是为三部。一部三候，是为九候。《素问·三部九候论》：人有三部，部有三候。三候者，有天、有地、有人也。

上部天，两额之动脉，足少阳胆经之颔厌也。上部地，两颊之动脉，足阳明胃经之地仓、大迎也。上部人，耳前之动脉，手少阳三焦经之和髎也。中部天，手太阴肺经之太渊、经渠也。中部地，手阳明大肠经之合谷也。中部人，手少阴心经之神门也。下部天，足厥阴肝经之五里也。下部地，足少阴肾经之太溪也。下部人，足太阴脾经之箕门也。

下部之天以候肝，地以候肾，人以候脾胃之气。中部之天以候肺，地以候胸中之气，人以候心。上部之天以候头角之气，地以候口齿之气，人以候耳目之气也。下部之天，女子则取太冲。下部之人，胃气则候于阳明之冲阳，仲景谓之趺阳。此三部九候之法也。《难经》：三部者，寸关尺也；九候者，浮中沉也。与《素问》不同，此一部中之三部九候也，另是一法。

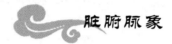

脏腑脉象

【原文】

五藏为阴，六府为阳，阴阳既殊，脉象攸分。肝脉弦，心脉洪，脾脉缓，肺脉涩，肾脉沉。其甚者为藏，其微者为府。

《难经》：心脉急甚者，肝邪干心也；微急者，胆邪干小肠也。心脉大甚者，心邪自干心也；微大者，小肠邪自干小肠也。心脉缓甚者，脾邪干心也；微缓者，胃邪干小肠也。心脉涩甚者，肺邪干心也；微涩者，大肠邪干小肠也。心脉沉甚者，肾邪干心也；微沉者，膀胱邪干小肠也。其他脏腑，依此类推。甚者沉而得之，微者浮而得之。

大抵府脉浮数，藏脉沉迟。仲景脉法：浮为在表，沉为在里，数为在府，迟为在藏是也。盖阳外阴内，一定之理。府气内交，藏气外济，则阴阳平而脉息调。府病则气不内交，是以但浮而不沉；藏病则气不外济，是以但沉而不浮也。观越人《十难》一脉十变之义，大肠、小肠俱候于心脉，可知欲候大小肠于两尺之误。

【译文】

五脏为阴，六腑为阳，阴阳分别，脉象所以也不一样。肝脉弦，心脉洪，脾脉缓，肺脉涩，肾脉沉。其甚者为脏，其微者为腑。

《难经》：心脉急甚者，肝邪干犯心也；微急者，胆邪干犯小肠也。心脉大甚者，心邪自干犯心也；微大者，小肠邪自干犯小肠也。心脉缓甚者，脾邪干犯心也；微缓者，胃邪干犯小肠也。心脉涩甚者，肺邪干犯心也；微涩者，大肠邪干犯小肠也。心脉沉甚者，肾邪干犯心也；微沉者，膀胱

74

邪干犯小肠也。其他脏腑，依此类推。甚者沉取而得之，微者浮取而得之。

大抵腑脉浮数，脏脉沉迟。仲景脉法：浮为在表，沉为在里，数为在腑，迟为在脏是也。因为阳主外而阴主内，是确定不变之理。如果腑气向内交，脏气向外济，则阴阳平和而脉息调匀。如果腑有病则气不内交，因此脉象只浮而不沉；脏有病则气不外济，因此脉象只沉而不浮也。看一看秦越人《难经·十难》"一脉十变"之义，大肠、小肠俱候于心脉，可知欲候大小肠于两尺之误。

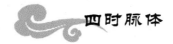 四时脉体

【原文】

天地之气，生长于春夏，收藏于秋冬。人与天地同气也，阳气生长，则脉浮升，阴气收藏，则脉沉降。是以春之脉升，夏之脉浮，秋之脉降，冬之脉沉。

《素问·脉要精微论》：天地之变，阴阳之应。彼春之暖，为夏之暑，彼秋之忿，为冬之怒。四变之动，脉与之上下，以春应中规，夏应中矩，秋应中衡，冬应中权。是故冬至四十五日，阳气微上，阴气微下。夏至四十五日，阴气微上，阳气微下。阴阳有时，与脉为期。春日浮，如鱼之游在波。夏日在肤，泛泛乎万物有余。秋日下肤，蛰虫将去。冬日在骨，蛰虫周密，君子居室。升降浮沉，随时变更。寸脉本浮，而一交秋冬，则见沉意。尺脉本沉，而一交春夏，则见浮机。此气化一定，毫发不爽也。

仲景脉法：春弦秋浮，冬沉夏洪。弦者，浮升之象。洪者，浮之极也。浮者，金气方收，微有降意，而未能遽沉。大约春脉沉而微浮，夏则全浮，秋脉浮而微沉，冬则全沉。仲景脉法，原与经义相同耳。

【译文】

天地之气，生长于春夏，收藏于秋冬。人与天地之气相同，阳气生长，则脉浮升，阴气收藏，则脉沉降。因此春之脉升，夏之脉浮，秋之脉降，冬之脉沉。

《素问·脉要精微论》：天地之变，阴阳之应。彼春之暖，为夏之暑，彼秋之忿，为冬之怒。四时的变化，人的脉象也与之相应，以春应中规，

夏应中矩，秋应中衡，冬应中权。因此冬至四十五日，阳气微上，阴气微下。夏至四十五日，阴气微上，阳气微下。阴阳寒暑有时，与脉象的变化时期相对应。春日浮，如鱼之游在波。夏日在肤，泛泛乎像万物之有余。秋日下肤，像蛰虫将要离开地面到地下去。冬日在骨，像蛰虫周密封藏于土地深处，君子居于室内。而其脉之升降浮沉，则随时变更。寸脉本浮，而一交秋冬，则见沉意。尺脉本沉，而一交春夏，则见浮机。这种随着气候的变化而变化的情况是确定不变、丝毫不差的。

仲景脉法：春脉弦、秋脉浮，冬脉沉、夏脉洪。弦者，浮升之象。洪者，浮之极也。浮者，金气方收，微有降意，而未能快速显示出沉象。大约春脉沉而微浮，夏则全浮，秋脉浮而微沉，冬则全沉。仲景脉法，原本是与经义相同的。

真脏脉义

【原文】

土者，四维之中气也。脾以阴土而含阳气，故脾阳左升则化肝木；胃以阳土而胎阴气，故胃阴右降则化肺金。金降于北，凉气化寒，是谓肾水；木升于南，温气化热，是谓心火。肺肝心肾，四象攸分，实则脾胃之左右升降而变化者也。

脾胃者，四藏之母，母气亏败，四子失养，脉见真藏，则人死焉。故四藏之脉，必以胃气为本。肝脉弦，心脉钩，肺脉毛，肾脉石，脾胃脉缓。其弦钩毛石而缓者，是四藏之有胃气也。其弦钩毛石而不缓者，是谓真藏脉。真藏脉见，胃气败竭，必死不救也。

《玉机真藏论》：脾脉者，土也，孤藏以灌四旁者也。《平人气象论》：平人之常气禀于胃，胃者，平人之常气也。人无胃气曰逆，逆者死。人以水谷为本，故人绝水谷则死，脉无胃气亦死。所谓无胃气者，但得真藏脉，不得胃气也。

【译文】

土者，与东南西北四方相对而言，它是中央之气。脾以阴土而含阳气，故脾阳左升则化肝木；胃以阳土而含阴气，故胃阴右降则化肺金。金降于北，凉气化寒，是谓肾水；木升于南，温气化热，是谓心火。肺肝心肾，四象所分，其实是脾胃之左升右降之变化使其如此。

脾胃者，四脏之母。若母气亏败，则四子失养。脉见真脏，人就会死掉。故四脏之脉，必以胃气为本。肝脉弦，心脉钩，肺脉毛，肾脉石，脾胃脉缓。其弦、钩、毛、石而缓者，是四脏之有胃气的脉象。其弦、钩、毛、石而不缓者，是谓真脏脉。若真脏脉出现，说明胃气衰败乏竭，必死不救也。

《玉机真脏论》：脾脉者，土也，孤脏以灌四旁者也。《平人气象论》：平人之常气禀于胃，胃者，平人之常气也。人无胃气曰逆，逆者死。人以水谷为本，故人绝水谷则死，脉无胃气亦死。所谓无胃气者，就是只表现为真脏之脉，而见不到和缓的胃气也。

【原文】

所谓真藏脉者，真肝脉至，中外急，如循刀刃责责然，如按琴瑟弦，色青白不泽，毛折，乃死。真心脉至，坚而搏，如循薏苡子累累然，色赤黑不泽，毛折，乃死。真脾脉至，弱而乍数乍疏，色黄青不泽，毛折，乃死。真肺脉至，大而虚，如以毛羽中人肤，色白赤不泽，毛折，乃死。真肾脉至，搏而绝，如指弹石辟辟然，色黑黄不泽，毛折，乃死。诸真藏脉见者，皆死不治也。

五藏者，皆禀气于胃，胃者，五藏之本也。藏气者，不能自致于手太阴，必因于胃气，乃至于手太阴也。故五藏各以其时，自胃而至于手太阴。邪气胜者，精气衰也，病甚者，胃气不能与之俱至于手太阴，故真藏之气独见，独见者，病胜藏也，故曰死。

盖土位乎中，一身之元气也。土生于火而火死于水，故仲景垂训，以少阴负趺阳为顺。少阴水胜，则火灭而土败也。自医法失传，后世庸愚，乃滋阴泻阳，补水灭火，以败胃气。以此毒天下，而民从之，良可哀也。

【译文】

所谓真脏脉者，真肝脉至，其特点是浮取、沉取都显示为急劲之象，就像以手循摸刀刃的感觉，责责然的样子，也像以手按在琴瑟弦上的感觉那样，面色青白，不润泽，毛发折断，以至于死亡。真心脉至，其特点是有坚硬而搏击手指的感觉，就像以手循摸薏苡子的感觉，累累然的样子，面色赤黑，不润泽，毛发折断，以至于死亡。真脾脉至，弱而忽快忽慢，面色黄青不润泽，毛发折断，以至于死亡。真肺脉至，大而虚，就像以毛羽接触人的皮肤，面色白赤不润泽，毛发折断，以至于死亡。真肾脉至，其脉象特点是搏击手指又显得短促，就像以手指弹击石块的感觉，辟辟然的样子，面色黑黄而不润泽，毛发折断，以至于死亡。以上诸真脏脉出现的话，皆死不治也。

五脏者，皆禀气于胃，胃者，五脏之本也。脏气者，不能自致于手太阴，必须要凭借着胃气的资助，才可以至于手太阴也。故五脏各以其运行的时辰，自胃而至于手太阴。邪气胜者，精气衰也。如果病得很严重，就说明胃气不能与脏气俱至于手太阴，故真脏之气独见。独见者，是病之邪气胜过了脏之正气也，故曰死。

因为土位于中央，是一身之气的本原。土生于火而火死于水，故仲景垂训，以少阴肾水负于趺阳胃土为顺。如果少阴水胜，则火灭而土败也。自医法失传，后世庸愚之医，乃以滋阴泻阳，补水灭火的方法，以致胃气衰败。以此毒害天下，而民众却顺从这样的治法，确实可悲呀。

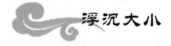

浮沉大小

【原文】

五藏之脉，心肺俱浮，肾肝俱沉，脾胃居沉浮之间。阳浮而阴沉，其性然也。

然阳主降而阴主升，阳体虽浮而内含降意，则浮中带沉；阴体虽沉而内含升意，则沉中带浮。沉而微浮，则阴不下走；浮而微沉，则阳不上飞。若使寸脉但浮而不沉，则阳气上逆而不交于阴；尺脉但沉而不浮，则阴气下陷而不交于阳。水火分离，下寒上热，诸病生矣。

升降阴阳之权，全在乎中。中者，土也。己土升，则乙木上达而化清阳；戊土降，则辛金下行而化浊阴。阴阳交济，是以寸不但浮，而尺不但沉。

土之所以升降失职者，木刑之也。木生于水而长于土，土气冲和，则肝随脾升，胆随胃降，木荣而不郁。土弱而不能达木，则木气郁塞，肝病下陷而胆病上逆。木邪横侵，土被其贼，脾不能升而胃不能降，于是两关之脉大。左关之大者，肝脾之郁而不升也；右关之大者，胆胃之郁而不降也。胆木化气于相火，胆木右降，则相火下蛰而不上炎，胆木逆升，相火上炎而刑金，肺金被克，清气郁蒸，而生上热，于是右寸之脉亦大。肝木主升，肝木不升，生意抑遏而生下热，于是左尺之脉亦大。右寸之大者，肺金之上逆也。左尺之大者，肝木之下陷也。

【译文】

五脏之脉，心脉、肺脉都显示浮象，肾脉、肝脉都显示沉象，脾胃脉居于沉浮之间。阳浮而阴沉，其性如此。

但是阳主降而阴主升，所以阳体虽浮而内含降意，则浮中带沉；阴体虽沉而内含升意，则沉中带浮。沉而微浮，则阴不下趋；浮而微沉，则阳不上浮。假使寸脉只浮而不沉，则阳气上逆而不交于阴；尺脉只沉而不浮，则阴气下陷而不交于阳。水火分离，下寒上热，各种疾病就产生了。

升降阴阳之权，全在乎中。中者，土也。己土升，则乙木上达而化清阳；戊土降，则辛金下行而化浊阴。阴阳交济，因此寸脉不只是浮，而尺脉不只是沉。

土之所以升降失职者，是因为受到木的克伐。木生于水而长于土，若土气冲和畅达，则肝随脾升，胆随胃降，木荣而不郁。若土弱而不能达木，则木气郁塞，肝病下陷而胆病上逆。若木邪横侵，土被其伤害，则脾不能升而胃不能降，于是两关之脉大。左关之脉大者，肝脾之郁而不升也；右关之脉大者，胆胃之郁而不降也。胆木化气于相火，若胆木右降，则相火下蛰而不上炎，若胆木逆升，则相火上炎而刑金。肺金被克，清气郁蒸，而生上热，于是右寸之脉亦大。肝木主升，若肝木不升，生升之意被抑遏而生下热，于是左尺之脉亦大。右寸之大者，肺金之上逆也。左尺之大者，肝木之下陷也。

【原文】

胃主降浊，胃逆则浊气上填，仓廪不纳，恶心呕吐之病生焉。脾主升清，脾陷则清气下郁，水谷不消，胀满泄利之病生焉。肺藏气而性降，肝藏血而性升，金逆则气不清降而上郁，木陷则血不温升而下脱。肺主收敛，

79

肝主疏泄，血升而不至于流溢者，赖肺气之收敛也；气降而不至于固结者，赖肝血之疏泄也。木陷则血脱于下，而肺金失敛则血上溢；金逆则气郁于上，而肝木不升则气下结。

推之，凡惊悸、吐衄、盗汗、遗精之病，皆金气不能降敛。淋癃、泄利、嗳腐、吞酸之病，皆木气不能生发。

金逆而莫收敛，则君火失根而左寸亦大；木陷而行^①疏泄，则相火下拔而右尺亦大。

大者，有余之象也。于其有余之中，得其不足之意，则脉之妙解而医之至数也。《经》所谓大则病进者，别有玄机，非后世医书阳盛阴虚之说也。

【注释】

①行：离开；失去。

【译文】

胃主降浊，胃逆则浊气上填，仓廪不能受纳，恶心、呕吐之病就会产生。脾主升清，脾陷则清气下郁，水谷不能消化，胀满、泄利之病就会产生。肺藏气而性降，肝藏血而性升，肺金逆则气不清降而上郁，肝木陷则血不温升而下脱。肺主收敛，肝主疏泄，血升而不至于流溢者，赖肺气之收敛也；气降而不至于固结者，赖肝血之疏泄也。如果木陷则血脱于下，而肺金失敛则血上溢；金逆则气郁于上，而肝木不升则气下结。

以此理类推，凡惊悸、吐衄、盗汗、遗精之病，皆金气不能降敛所致。凡淋癃、泄利、嗳腐、吞酸之病，皆木气不能生发所致。

金逆而不能收敛，则君火失根而左寸亦大；木陷而失去疏泄的职能，则相火下拔而右尺亦大。

大者，有余之象也。若能在其有余之中，体会出其不足之意，那就是对脉象的微妙理解，也是医生诊脉的最高法数。《内经》所谓"大则病进"者，别有玄机，不是后世医书阳盛阴虚的说法所能解释的。

二十四脉

浮沉

【原文】

浮沉者，阴阳之性也。《难经》：呼出心与肺，吸入肾与肝，呼吸之间，脾受谷味也，其脉在中。阳性浮而阴性沉，呼出为阳，心肺之气也；吸入为阴，肾肝之气也。

心肺之脉俱浮，浮而散大者，心也，浮而短涩者，肺也。肾肝之脉俱沉，沉而濡实者，肾也，沉而牢长者，肝也。脾居阴阳之中，其气在呼吸之交，其脉在浮沉之半，其位曰关。关者，阴阳之关门，阴自此升而为寸，阳自此降而为尺，阖辟之权，于是在焉，故曰关也。

阳盛则寸浮，阴盛则尺沉，阴盛于里，阳盛于表。仲景脉法：浮为在表，沉为在里，一定之法也。然浮沉可以观表里，不可以定阴阳。《三难》：关以前者，阳之动也，脉当见九分而浮，过者法曰太过，减者法曰不及。遂上鱼为溢，此阴乘之脉也。关以后者，阴之动也，脉当见一寸而沉，过者法曰太过，减者法曰不及。遂入尺为覆，此阳乘之脉也。阳乘阴位，则清气不升，故下覆于尺；阴乘阳位，则浊气不降，故上溢于鱼。溢者，浮之太过而曰阴乘；覆者，沉之太过而曰阳乘。是则浮不可以为阳，而沉不可以为阴，浮沉之中，有虚实焉。浮之损小，沉之实大，是阳虚于表而实于里也；沉之损小，浮之实大，是阳虚于里而实于表也。浮大昼加，沉细夜加，浮大昼死，沉细夜死。诊者当于浮沉之中参以虚实也。

【译文】

浮沉者，阴阳之性也。

《难经》：呼出心与肺，吸入肾与肝，呼吸之间，脾受谷味也，其脉在中。

阳性浮而阴性沉，呼出为阳，心、肺之气也；吸入为阴，肾、肝之气也。

心、肺之脉俱浮，浮而散大者，心也，浮而短涩者，肺也。肾、肝之脉俱沉，沉而濡实者，肾也，沉而牢长者，肝也。脾居阴阳之中，其气在呼吸之交接转换之时，其脉在浮沉之半，其位曰关。关者，阴阳之关卡门户，阴自此升而为寸，阳自此降而为尺，开合之权，存在于此，故曰关也。

阳盛则寸浮，阴盛则尺沉，阴盛于里，阳盛于表。仲景脉法：浮为在表，沉为在里，一定之法也。然而浮沉可以观表里，不可以定阴阳。

《难经·三难》：关以前者，阳之动也，脉当见九分而浮，过者法曰太过，减者法曰不及。遂上鱼为溢，此阴乘之脉也。关以后者，阴之动也，脉当见一寸而沉，过者法曰太过，减者法曰不及。遂入尺为覆，此阳乘之脉也。

阳乘阴位，则清气不升，故下覆于尺；阴乘阳位，则浊气不降，故上溢于鱼。溢者，浮之太过而曰阴乘；覆者，沉之太过而曰阳乘。是则浮不可以为阳，而沉不可以为阴，浮沉之中，有虚实焉。浮之减小，沉之实大，是阳虚于表而实于里也；沉之减小，浮之实大，是阳虚于里而实于表也。浮大之脉者白昼病情加重，沉细之脉者夜晚病情加重。如果推断危重病人的死亡时间，浮大者白昼死，沉细者夜晚死。诊脉者当于浮沉之中参考其虚实也。

迟数

【原文】

迟数者，阴阳之气也。《九难》：数者，府也。迟者，藏也。数则为热，迟则为寒。经脉之动，应乎漏刻，一呼再动，一吸再动，呼吸定息，而脉五动，气之常也。过则为数，减则为迟。藏阴而府阳，数则阳盛而为府，迟则阴盛而为藏，阳盛则热，阴盛则寒。数之极，则为至，迟之极，则为损。一定之法也。

然迟不尽寒，而数不尽热。脉法：趺阳脉迟而缓，胃气如经也。寸口脉缓而迟，缓则阳气长，迟则阴气盛，阴阳相抱，营卫俱行，刚柔相得，名曰强也。是迟缓者，趺阳寸口之常脉，未可以为寒也。曰：病人脉数，数为热，当消谷引食，而反吐者，以发其汗，令阳气微，膈气虚，脉乃数也。数为客热，不能消谷，胃中虚冷故也。是数者，阳明之阳虚，未可以为热也。

凡脉或迟或数，乖戾失度则死。《十四难》：一呼再至曰平，三至曰离经，四至曰夺精，五至曰死，六至曰命绝，此至之脉也。一呼一至曰离经，二呼一至曰夺精，三呼一至曰死，四呼一至曰命绝，此损之脉也。人之将死，脉迟者少，脉数者多。阳气绝根，浮空欲脱，故脉见疾数。大概一息七八至以上，便不可救。虚劳之家，最忌此脉。若数加常人一倍，一息十至以上，则死期迫矣。

　　【译文】

　　迟数者，阴阳之气也。

　　《难经·九难》：数者，腑也。迟者，脏也。数则为热，迟则为寒。

　　经脉的搏动，对应于计时的漏刻，一呼二动，一吸二动，呼吸定息，而脉搏跳动五次，是经脉之气运行的常规。超过这个次数为数，少于这个次数为迟。脏阴而腑阳，数则阳盛而为腑，迟则阴盛而为脏，阳盛则热，阴盛则寒。数之极，则为至，迟之极，则为损。一定之法也。

　　然而迟脉并不都是寒证，数脉并不都是热证。脉法："跌阳脉迟而缓，胃气如经也。""寸口脉缓而迟，缓则阳气长，迟则阴气盛，阴阳相抱，营卫俱行，刚柔相得，名曰强也。"是迟缓者，跌阳寸口之常脉，未可以为寒也。

　　曰："病人脉数，数为热，当消谷、多食，而反吐者，以发其汗，令阳气微，膈气虚，脉乃数也。数为客热，不能消谷，胃中虚冷故也。"此数者，是阳明胃之阳虚，未可以为热也。

　　凡脉或迟或数，错乱反常而失度则死。《难经·十四难》：一呼再至曰平，三至曰离经，四至曰夺精，五至曰死，六至曰命绝，此至之脉也。一呼一至曰离经，二呼一至曰夺精，三呼一至曰死，四呼一至曰命绝，此损之脉也。

　　人之将死，脉迟者少，脉数者多。阳气绝根，浮空欲脱，故脉见疾数。大概一息七八至以上，便不可救。虚劳之家，最忌此脉。若数脉大于常人一倍，一息十至以上，则死期临近矣。

滑涩

【原文】

滑涩者，阴阳之体也。滑则血盛而气虚，涩则血虚而气盛。肝藏血而肺藏气，故肝脉滑而肺脉涩。肺性收敛，肝性生发，收敛则涩，生发则滑。金自上敛，木自下发，是以肺脉浮涩而肝脉沉滑。敛则气聚，发则气散，是以肺脉涩短而肝脉滑长。气，阳也，而含阴；血，阴也，而抱阳，故滑为阳而涩为阴。脉法：大、浮、数、动、滑，此名阳也；沉、涩、弱、弦、微，此名阴也。以金水之性收藏，木火之性生长，收则浮涩而生则沉滑，长则浮滑而藏则沉涩。

滑者，生长之意，涩者，收藏之象，而俱非平气。脉法：脉有弦、紧、浮、滑、沉、涩，名曰残贼。以其气血之偏，涩则气盛而血病，滑则血盛而气伤也。寸应滑而尺应涩，肺脉之涩者，尺之始基；肝脉之滑者，寸之初气。尺应涩而变滑，则精遗而不藏；寸应滑而变涩，则气痞而不通。寸过于滑，则肺金不敛而痰嗽生；尺过于涩，则肝木不升而淋痢作。是以滑涩之脉，均为病气也。

【译文】

滑涩者，阴阳之体也。滑则血盛而气虚，涩则血虚而气盛。肝藏血而肺藏气，故肝脉滑而肺脉涩。肺性收敛，肝性生发，收敛则涩，生发则滑。金自上敛，木自下发，所以肺脉浮涩而肝脉沉滑。敛则气聚，发则气散，所以肺脉涩短而肝脉滑长。气，阳也，而含阴；血，阴也，而抱阳，故滑为阳而涩为阴。

脉法：大、浮、数、动、滑，此名阳也；沉、涩、弱、弦、微，此名阴也。因为金、水之性主收、主藏，木、火之性主生、主长，收则浮涩而生则沉滑，长则浮滑而藏则沉涩。

滑者，生长之意，涩者，收藏之象，而都不是正常脉象。脉法：脉有弦、紧、浮、滑、沉、涩，名曰残贼。这是因为其气血之偏所致，涩则气盛而血病，滑则血盛而气伤也。寸应滑而尺应涩，肺脉之涩者，尺之始基；肝脉之滑者，寸之初气。尺脉应涩，如果变滑，则精遗而不藏；寸脉应滑，如果变涩，则气痞而不通。寸过于滑，则肺金不敛而痰嗽生；尺过于涩，则肝木不升而淋痢作。所以滑涩之脉，均为病气。

大小

【原文】

大小者，阴阳之象也。阳盛则脉大，阴盛则脉小，大为阳而小为阴。寸大而尺小者，气之常也。寸过于大则上热，尺过于小则下寒。

然有大不可以为阳盛，而小不可以为阴盛者。脉法：脉弦而大，弦则为减，大则为芤，减则为寒，芤则为虚，寒虚相抟，此名为革，妇人则半产漏下，男子则亡血失精。盖阳衰土湿，水火不交，火炎而金烁，则关寸浮大；水寒而木郁，则关尺浮大。肺金失其收敛，肝木行其疏泄，此亡血失精，半产漏下之原。庸工以为阴虚，投以滋润，土败则命殒。是大不可以为阳盛也。伤寒三日，脉浮数而微，病人身凉和者，此为欲解也。盖邪退而正复则脉微，是小不可以为阴盛也。

凡木火泄露则脉大，金水敛藏则脉小。阳泄则上热而下寒，阳藏则上清而下温。劳伤虚损之脉，最忌浮大。阳根下断，浮大无归，则人死矣。故大则病进，小则病退。小脉未可以扶阳，大脉未可以助阴，当因委而见源，穷其大小所由来也。

【译文】

大小者，阴阳之象也。阳盛则脉大，阴盛则脉小，大为阳而小为阴。寸大而尺小者，气之常也。寸过于大则上热，尺过于小则下寒。

但是也有脉大不可以认为阳盛，脉小不可以认为阴盛者。脉法：脉弦而大，弦则为减，大则为芤，减则为寒，芤则为虚，寒虚相抟，此名为革，妇人则半产漏下，男子则亡血失精。因为阳衰土湿，水火不交，火炎而金烁，则关寸浮大；水寒而木郁，则关尺浮大。肺金失其收敛，肝木行其疏泄，此是亡血失精，半产漏下的根源。庸工以为阴虚，投以滋润之药，导致脾土衰败而死亡。这是大脉不可以认为是阳盛的例证。

伤寒三日，脉浮数而微，病人身凉，和者，此为欲解也。因为邪气衰退而正气恢复所以脉微，这是小脉不可以认为是阴盛的例证。

凡是木、火泄露则脉大，金、水敛藏则脉小。阳泄则上热而下寒，阳藏则上清而下温。劳伤虚损之脉，最忌浮大。阳根下断，浮大无归，则人死矣。故大则病进，小则病退。小脉不一定就要扶阳，大脉不一定就要助阴，应当循其标而探其本，深究其大小之所以形成的原因。

长短

【原文】

长短者，阴阳之形也。长为阳而短为阴。阳升于木火，故肝脉沉滑而长，心脉浮滑而长；阴降于金水，故肺脉浮涩而短，肾脉沉涩而短也。人莫不病发于阴进，而病愈于阳长，阴进则脉短，阳长则脉长，故长则气治，而短则气病。

然不宜过长，过长则木旺而金衰矣。木者，中气之贼，百病之长。以木性发达，而百病之起，多因于木气之不达，生意盘郁，而克脾胃，是以气愈郁而脉愈长。木郁则协水以贼土，合火而刑金，故但显肝脉之长，而不形肺脉之短。金虽克木，而凡人之病，则金能克木者少，而木能侮金者多也。盖木气之所以能达者，水土温而根本暖也。水寒土湿，生意不遂，则木愈郁而气愈盛，所以肝病则脉长也。

【译文】

长短者，阴阳之形也。长为阳而短为阴。阳升于木、火，故肝脉沉滑而长，心脉浮滑而长；阴降于金、水，故肺脉浮涩而短，肾脉沉涩而短也。人莫不病发于阴进，而病愈于阳长，阴进则脉短，阳长则脉长，故长则气治而身体平安，而短则气病。

然而不宜过长，过长则木旺而金衰矣。木者，脾胃中气之贼，百病之首。因为木性升发条达，而百病之起，多因于木气之不达，生机盘滞郁结，而克脾胃，所以气愈郁而脉愈长。肝木盘滞郁结则协同肾水以贼伤脾土，或者与心火一起而刑伤肺金，故只显示肝脉之长，而不显示肺脉之短。金虽克木，而凡是人之患病，则金能克木者少，而木能侮金者多也。因为木气之所以能达者，缘于水土温而根本暖也。若水寒土湿，生发生长之意不顺，则木愈郁而气愈盛，所以肝病则脉长也。

缓紧

【原文】

缓紧者，阴阳之情也。缓为阳而紧为阴。

缓者，戊土之气也。脉法：趺阳脉迟而缓，胃气如经也。曰：卫气和，名曰缓，营气和，名曰迟。曰：寸口脉缓而迟，缓则阳气长，迟则阴气盛。以土居四象之中，具木火之气而不至于温热，含金水之体而不至于寒凉，雍容和畅，是以缓也。缓则热生。脉法：缓则胃气实，实则谷消而水化也。《灵枢·五癃津液》：中热则胃中消谷，肠胃充廓，故胃缓也。然则伤寒阳明之脉，必实大而兼缓也。

紧者，寒水之气也。脉法：假令亡汗若吐，以肺里寒，故令脉紧也。假令咳者，坐饮冷水，故令脉紧也。假令下利，以胃中虚冷，故令脉紧也。此内寒之紧也。曰：寸口脉浮而紧，浮则为风，紧则为寒，风则伤卫，寒则伤营。此外寒之紧也。以水为冬气，冬时寒盛，冰坚地坼，是以紧也。紧则痛生。曰：营卫俱病，骨节烦疼，当发其汗。是外寒之痛也。曰：趺阳脉紧而浮，浮为风，紧为寒，浮为肠满，紧为腹痛，浮紧相抟，腹鸣而转，转即气动，膈气乃下。是内寒之痛也。

然则伤寒少阴之脉，必微细而兼紧也。盖阳盛则缓，阴盛则紧，缓则生热，紧则生寒。寒愈盛，则愈紧，热愈盛，则愈缓。以阳性发泄而阴性闭藏，发而不藏，所以缓也，藏而不发，所以紧也。

【译文】

缓紧者，阴阳之情也。缓为阳而紧为阴。

缓者，戊土之气也。脉法：趺阳脉迟而缓，胃气如经也。曰：卫气和，名曰缓，营气和，名曰迟。曰：寸口脉缓而迟，缓则阳气长，迟则阴气盛。

因为土居四象之中，具木火之气而不至于温热，含金水之体而不至于寒凉，雍容和畅，所以缓也。

缓则热生。脉法：缓则胃气实，实则谷消而水化也。《灵枢·五癃津液别》：中热则胃中消谷，肠胃充廓，故胃缓也。然而伤寒阳明之脉，必实大而兼缓也。

紧者，寒水之气也。脉法：假令亡汗，若吐，以肺里寒，故令脉紧也。

假令咳者，坐饮冷水，故令脉紧也。假令下利，以胃中虚冷，故令脉紧也。此内寒之紧也。

曰：寸口脉浮而紧，浮则为风，紧则为寒，风则伤卫，寒则伤营。此外寒之紧也。

因为水为冬气，冬时寒盛，冰坚凝，土地被冻裂，所以紧也。

紧则痛生。曰：营卫俱病，骨节烦疼，当发其汗。是外寒之痛也。曰：跌阳脉紧而浮，浮为风，紧为寒，浮为肠满，紧为腹痛，浮紧相抟，腹鸣而转，转即气动，膈气乃下。是内寒之痛也。

然而伤寒少阴之脉，必定是微细而兼紧也。因为阳盛则缓，阴盛则紧，缓则生热，紧则生寒。寒愈盛，则愈紧，热愈盛，则愈缓。因为阳性发泄而阴性闭藏，如果阳性发泄而不藏，所以出现缓脉，如果阴性闭藏而不发泄，所以出现紧脉。

石芤

【原文】

石芤者，阴阳之虚也。阳气不降，则肾脉石，阴气不升，则心脉芤。石则外虚而内实，芤则外实而内虚。

石者，气虚而不蛰也。阳体虚而阴体实，水中无气，凝冱①而沉结，所以石也。《平人气象论》：平人之常气禀于胃，胃者，平人之常气也。人无胃气曰逆，逆者死。冬胃微石曰平，石多胃少曰肾病，但石无胃曰死。平肾脉来，喘喘累累如钩，按之而坚，曰肾平，冬以胃气为本。病肾脉来，如引葛，按之益坚，曰肾病。死肾脉来，发如夺索，辟辟如弹石，曰肾死。盖坎中之阳，生气之原也，阳根下断，阴魄徒存，坚实结硬，生气全无，是以死也。《老子》：柔弱者，生之徒，坚强者，死之徒。此之谓也。

【注释】

①冱（hù）：寒。

【译文】

石芤者，阴阳之虚也。阳气不降，则肾脉石，阴气不升，则心脉芤。石则外虚而内实，芤则外实而内虚。

石者，气虚而不能蛰伏也。阳体虚而阴体实，若水中无阳气，阴寒凝冻而沉结，所以出现石脉。

《素问·平人气象论》：平人之常气禀于胃，胃者，平人之常气也。人无胃气曰逆，逆者死。冬胃微石曰平，石多胃少曰肾病，但石无胃曰死。平肾脉来，喘喘累累如钩，按之而坚，曰肾平，冬以胃气为本。病肾脉来，如引葛，按之益坚，曰肾病。死肾脉来，发如夺索，辟辟如弹石，曰肾死。

因为坎中之阳，为生气之根本。若阳根下断，只存阴魄，则坚实结硬，生气全无，所以死也。老子《道德经》："柔弱软嫩，为生之途径，坚强僵硬，为死之途径。"说的就是这个道理。

【原文】

芤者，血虚而不守也。阴体实而阳体虚，火中无血，消减而浮空，所以芤也。脉法：趺阳脉浮而芤，浮者卫气虚，芤者营气伤。曰：脉弦而大，弦则为减，大则为芤，减则为寒，芤则为虚，寒虚相抟，此名为革，芤减相合，则名曰革。后世芤外又有革脉，非是。妇人则半产漏下，男子则亡血失精。曰：脉浮而紧，按之反芤，此为本虚，故当战而汗出也。盖离中之阴，收气之原也，阴根上断，阳魂徒存，虚飘空洞，收气全无，是以病也。

血，阴也，而生于阳，阳升则化火，故温暖和畅而吐阳魂。阳虚血寒，则凝瘀而亡脱，血脱则火泄而寒增，是以失精亡血而脉芤者，不可助阴而泄阳。盖芤则营阴外脱，而血中之温气亦亡也。

【译文】

芤者，血虚而不能安守也。阴体实而阳体虚，若火中无血，阴体消减而浮空，所以显示出芤的脉象。

脉法：趺阳脉浮而芤，浮者卫气虚，芤者营气伤。曰：脉弦而大，弦则为减，大则为芤，减则为寒，芤则为虚，寒虚相抟，此名为革。

芤脉与弦脉相合、相兼而存在，则名曰革。后世芤脉之外又有革脉，是不对的。妇人则半产漏下，男子则亡血失精。

曰：脉浮而紧，按之反芤，此为本虚，故当战栗而汗出也。因为离中之阴，是为收气之根本，若阴根上断，只存阳魂，则虚飘空洞，收气全无，所以病也。

血，阴也，而生于阳。阳升则化火，故血液得以温和畅通地运行周身，而且阳魂外显，精神旺盛。若阳虚血寒，则阴血凝瘀而亡脱，血脱则火泄而寒更增，所以失精、亡血的病人而出现脉芤者，其治疗不可助阴而泄阳。因为芤脉的出现，说明在营阴外脱的同时，血中之阳气也所剩无几了。

促结

【原文】

促结者，阴阳之盛也。脉法：脉来缓，时一止复来者，名曰结。脉来数，时一止复来者，名曰促。阳盛则促，阴盛则结，此皆病脉。

曰：脉蔼蔼如车盖者，名曰阳结也。脉累累如循长竿者，名曰阴结也。阴阳之性，实则虚而虚则实。实而虚者，清空而无障碍，所以不结；虚而实者，壅满而生阻隔，所以脉结。阳结则蔼蔼郁动，如车盖之升沉；阴结则累累不平，如长竿之劲节。以阳性轻清而阴性重浊，故促结之象异焉。

惊悸之家，脉多促结，以其阴阳之不济也。阳旺于木火，阴盛于金水。阳虚而生惊者，木火下虚，阴气凝涩而不化，是以结也；阴虚而生悸者，金水上虚，阳气郁迫而不通，是以促也。

脉法：其脉浮而数，不能食，身体重，大便反硬，名曰阴结，此脏腑之结也。盖孤阳独阴，燥湿偏盛，寒热不调，其气必结。脏腑经络，本为一气，藏气结则脉气必结，脉气结则藏气必结。

若夫代止之脉，并无郁阻而中断，是营卫之败竭，非促结之谓也。

【译文】

促结者，阴阳之盛也。脉法：脉来缓，时一止复来者，名曰结。脉来数，时一止复来者，名曰促。阳盛则促，阴盛则结，这都是病脉。

曰：脉蔼蔼如车盖者，名曰阳结也。脉累累如循长竿者，名曰阴结也。阴阳之性，实则虚而虚则实。实而虚者，清空而无障碍，所以不结；虚而实者，壅满而生阻隔，所以脉结。阳结则蔼蔼郁动，如车盖之忽升忽降；阴结则累累不平，如长竿之有节而粗细不匀。因为阳性轻清而阴性重浊，所以促结之脉象不同。

惊悸的病人，脉多促结，因为其阴阳之不能相济也。阳旺于木火，阴盛于金水。阳虚而生惊者，是因为木火下虚，阴气凝涩而不化，所以出现结脉；阴虚而生悸者，是因为金水上虚，阳气郁迫而不通，所以出现促脉。

脉法：其脉浮而数，不能食，身体重，大便反硬，名曰阴结，此脏腑之结也。其原因是孤阳或独阴，燥偏盛或湿偏盛，导致寒热不调，则其气必结。脏腑经络，本为一气，脏气结则脉气必结，脉气结则脏气必结。

如果是代止之脉，并无郁阻而中断，而是营卫之衰败枯竭，与促、结之脉不同。

弦牢

【原文】

弦者，如弦之直，弦而有力曰牢。

弦牢者，阴气之旺也。《素问·玉机真藏论》：春脉如弦。《四难》：牢而长者，肝也。

弦牢者，肝家之脉，非病也。然弦劳之中，而有濡弱之象，则肝平，但有弦牢，而无濡弱，则肝病矣。《平人气象论》：平肝脉来，软弱招招，如揭长竿末梢，曰肝平。长竿末梢者，软弱之义也。盖木生于水而长于土，水土温和，则木气发达而荣畅；水土寒湿，则木气枯槁而弦牢。

木之为义，愈郁则愈盛。弦牢者，木盛而土虚也。弦为里湿，支饮之阻卫阳，则木气抑遏而为弦。脉法"支饮急弦"是也。牢为外寒，寒邪之束营阴，则木气郁迫而为牢。脉法"寒则牢坚"是也。

【译文】

弦者，如弓弦一样挺直，若弦而有力则为牢。

弦、牢者，阴气之旺所致。《素问·玉机真脏论》：春脉如弦。《难经·四难》：牢而长者，肝也。

弦、牢者，肝家之脉，非病也。然而弦、牢之中，若有濡、弱之象，则属于肝平之脉；若只有弦、牢，而无濡、弱，则属于肝病之脉。《素问·平人气象论》：平肝脉来，软弱招招，如揭长竿末梢，曰肝平。长竿末梢者，软弱之义也。因为木生于水而长于土，若水土温和，则木气发达而荣畅，其弦、牢之脉有柔软之象；若水土寒湿，则木气枯槁而见没有柔软之象的弦、牢之脉。

木之为义，愈郁则愈盛。弦牢之脉的出现，是木盛而土虚所致。弦为里湿，比如支饮之阻卫阳，则木气抑遏而为弦。脉法"支饮急弦"是也。

牢为外寒，比如寒邪之束营阴，则木气郁迫而为牢。脉法"寒则牢坚"
是也。

【原文】

弦亦为寒。脉法：脉弦而大，弦则为减，大则为芤，减则为寒，芤则
为虚。《金匮》：脉双弦者，寒也。偏弦者，饮也。以水寒不能生木，是以
弦也。弦亦为痛。《伤寒》：阳脉涩，阴脉弦，法当腹中急痛者，先用小建
中汤。以风木而贼土，是以痛也。

脉以胃气为本，木得胃气则和缓，不得胃气则弦牢。《平人气象论》：
平人之常气禀于胃，人无胃气曰逆，逆者死。春胃微弦曰平，弦多胃少曰
肝病，但弦无胃曰死。所谓无胃气者，但得真藏脉，不得胃气也。病肝脉
来，如循长竿，曰肝病。死肝脉来，急益劲，如新张弓弦，曰肝死。新张
弓弦者，弦牢之象，肝家之真藏脉也。

【译文】

弦脉也可因为寒而出现。脉法：脉弦而大，弦则为减，大则为芤，减
则为寒，芤则为虚。《金匮要略》：脉双弦者，寒也。偏弦者，饮也。因为
水寒不能生木，所以弦也。

弦脉也可以见于疼痛的病症。《伤寒论》：阳脉涩，阴脉弦，法当腹中
急痛者，先用小建中汤。因为风木伤害脾土，所以痛也。

脉以胃气为本，木得胃气则和缓，不得胃气则弦牢。《素问·平人气象
论》：平人之常气禀于胃，人无胃气曰逆，逆者死。春胃微弦曰平，弦多胃
少曰肝病，只弦无胃曰死。所谓无胃气者，就是只表现出真脏之脉，而没
有胃气的和缓柔软之象。病肝脉来，如循长竿，曰肝病。死肝脉来，急益
劲，如新张弓弦，曰肝死。新张弓弦的意思，就是没有胃气的和缓柔软之
象而只有弦牢之象，是肝之真脏脉也。

濡弱

【原文】

濡者，如绵之软，软而无力曰弱。

濡弱者，阳气之衰也。《平人气象论》：平肝脉来，软弱招招，如揭长
竿末梢，曰肝平。脉法：肝者，木也，其脉微弦，濡弱而长。肝病自得濡

弱者愈。濡弱者，肝家之脉，非病也。

然软弱之中而有弦牢之意，则肝平，但有濡弱而无弦牢，则肝病矣。《玉机真藏论》：春脉如弦，其气软弱轻虚而滑，端直以长，故曰弦。端直以长者，弦牢之意也。盖木生于水而长于土，木气不达，固赖土气达之，土气不升，亦赖木气升之。冬令蛰藏，水冰地坼，一得春风鼓荡，则闭蛰起而百物生。是木能克土而亦能扶土。以乙木之生意，即己土之阳左旋而上发者也。生意濡弱，则土木之气不能升达，而肝脾俱病。

气化于戊土而藏于肺，血化于己土而藏于肝。《灵枢·决气》：脾藏营，肝藏血。肝脾者，营血之原也。濡弱则营血虚衰。脉法：诸濡亡血，诸弱发热，血亡则热发也。伤寒脉濡而弱，不可汗下，以其血虚而阳败也。

弦牢者，木气之太过，濡弱者，木气之不及。太过则侮人，不及则人侮，均能为病也。

【译文】

濡者，如绵之软，软而无力曰弱。

濡弱者，阳气之衰也。《素问·平人气象论》：平肝脉来，软弱招招，如揭长竿末梢，曰肝平。脉法：肝者，木也，其脉微弦，濡弱而长。肝病自得濡弱者愈。濡弱者，肝脏之脉，非病脉也。

然而软弱之中而有弦牢之意，则属于肝脏之平脉，若只有濡弱而无弦牢，则属于肝脏之病脉。《素问·玉机真脏论》：春脉如弦，其气软弱轻虚而滑，端直以长，故曰弦。端直以长者，弦牢之意也。因为木生于水而长于土，若木气不达，固然需依赖土气以达之，而土气不升，亦需依赖木气以升之。冬令蛰藏，水结为冰，地面冻裂，一得春风鼓荡，则闭蛰解除而百物滋生。说明木能克土而亦能扶土。这是因为乙木之升生意向，就是缘于己土之阳左旋而上升所产生。如果升生之意向濡弱，则土木之气不能升达，而肝脾俱病。

气化生于戊土而藏于肺，血化生于己土而藏于肝。《灵枢·决气》：脾藏营，肝藏血。肝脾者，营血之本原也。若见濡弱之脉则营血虚衰。脉法：诸濡亡血，诸弱发热。血亡则热发也。伤寒脉濡而弱，不可汗下，就是因为营血虚弱而阳气衰败的原因。

弦牢之脉，是木气之太过，濡弱之脉，是木气之不及。太过则侮人，不及则人侮，均能为病也。

散伏

【原文】

散伏者，阴阳之阖辟也。气辟而不阖，则脉散，气阖而不辟，则脉伏。

散者，气泄而不藏也。阴性聚而阳性散，阳降于尺而化浊阴，则脉沉聚；阴升于寸而化清阳，则脉浮散。而聚散之权，则在于关。关者，阴阳之关锁。其散而不至于飞扬者，有关以阖之，故散而能聚。散而不聚，则心病矣。脉法：伤寒咳逆上气，其脉散者死，谓①其形损故也。脉散者，病家之大忌。散脉一形，则气血之脱亡在近，精神之飞走不远。散见于寸，犹可挽也，散见于尺，无可医矣。

伏者，气郁而不发也。阳性起而阴性伏，阴升于寸而化清阳，则脉浮起；阳降于尺而化浊阴，则脉沉伏。而起伏之权，则在于关。关者，阴阳之关锁。其伏而不至于闭结者，有关以辟之，故伏而能起。伏而不起，则肾病矣。凡积聚癥瘕，停痰宿水之疾，脉必伏结。《十八难》：伏者，脉行筋下也。浮者，脉在肉上行也。故脉浮结者，外有痼疾；脉伏结者，内有积聚。《金匮》：脉来细而附骨者，乃积也。寸口，积在胸中。微出寸口，积在喉中。关上，积在脐旁。上关上，积在心下。微下关，积在少腹。尺中，积在气冲。脉出左，积在左。脉出右，积在右。脉两出，积在中央。非但积聚如是，凡一经将病，则一气先伏。肝病者木郁，心病者火郁，肾病者水郁，肺病者金郁，脾病者土郁，郁则脉伏。庚桑子：人郁则为病。至理妙言！诊一气之欲伏，则知一经之将病。脉法：伏气之病，以意候之，此之谓也。

【注释】

①谓："为"之通假字。

【译文】

散伏者，阴阳之开合也。气开而不阖，则脉散，气阖而不开，则脉伏。

散脉的出现，是气泄而不藏所致。阴性聚而阳性散，如果阳降到达尺部而化浊阴，则脉沉聚；如果阴升到达寸部而化清阳，则脉浮散。而聚散之权，则在于关部。关者，阴阳之关锁。其所以散而又不至于飞扬者，就是有关的约束以阖之，故虽散而能聚。若散而不聚，则心脏就要患病。脉法：伤寒咳逆上气，其脉散者死，是因为其形损的缘故。散脉的出现是病家之大忌。散脉一出现，则气血之脱亡迫近，精神之飞走不远。散脉见于寸部，还可以挽回，若见于尺部，就成为不治之症了。

伏脉的出现，是气郁而不能宣发所致。阳性升起而阴性降伏，如果阴升到达寸部而化清阳，则脉浮起；如果阳降到达尺部而化浊阴，则脉沉伏。而升起沉伏之权，则在于关部。关者，阴阳之关锁。其所以伏而又不至于闭结者，就是有关的开启，故虽伏而能起。若伏而不起，则肾脏就要患病。凡积聚、癥瘕、停痰、宿水之病，脉必伏结。《难经·十八难》：伏者，脉行筋下也。浮者，脉在肉上行也。故脉浮而结者，外有痼疾；脉伏而结者，内有积聚。《金匮要略》：脉来细而附着于骨者，乃积也。在寸口，积在胸中。微出寸口，积在喉中。在关上，积在脐旁。上关上，积在心下。微下关，积在少腹。在尺中，积在气冲。脉出左，积在左。脉出右，积在右。脉两出，积在中央。不只是积聚如此，凡是一经将要患病，则一气先伏。肝病者木郁，心病者火郁，肾病者水郁，肺病者金郁，脾病者土郁，郁则脉伏。庚桑子曰：人郁则为病。是至理妙言！诊得一气之欲伏，则知一经之将病。脉法：伏气之病，用心去诊测，此之谓也。

动代

【原文】

动代者，阴阳之起止也。气欲发而不能，则为动，气中歇而不属，则为代。

动者，郁勃①而不息也。脉法：阴阳相搏，名曰动。阳动则汗出，阴动则发热。若数脉见于关上，上下无头尾，如豆大，厥厥动摇者，名曰动也。关者，中气之变现，阴阳之枢机，阳自此降而为阴，阴自此升而为阳。阴升于寸，则遂其上浮之性，不至为动；阳降于尺，则遂其下沉之性，不至为动。惟阴欲升，脾土虚而不能升，阳欲降，胃土弱而不能降，则二气郁于关上，而见动形。阴阳郁勃，不能升降，是以动而不止也。郁勃之久，不无胜负。阳胜而动于关上，则内泄营阴而汗出；阴胜而动于关下，则外闭卫阳而发热。热发则汗不出，汗出则热不发。汗出而热发，阴阳之胜负乃分。方其动时，阴阳郁荡，未知将来之孰胜而孰负也。动见于土位，木气盘塞而莫达，甲木不降，乃悬虚而为惊；乙木不升，乃冲击而为痛。甲乙横逆，而贼戊己，则土气败矣。

【注释】

①郁勃：蕴蓄力量，将要发作而又未能发作时的状态。

【译文】

动代者，阴阳之起止也。气欲发出而不能，则为动，气中间间歇而不连续，则为代。

动者，郁勃而不止息也。脉法：阴阳相搏，名曰动。阳动则汗出，阴动则发热。若数脉见于关上，上下无头尾，如豆大，厥厥动摇者，名曰动也。关者，中气之转变显现的部位，阴阳之枢机，阳自此降而为阴，阴自此升而为阳。阴升于寸，则遂其上浮之性，不至为动；阳降于尺，则遂其下沉之性，不至为动。只有在阴欲升，又因为脾土虚而不能升，阳欲降，又因为胃土弱而不能降的时候，则二气郁于关上，而见动的形象。阴阳郁勃，不能升降，所以动而不止也。郁勃之久，不会没有胜负。阳胜而动在关上，则内泄营阴而汗出；阴胜而动在关下，则外闭卫阳而发热。热发则汗不出，汗出则热不发。汗出而热发，阴阳之胜负乃分。正在其动时，阴阳郁荡，未知将来之孰胜而孰负也。如果动见于土位，木气盘塞而不能条达，甲木不降，则气虚浮而为惊；乙木不升，则气冲击而为痛。甲乙横逆，而贼伤戊己，则土气衰败。

【原文】

代者，断续而不联也。《灵枢·根结》：一日一夜五十营，以营五藏之精，不应数者，名曰狂生。五十动而不一代者，五藏皆受气。四十动一代者，一藏无气。三十动一代者，二藏无气。二十动一代者，三藏无气。十动一代者，四藏无气。不满十动一代者，五藏无气，与之短期。与之短期者，乍疏乍数也。乍疏乍数者，断续之象也。

盖呼吸者，气之所以升降也。心肺主呼，肾肝主吸，脾居呼吸之间。呼则气升于心肺，吸则气降于肾肝。呼吸定息，经脉五动，故十息之间，五十动内，即可以候五藏之气。一藏无气，则脉必代矣。

《十一难》：脉不满五十动而一止，一藏无气者，何藏也？吸者随阴入，呼者因阳出，今吸不能至肾，至肝而还，故知一藏无气者，肾气先尽也。由肾而肝，由肝而脾，由脾而心，由心而肺，可类推矣。代脉一见，死期在近，不可治也。代为死脉，与脾脉代之代不同。脾脉代者，脾不主时，随四时而更代也。此为病脉。

【译文】

代者，断续而不关联也。《灵枢·根结》：一日一夜五十营，以营五脏之精，不应数者，名曰狂生。五十动而不一代者，五脏皆受气。四十动一代者，一脏无气。三十动一代者，二脏无气。二十动一代者，三脏无气。十动一代者，四脏无气。不满十动一代者，五脏无气，预示着死期将至。死期将至的脉象乍疏乍数。乍疏乍数者，是忽慢忽快、断断续续的脉象。

因为呼吸者，是气之所以能够升降的动力。心肺主呼，肾肝主吸，脾居呼吸之间。呼则气升于心肺，吸则气降于肾肝。一个呼吸周期脉搏跳动五次，所以十个呼吸周期之间，脉搏跳动五十次的范围内，即可以诊候五脏之气。一脏无气，则脉必代矣。

《难经·十一难》：脉不满五十动而一止，一脏无气者，何脏也？吸者随阴入，呼者因阳出，今吸不能至肾，至肝而还，故知一脏无气者，肾气先尽也。由肾而肝，由肝而脾，由脾而心，由心而肺，可类推矣。代脉一见，死期在近，不可治也。代为死脉，与脾脉代之代不同。脾脉代的原因，是因为脾不主时，随四时而更代也。此为病脉。

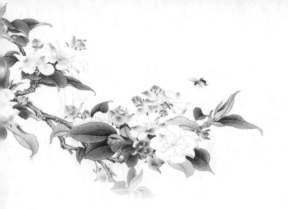

卷四·劳伤解

【原文】

人不能有生而无死，而死多不尽其年。外有伐性之斧①，内有腐肠之药，重以万念纷驰，百感忧劳，往往未壮而衰，未老而病。顾保炼不谨，既失之东隅，而医药无差，冀挽之桑榆。

古圣不作，医法中乖，贵阴贱阳，反经背道，轻则饮药而病加，重乃逢医而人废。金将军且将玉碎，石学士未必瓦全。叹竖子②之侵陵，痛鬼伯之催促，书穷烛灭，百慨俱集，作《劳伤解》。

【注释】

①伐性之斧：喻指损伤性命的各种事因。

②竖子：代指病魔、病邪。典出《左传·成公十年》。

【译文】

人不能有生而无死，只是其死亡的时间大多较早，而不能尽享其天年。外因有戕伐性命的各种有害于人体的因素，内因有伤害肠胃的药物，再加上太多的欲念纷至沓来，各种情感的劳伤，往往使人们未壮而衰，未老而病。然而像太阳东升似地青壮年时期既然因为养护身体不谨慎而有所失误，如果医药治疗不出差错，到晚年就还有希望挽回以前的失误而保有一个健康的身体。

古代医圣不再出现，医学的法理就在中途出现了错乱，有些医生重视滋阴而轻视扶阳，反经背道，轻则服药之后病情加重，重者以至于致病人于死地，即使像金石一样坚固健壮的身躯也未必能够保全。哀叹重病对人体的侵犯伤害，痛心于阎王的催命、夺命，夜深烛尽，书已读完，百感交集，作《劳伤解》。

中气

【原文】

脾为己土，以太阴而主升；胃为戊土，以阳明而主降。升降之权，则在阴阳之交，是谓中气。胃主受盛，脾主消化，中气旺则胃降而善纳，脾升而善磨，水谷腐熟，精气滋生，所以无病。脾升则肾肝亦升，故水木不郁；胃降则心肺亦降，故金火不滞。火降则水不下寒，水升则火不上热。平人下温而上清者，以中气之善运也。

中气衰则升降窒，肾水下寒而精病，心火上炎而神病，肝木左郁而血病，肺金右滞而气病。神病则惊怯而不宁，精病则遗泄而不秘，血病则凝瘀而不流，气病则痞塞而不宣。四维之病，悉因于中气。中气者，和济水火之机，升降金木之轴，道家谓之黄婆。婴儿姹女①之交，非媒不得，其义精矣。医书不解，滋阴泻火，伐削中气，故病不皆死，而药不一生。盖足太阴脾以湿土主令，足阳明胃从燥金化气，是以阳明之燥，不敌太阴之湿。及其病也，胃阳衰而脾阴旺，十人之中，湿居八九而不止也。

胃主降浊，脾主升清，湿则中气不运，升降反作，清阳下陷，浊阴上逆，人之衰老病死，莫不由此。以故医家之药，首在中气。中气在二土之交，土生于火而火死于水，火盛则土燥，水盛则土湿。泻水补火，扶阳抑阴，使中气轮转，清浊复位，却病延年之法，莫妙于此矣。

黄芽汤

人参三钱　甘草二钱，炙　茯苓二钱　干姜二钱

煎大半杯，温服。

中气之治，崇阳补火，则宜参、姜，培土泻水，则宜甘、苓。其有心火上炎，慌悸烦乱，则加黄连、白芍以清心。肾水下寒，遗泄滑溏，则加附子、川椒以温肾。肝血左郁，凝涩不行，则加桂枝、丹皮以舒肝。肺气右滞，痞闷不通，则加陈皮、杏仁以理肺。

四维之病，另有专方，此四维之根本也。

【注释】

①婴儿、姹女：道教内丹术语。代指阴阳、水火、心肾。

【译文】

脾为己土，属太阴而主升；胃为戊土，属阳明而主降。升降之权，则在于阴阳之相交，是谓中气。胃主受纳，脾主消化，中气旺则胃降而善于受纳，脾升而善于消磨运化，而水谷得以腐熟，精气得以滋生，所以无病。脾升则肾肝亦升，故水木不郁；胃降则心肺亦降，故金火不滞。火降则在下之肾水不至于寒凝，水升则在上之心火不至于炎热。正常人之所以下焦温暖而上焦不热者，就是因为中气之善于运转。

若中气衰则升降窒碍，肾水下寒而精病，心火上炎而神病，肝木左郁而血病，肺金右滞而气病。神病则惊怯而不宁，精病则遗泄而不秘，血病则凝瘀而不流，气病则痞塞而不通。四维之病，皆因于中气。中气者，是调和水火之机关，升降金木之枢轴，道家谓之"黄婆"。心肾、水火之相交相济，非中气作为媒介不得以完成，其义精微。有人写的医书不理解这个道理，用滋阴泻火的方法治病，损伤了中气，所以人们所患之病本来并不都是不治之症，而这样的药物治疗致使病人无一生还。因为足太阴脾以湿土主令，足阳明胃从燥金化气，所以阳明之燥，敌不过太阴之湿。及到患病之时，胃阳衰而脾阴旺者，十人之中，湿居八九而不止也。

胃主降浊，脾主升清，湿盛则中气不运，升降颠倒，清阳下陷，浊阴上逆，人之衰老病死，莫不由此而然。所以医家治病用药，应以培护中气为首要。中气在戊己二土之交，土生于火而火死于水，火盛则土燥，水盛则土湿。泻水补火，扶阳抑阴，使中气像轮子一样运转，则清浊复位。却病延年之法，莫妙于此矣。

黄芽汤

人参三钱　甘草二钱，炙　茯苓二钱　干姜二钱

煎大半杯，温服。

要想使中气正常，扶阳补火，则宜参、姜，培土泻水，则宜甘、苓。若有心火上炎，心慌、心悸、烦乱，则加黄连、白芍以清心。若有肾水下寒，遗精、滑精、溏泻，则加附子、川椒以温肾。肝血左郁，凝涩不行，则加桂枝、丹皮以舒肝。肺气右滞，痞闷不通，则加陈皮、杏仁以理肺。

心肺肝肾四维之病，另有专方，此方是四维功能正常的根本。

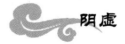 阴阳

【原文】

中气升降,是生阴阳,阴阳二气,上下回周。阴位于下,而下自左升,则为清阳;阳位于上,而上自右降,则为浊阴。清阳生发于木火,则不至于下陷;浊阴收藏于金水,则不至于上逆。清气之不陷者,阳嘘于上也;浊气之不逆者,阴吸于下也。浊气不逆,则阳降而化阴,阳根下潜而不上飞;清气不陷,则阴升而化阳,阴根上秘而不下走。彼此互根,上下环抱,是曰平人。而清气之左升,赖乎阴中之阳生,阳生则浮动而亲上,权在己土;浊阴之右降,赖乎阳中之阴生,阴生则沉静而亲下,权在戊土。戊己升降,全凭中气,中气一败,则己土不升而清阳下陷,戊土不降而浊气上逆,此阴虚、阳虚所由来也。

【译文】

中气升降,则生阴阳,阴阳二气,上下回环。阴位于下,而下自左升,则为清阳;阳位于上,而上从右降,则为浊阴。清阳生发于木火,则不至于下陷;浊阴收藏于金水,则不至于上逆。清气之不陷者,阳嘘于上也;浊气之不逆者,阴吸于下也。浊气不逆,则阳降而化阴,阳根下潜而不上飞;清气不陷,则阴升而化阳,阴根上秘而不下失。彼此互根,上下环抱,是为正常阴阳和平之人。而清气之左升,赖乎阴中之阳生,阳生则浮动而亲上,阴中之阳生的关键在于己土;浊阴之右降,赖乎阳中之阴生,阴生则沉静而亲下,阳中之阴生的关键在于戊土。戊己之升降,全凭中气,中气一败,则己土不升而清阳下陷,戊土不降而浊气上逆,此阴虚、阳虚所由来也。

阴虚

【原文】

阴盛于下而生于上,火中之液,是曰阴根。阴液滋息,爰生金水。阴性沉静,其根一生,则沉静而亲下者,性也,是以金收而水藏。而金水之

收藏，全赖胃土之降，胃土右降，金收于西而水藏于北，阳气蛰封，此木火生长之根本也。

胃土不降，金水失收藏之政，君相二火泄露而升炎，心液消耗，则上热而病阴虚。

人知其金水之亏，而不知其胃土之弱。胃以阳体而含阴魄，旺则气化而阴生。以气统于肺而实化于胃，肺气清降而产阴精，即胃土之右转而变化者也。是宜降肺胃助收藏，未可徒滋心液也。

地魄汤

甘草二钱，炙　半夏三钱，制　麦冬三钱，去心　芍药三钱　五味子一钱，研　元参三钱　牡蛎三钱，煅，研

煎大半杯，温服。

水为阴，而阴生于肺胃，胃逆而肺金不敛，君相升泄，则心液消亡，而阴无生化之原。麦冬、芍药，双清君相之火，半夏、五味，降摄肺胃之逆，元参清金而益水，牡蛎敛神而藏精。

若热伤肺气，不能化水，则用人参、黄芪，益气生水，以培阴精之原。此补阴之法也。

【译文】

阴盛于下而生于上，火中之液，是为阴根。阴液滋生，于是产生金水。阴性沉静，其根一旦产生，则沉静而亲下，这是其本性使然，所以金收而水藏。而金水之所以能收藏，完全依赖胃土之降，胃土若能右降，则金收于西而水藏于北，阳气得以蛰封，此木火生长之根本也。

若胃土不降，金水失去收藏之职能，则君相二火泄露而升炎，心液消耗，病阴虚而发热于上。

一般的医生只知道阴虚是因为金、水之亏，而不知其胃土之弱。胃为阳体而含阴魄，旺则气化而阴生。因为气虽统于肺而实化生于胃，肺气清降而产阴精，就是胃土之右转而变化所生。所以治疗阴虚之病，宜降肺胃以助收藏，未可只滋心液也。

地魄汤

甘草二钱，炙　半夏三钱，制　麦冬三钱，去心　芍药三钱　五味子一钱，研　元参三钱　牡蛎三钱，煅，研

煎大半杯，温服。

水为阴，而阴生于肺胃，如果胃逆而肺金不敛，君相之火升炎泄露，则心液消亡，而失去阴液生化之原。麦冬、芍药，双清君相之火，半夏、五味，降摄肺胃之逆，元参清金而益水，牡蛎敛神而藏精。

若热伤肺气，不能化水，则用人参、黄芪，益气生水，以培阴精之原。此补阴之法也。

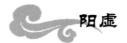

阳虚

【原文】

阳盛于上而生于下，水中之气，是曰阳根。阳气长养，爰生木火。阳性浮动，其根一生，则浮动而亲上者，性也，是以木生而火长。而木火之生长，全赖脾土之升，脾土左升，木生于东而火长于南，纯阳之位，阴气萌滋，此金水收藏之根本也。

脾土不升，木火失生长之政，一阳沦陷，肾气渐①亡，则下寒而病阳虚。

人知其木火之衰，而不知其脾土之弱。脾以阴体而抱阳魂，旺则血生而神化。以血藏于肝而实生于脾，肝血温升而化阳神，即脾土之左旋而变化者也。是宜升肝脾以助生长，不止徒温肾气也。

天魂汤

甘草二钱　桂枝三钱　茯苓三钱　干姜三钱　人参三钱　附子三钱

煎大半杯，温服。

火为阳，而阳升于肝脾，脾陷而肝木不生，温气颓败，则阳无生化之原。脾陷之根，因于土湿，土湿之由，原于水寒。甘草、茯苓，培土而泻湿，干姜、附子，暖脾而温肾，人参、桂枝，达木而扶阳。

若肝血虚弱，不能生火，则用归、地、首乌，以培阳神之原。以火清则神发，血者，神魂之母也。

夫纯阳则仙，纯阴则鬼。阳盛则壮，阴盛则病。病于阴虚者，千百之一；病于阳虚者，尽人皆是也。后世医术乖讹，乃开滋阴之门，率以阳虚之人，而投补阴之药，祸流今古，甚可恨也。

【注释】

①澌（sī）：尽，竭。

【译文】

阳盛于上而生于下，水中之气，是为阳根。阳气长养，于是产生木火。阳性浮动，其根一旦产生，则浮动而亲上，这是其本性使然，所以木生而火长。而木火之所以能生长，完全依赖脾土之升。脾土左升，则木生于东而火长于南，纯阳之位，阴气得以渐渐萌生，此金水收藏之根本也。

若脾土不升，木火失去生长的职能，一阳沦陷，肾气消亡，则下寒而病阳虚。

一般的医生只知道阳虚是因为木、火之衰，而不知其脾土之弱。脾为阴体而抱阳魂，旺则血生而神化。因为血虽藏于肝而实生于脾，肝血之所以能够温升而化阳神，就是脾土之左旋而变化使然。所以治疗阳虚之病，宜升肝脾以助其生长，不止于温肾气也。

天魂汤

甘草二钱　桂枝三钱　茯苓三钱　干姜三钱　人参三钱　附子三钱

煎大半杯，温服。

火为阳，而阳升于肝脾，若脾陷而肝木不生，则温升之气颓败，而阳无生化之原。脾陷之根，因于土湿，土湿之由，原于水寒。甘草、茯苓，培土而泻湿，干姜、附子，暖脾而温肾，人参、桂枝，达木而扶阳。

若肝血虚弱，不能生火，则用当归、地黄、首乌，以培阳神之原。因为火不过热则能生神，血者，神魂之母也。

夫纯阳则仙，纯阴则鬼。阳盛则壮，阴盛则病。病于阴虚者，千百人中只有一二；病于阳虚者，尽人皆是也。后世医术错乱，出现了滋阴之法门，大多对于阳虚之人，而投以补阴之药，祸流今古，甚可恨也。

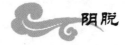

阴脱

【原文】

阳自右降，降于坎府，而化浊阴，则又含阳气，是谓阳根。阳性温和而升散，阴气左升而不陷者，有此坎阳以辟之也。其升散之权，全在于脾，脾气不升，则精血驰走而阴脱。

《二十难》曰：脱阴者，目盲。目者，阳神所发。阳根于坎，坎水，阴也，而中抱阳气，坎阳温升，而生肝木。肝藏血而含魂，魂即血中温气之渐灵者。温化而为热，则魂化而为神。阳神发露，上开双窍，而为两目，目乃阳神之所出入而游行也。阴脱者，阳根渐败，精血失藏，魂神不能发露，是以目盲。

凡人之清旦目盲者，是其阴气亡脱，定主死期不远。名为脱阴，而实以阳根之败。《素问》所谓目受血而能视者，亦是此理。后人不解经义，眼科书数千百部，悉以滋阴凉血，泻火伐阳，败其神明，以致眼病之家，逢医则盲。医理玄奥，非上智不解，乃以俗腐庸妄之徒，无知造孽，以祸生灵，可恨极矣！

乌肝汤

甘草二钱　人参三钱　茯苓三钱　干姜三钱　附子三钱，炮　首乌三钱，蒸　芍药三钱　桂枝三钱

煎大半杯，温服。

【译文】

阳自右下降，降于肾水之坎府，而化浊阴，却又包含阳气，是为阳根。阳性温和而升散，阴气之所以能够左升而不陷者，就是因为有此水中之阳根以开之也。其升散之关键，全在于脾，若脾气不升，则精血走失而阴脱。

《难经·二十难》曰：脱阴者，目盲。

目者，阳神所以发露外现之处。阳根于坎，坎水，阴也，而中抱阳气，坎阳温升，而生肝木。肝藏血而含魂，魂即血中温气之渐灵者。温化而为热，则魂化而为神。阳神发露，上开双窍，而为两目，目乃阳神之所出入而游行者也。阴脱者，阳根尽失，精血不能封藏，魂神不能发露，所以目盲。

凡人之早晨起来目盲者，是其阴气亡脱，一定是死期不远。名虽为脱阴，而其实是因为阳根之衰败。《素问》所谓目受血而能视者，亦是此理。后人不解经义，眼科书数千百部，都是用滋阴凉血，泻火伐阳的治法，败坏其视力，以致于眼病之人，逢医则盲。医理精微深奥，非上智之人不能理解，然而竟有智力平庸、心地浊腐、方法错误的医生，无知而造孽，以

祸害生灵，可恨极矣！

乌肝汤

甘草二钱　人参三钱　茯苓三钱　干姜三钱　附子三钱，炮　首乌三钱，蒸　芍药三钱　桂枝三钱

煎大半杯，温服。

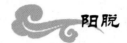

阳脱

【原文】

阴自左升，升于离位而化清阳，则又含阴精，是谓阴根。阴性清肃而降敛，阳气右降而不逆者，有此离阴以翕之也。其降敛之机，全在于胃，胃气不降，则神气飞腾而阳脱。

《二十难》曰：脱阳者，见鬼。仙为纯阳，鬼为纯阴，人居阴阳之半，仙鬼之交。阳脱则人将为鬼，同气相感，是以见之。凡人之白昼见鬼者，是其阳气亡脱，亦将续登鬼录矣。

兔髓汤

甘草二钱　人参三钱　五味一钱　半夏三钱　龙骨二钱，煅，研　牡蛎三钱，煅，研　元参三钱　附子三钱

煎大半杯，温服。

阳脱则白日见鬼，阴脱则清旦目盲。阴阳既脱，无方可医。于其将脱之前，当见机而预防也。

【译文】

阴从左向上升，升于心火之离位而化清阳，却又含有阴精，是为阴根。阴性清肃而降敛，阳气之所以能够右降而不上逆者，就是因为有此火中之阴以封之也。其降敛之机关，全在于胃，若胃气不降，则神气飞腾而阳脱。

《难经·二十难》曰：脱阳者，见鬼。

仙为纯阳，鬼为纯阴，人居阴阳之半，阴阳平和，处于仙鬼之间。阳脱则人将为鬼，同气相感，所以见之。凡人之白昼见鬼者，是其阳气亡脱，也将预示其死期不远了。

兔髓汤

甘草二钱　人参三钱　五味一钱　半夏三钱　龙骨二钱，煅，研　牡蛎三钱，煅，研　元参三钱　附子三钱

煎大半杯，温服。

阳脱则白日见鬼，阴脱则清晨目盲。阴阳既脱，无方可以治疗。应该在其将脱之前，寻找恰当的时机而预防。

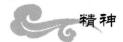 精神

【原文】

神胎于魂而发于心，而实根于坎阳；精孕于魄而藏于肾，而实根于离阴。阴根上抱，是以神发而不飞扬；阳根下蛰，是以精藏而不驰走。阳神发达，恃木火之生长，而究赖太阴之升；阴精闭蛰，资金水之收藏，而终藉阳明之降。太阴阳明，所以降金水以吸阳神，升木火以嘘阴精者也。

阳明不降，则火金浮升，而神飘于上；太阴不升，则水木沉陷，而精遗于下。盖阳中有阴，则神清而善发；阴中有阳，则精温而能藏。脾陷则精不交神，胃逆则神不交精。阳神飞荡，故生惊悸；阴精驰走，故病遗泄。

阴升阳降，权在中气。中气衰败，升降失职，金水废其收藏，木火郁其生长，此精神所以分离而病作也。培养中气，降肺胃以助金水之收藏，升肝脾以益木火之生长，则精秘而神安矣。

【译文】

神始于魂而发于心，但其根基却在于坎中之阳；精孕育于魄而藏于肾，但其根基却在于离中之阴。阴根上抱于阳，所以神发于外而不飞扬；阳根下蛰于阴，所以精藏于内而不走失。阳神发达于外，依赖木火而生长，而最终需要依赖太阴脾土之升；阴精闭蛰于内，凭借金水而收藏，而最终需要凭借阳明胃土之降。太阴脾土之升，阳明胃土之降，就是金水之所以下降而吸阳神，木火之所以上升而吸阴精的基础。

若阳明胃土不降，则心肺之气浮升，而神飘于上；太阴脾土不升，则肝肾之气沉陷，而精遗于下。因为阳中有阴，则神清而善于发露；阴中有阳，则精温而能够封藏。脾气下陷则精不能上交于神，胃气上逆则神不能下交于精。阳神飞荡，故生惊悸；阴精走失，故病遗泄。

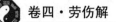

阴升阳降，其关键在于脾胃中气。若中气衰败，升降失职，则金水废其收藏，木火滞其生长，这就是精神之所以分离而疾病发作的原因。培养脾胃中气，降肺胃以助金水之收藏，升肝脾以助木火之生长，则肾精秘固而心神安稳矣。

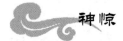 神惊

【原文】

神发于心而交于肾，则神清而不摇。神不交精，是生惊悸，其原由于胆胃之不降。

乙木上行，而生君火；甲木下行，而化相火。升则为君而降则为相，虽异体而殊名，实一本而同原也。相火之降，赖乎胃土，胃气右转，阳随土蛰，相火下根，是以胆壮而神谧。相火即君火之佐，相火下秘，则君火根深而不飞动，是以心定而神安。

胃土不降，相火失根，虚浮惊怯，神宇不宁。缘君相同气，臣败而君危，故魂摇而神荡也。阳神秘藏，则甘寝而善记；阳泄而不藏，故善忘而不寐也。

胃土之不降，由于脾土之湿。足阳明化气于燥金，性清降而收敛，金收而水藏之，故阳蛰于坎府。湿则胃土上郁，收令不行，故火泄而阳飞也。

火炎于上，肾水沉寒，阴凝气结，久而弥坚，历年增长，状如怀子，是谓奔豚。奔豚者，肾肝之阴气聚而不散者也。水寒木枯，郁而生风，摇撼不已，则心下悸动。悸见脐下，则根本振摇，奔豚发矣。奔豚上腾，侮土凌心，发作欲死，最为剧证。数年之后，渐而火败土崩，则人死矣。

大凡脾肾寒湿，无不有惊悸之证，惊悸不愈，必生奔豚积块。此皆中气亏损，阴盛阳虚之病也。庸工不解，以为心血不足，乃以归脾、补心之方，清凉滋润，助阴伐阳，百不一生，最可伤也。

少阳相火，其性甚烈，而惊悸之家，则阳败而火熄，非少阳之旺也。其相火极旺，如小建中、炙甘草两证，乃少阳伤寒将传阳明，故以芍药、生地，泻胆胃之燥热，内伤中此证颇少也。

金鼎汤

甘草二钱　茯苓三钱　半夏三钱　桂枝三钱　芍药三钱　龙骨二钱　牡蛎三钱

煎大半杯，温服。

惊悸之证，土湿胃逆，相火不藏，应用茯苓去湿，半夏降胃，桂枝达肝，芍药敛胆，龙骨、牡蛎，藏精聚神，以蛰阳根。阳降根深，则魂谧神安，惊悸不作矣。

其上热者，倍芍药以清胆火。下寒者，加附子以温肾水。

若病重年深，奔豚凝结，少腹气块，坚硬澌①寒，此阴邪已盛，缓用附子。当燥土去湿，调其脾胃，后以温燥之药，熬膏贴之。详具奔豚证中。

【注释】

①澌（sī）：原指河水解冻时流动的冰。澌寒，冰凉；文中指阴寒之邪。

【译文】

神能够发于心而交于肾，则神清而不摇。若心神不能交于肾精，就会产生惊悸，而其根源在于胆胃之不降。

乙木上行，而生君火，甲木下行，而化相火。升则为君而降则为相，虽然形质和名称不同，其实是一本而同原的。相火之降，依赖于胃土。胃气右转，相火之阳随胃土下降，则在下之相火根基稳固，所以胆壮而神气固谧。相火为君火之佐助，相火下秘，则君火根深而不飞动，所以心定而神安。

若胃土不降，则相火失根，以致心神虚浮惊怯而不宁。因为君相二火同属一气，臣败则君危，故魂摇而神荡也。若阳神得以秘藏，则睡得香甜而且记忆力良好；若阳神外泄而不藏，就会善忘而且失眠不寐。

胃土之不降，是由于脾土之湿。足阳明化气于燥金，燥金之性清降而收敛，金收而水藏之，故阳蛰于坎府。若脾湿则胃土上郁，收藏之令不能行使，故火泄而心阳浮越。

火炎于上，则肾水沉寒，阴凝气结。如果时间长了，其阴凝气结就会越来越坚痼，并且在腹内不断增长，状如怀子，则为奔豚。奔豚者，肾肝之阴气聚而不散者也。水寒木枯，郁而生风，摇撼不已，则心下悸动。若悸见于脐下，则根本振摇，奔豚就发作了。奔豚上腾，侮脾土，凌心火，发作欲死，最为剧烈重证。数年之后，逐渐发展而越来越重，直至火败土崩，则人死矣。

大凡脾肾寒湿，无不有惊悸之证，惊悸不愈，必生奔豚积块，此皆中气亏损，阴盛阳虚之病也。庸工不解，认为是心血不足，乃以归脾、补心之方，清凉滋润，助阴伐阳，治疗一百个病人不一定能痊愈、生还一个，是最可伤心的事情。

少阳相火，其性甚烈，而惊悸的病人，则阳败而火熄，非少阳相火之旺也。如果是相火极旺，如小建中汤、炙甘草汤两证，乃少阳伤寒将传阳明，故以芍药、生地，泻胆胃之燥热，但是内伤病中此证很少见到。

金鼎汤

甘草二钱　茯苓三钱　半夏三钱　桂枝三钱　芍药三钱　龙骨二钱　牡蛎三钱

煎大半杯，温服。

惊悸之证，缘于土湿胃逆，相火不藏，所以应用茯苓去湿，半夏降胃，桂枝达肝，芍药敛胆，龙骨、牡蛎，藏精聚神，以封藏阳根。阳降根深，则魂谧神安，惊悸不作矣。

其上热者，倍芍药以清胆火。下寒者，加附子以温肾水。

若病重年深，奔豚凝结，少腹有气块，而且少腹坚硬冰凉，此为阴邪已盛，可以缓用附子。当以燥土去湿之法，调其脾胃，后以温燥之药，熬膏贴之。详具奔豚证中。

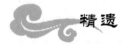

精遗

【原文】

精藏于肾而交于心，则精温而不走。精不交神，乃病遗泄，其原由于肝脾之不升。

丙火下行而化壬水，癸水上行而化丁火。壬水主藏，阳归地下者，壬水之蛰藏也。壬水非寒则不藏，阴阳之性，热则发扬而寒则凝闭，自然之理。壬水蛰藏，阳秘于内，则癸水温暖。温气左升，是生乙木。升而不已，积温成热，是谓丁火。水之生木而化火者，以其温也。木火生长，阳气发达，阴精和煦，故不陷流。

壬水失藏，则阳泄而肾寒。水寒不能生木，木气下郁，则生疏泄。木以疏泄为性，愈郁则愈欲泄，以其生意不遂，时欲发舒之故也。遇夜半阳生，木郁欲动，则梦交接。木能疏泄而水不蛰藏，是以流溢不止也。甚有木郁而生下热，宗筋常举，精液时流。庸工以为相火之旺，用知母、黄柏泻之，是益其癸水之寒，而增其乙木之陷也。

乙木之升，权在己土。木生于水而实长于土，土运则木达。以脾阳升布，寒去温回，冰泮春生，百卉荣华故也。盖戊土西降，则化辛金，北行则化癸水；己土东升，则化乙木，南行则化丁火。金水之收藏，实胃阴之右转；木火之生长，即脾阳之左旋也。土湿阳衰，生气不达，是以木陷而不升。

人知壬水之失藏，而不知乙木之不生，知乙木之不生，而不知己土之弗运，乃以清凉固涩之品，败其脾阳而遏其生气，病随药增，愈难挽矣。

玉池汤

甘草二钱　茯苓三钱　桂枝三钱　芍药三钱　龙骨二钱　牡蛎三钱　附子三钱　砂仁一钱，炒，研，去皮

煎大半杯，温服。

遗精之证，肾寒脾湿，木郁风动。甘草、茯苓，培土泻湿；桂枝、芍药，疏木清风；附子、砂仁，暖水行郁；龙骨、牡蛎，藏精敛神。水土暖燥，木气升达，风静郁消，遗泄自止。

其湿旺木郁而生下热，倍茯苓、白芍，加泽泻、丹皮，泻脾湿而清肝热，不可谬用清凉滋润，败其脾肾之阳。盖肾精遗失，泄其阳根，久而温气亡脱，水愈寒而土愈湿。火土双亏，中气必败。未有失精之家，阴虚而生燥热者。其木郁下热，脾阳未亏，清其肝火，不至为害。若脾阳已亏，误用清润，则土败而人亡矣。仲景《金匮》亡血失精之意，后人一丝不解也。

灵雪丹

甘草　薄荷　甘遂　朝脑　阳起石　紫苏叶各三钱

共研，碗盛，纸糊口，细锥纸上密刺小孔。另用碟覆碗上，碗边宽余半指，黑豆面固济。砂锅底铺粗砂，加水。坐碗砂上，出水一寸。炭火煮五香，水耗，常添热水。水冷取出，入麝香少许，研细。蟾酥少许，人乳

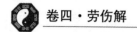

浸化。葱涕、官粉，炼蜜为丸，绿豆大，磁瓶封收。

津水研半丸，掌上涂玉麈头。约一两时，麈顶苏麻，便是药力透彻。秘精不泄，甚有良功。

若遗泄不止，势在危急，先炼此药，封之日落，研涂。一夜不走，肾精保固，徐用汤丸。

【译文】

精藏于肾而能够上交于心，则精温而不走失。若肾精不能上交于心神，就会患梦遗、滑精之病，其原因是由于肝脾之不升。

丙火下行而化壬水，癸水上行而化丁火。壬水主藏，阳之所以能归地下者，壬水之蛰藏也。壬水非寒则不藏，阴阳之性，热则发扬而寒则凝闭，自然之理。壬水蛰藏，阳秘于内，则癸水温暖。温气左升，而生乙木。升而不已，积温成热，是为丁火。水之所以能生木而化火者，以其温也。木火生长，阳气发达，阴精和煦，故不至于下陷外流。

若壬水失藏，则阳泄而肾寒。水寒不能生木，木气下郁，则生疏泄。木以疏泄为性，愈郁则愈欲泄，这是因为其生意不遂，时时欲发泄舒达之故也。遇夜半阳气发生之时，木郁欲动，则梦交接。木能疏泄而水不能蛰藏，所以遗精流溢不止也。甚至还有木郁而生下热，宗筋常举不衰，精液时流。庸工以为相火之旺，用知母、黄柏泻之，这就更增加其肾水之寒，而加重其肝木之下陷。

肝木之升，其关键在于脾土。木虽生于水而实长于土，土运则木达。因为脾阳升布，则寒去温回，冰冻溶解，春回大地，花草繁茂。因为戊土西降，则化辛金，北行则化癸水；己土东升，则化乙木，南行则化丁火。金水之所以收藏，其实是胃阴之右转所致；木火之所以生长，其实是脾阳之左旋所致。若土湿阳衰，生气不达，就会因此导致木陷而不升。

一般的人只知道肾水之失藏，而不知肝木之不生，或者知道肝木之不生，却不知脾土之不运，于是就以清凉固涩之药，败其脾阳而遏其生气，则病随药增，愈难挽回。

玉池汤

甘草二钱　茯苓三钱　桂枝三钱　芍药三钱　龙骨二钱　牡蛎三钱　附子三钱　砂仁一钱，炒，研，去皮煎大半杯，温服。

遗精之证，缘于肾寒脾湿，木郁风动。故以甘草、茯苓，培土泻湿；桂枝、芍药，疏木清风；附子、砂仁，暖水行郁；龙骨、牡蛎，藏精敛神。如此则水暖土燥，木气升达，风静郁消，遗泄自止。

如果湿旺木郁而生下热，则倍用茯苓、白芍，再加泽泻、丹皮，以泻脾湿而清肝热，不可误用清凉滋润之药，败其脾肾之阳。因为肾精遗失，泄其阳根，久则温气亡脱，水愈寒而土愈湿。火土双亏，中气必败。未有失精的病人，阴虚而生燥热者。如果木郁下热，而脾阳未亏，可以清其肝火，不至为害。若脾阳已亏，而误用清润，则土败而人亡矣。仲景《金匮》所言亡血失精之意，后人一丝不解也。

灵雪丹

甘草　薄荷　甘遂　朝脑　阳起石　紫苏叶各三钱

共研，碗盛，以纸糊口，用细锥在纸上密刺小孔。另用碟覆碗上，碗边宽余半指，用黑豆面固济。

砂锅底铺粗砂，加水。把碗坐在砂锅底部的粗砂上，碗边要高出水面一寸。以炭火煮相当于五炷香的燃烧时间，水耗，常添热水。待水冷取出，入麝香少许，研细。蟾酥少许，人乳浸化。以葱涕、官粉和匀，炼蜜为丸，绿豆大，磁瓶储藏。

用时以津水研半丸于掌上，涂玉麈头。约一两时，麈顶苏麻，便是药力透彻。秘精不泄，甚有良功。

若遗泄不止，势在危急，先炼此药，封之，日落研涂。一夜不遗泄，肾精保固，后续可以缓用汤药、丸药。

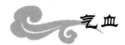

【原文】

气统于肺，血藏于肝，而总化于中气。胃阳右转而化气，气降则精生，阴化于阳也；脾阴左旋而生血，血升则神化，阳生于阴也。精未结而魄先凝，故魄舍于肺，气魄者，肾精之始基也；神未发而魂先见，故魂舍于肝，血魂者，心神之初气也。

气，阳也，而含阴魄，是以清凉而降敛；血，阴也，而吐阳魂，是以温暖而升发。及其魂升而神化，则又降而为气，魄降而精生，则又升而为血。盖精血温升，则蒸腾而化神气，神气清降，则洒陈而化精血。精血神气，实一物也，悉由于中气之变化耳。

火金上热，则神气飞扬而不守；水木下寒，则精血泄溢而莫藏。故补养神气，则宜清凉，而滋益精血，则宜温暖。

气秉辛金清凉之性，清则调畅，热则郁蒸，畅则冲虚，郁则滞塞，滞塞而不降，故病上逆。血秉乙木温暖之性，温则流行，寒则凝瘀，行则鲜明，瘀则腐败，腐败而不升，故病下陷。

气滞之家，胸膈胀满，痰嗽喘逆，半缘上中之虚热；血瘀之人，紫黑成块，杯碗倾泄，多因中下之虚寒。下寒则肺气之降于肝部者，亦遂陷泄而不升；上热则肝血之升于肺家者，亦遂逆流而不降。此气血致病之原也。

【译文】

气统于肺，血藏于肝，而总要化生于中气。胃阳右转而化气，气降则精生，阴化于阳也；脾阴左旋而生血，血升则神化，阳生于阴也。精未结而魄先凝，故魄舍于肺；气魄者，肾精之始基也。神未发而魂先见，故魂舍于肝；血魂者，心神之初气也。

肺之气，阳也，而含阴魄，所以清凉而降敛；肝之血，阴也，而吐阳魂，所以温暖而升发。及其魂升而神化，则又降而为气；魄降而精生，则又升而为血。因为精血温升，则蒸腾而化神气；神气清降，则洒陈而化精血。精血神气，其实是一物，全由于中气之变化而产生。

如果火金上热，则神气飞扬而不守；水木下寒，则精血泄溢而莫藏。所以补养神气，则宜清凉之药，而滋益精血，则宜温暖之药。

气具有辛金清凉之性，气清则调畅，气热则郁蒸，气畅则冲虚，气郁则滞塞，如果气滞塞而不降，故病上逆。

血具有乙木温暖之性，血温则流行，血寒则凝瘀，血行则鲜明，血瘀则腐败，如果血腐败而不升，故病下陷。

气滞之人，胸膈胀满，痰嗽喘逆，多半由于上中部之虚热；血瘀之人，紫黑成块，成杯成碗地倾泄，多因于中下部之虚寒。下寒则肺气之降于肝部者，亦随着陷泄而不升；上热则肝血之升于肺部者，亦随着逆流而不降。

此为气血致病之原。

气滞

【原文】

肺主藏气，凡脏腑经络之气，皆肺家之所播宣也。气以清降为性，以心火右转，则化肺气，肺气方化，而已胎阴魄，故其性清肃而降敛。实则顺降，虚则逆升，降则冲虚，升则窒塞。

君相之火，下根癸水，肺气敛之也。肺气上逆，收令不行，君相升泄，而刑辛金，则生上热。凡痞闷嗳喘，吐衄痰嗽之证，皆缘肺气不降。而肺气不降之原，则在于胃，胃土逆升，浊气填塞，故肺无下降之路。

肺胃不降，君相升炎，火不根水，必生下寒。气滞之证，其上宜凉，其下宜暖，凉则金收，暖则水藏。清肺热而降胃逆，固是定法，但不可以寒凉之剂，泻阳根而败胃气。盖胃逆之由，全因土湿，土湿则中气不运，是以阳明不降。但用清润之药，滋中湿而益下寒，则肺胃愈逆，上热弥增，无有愈期也。

下气汤

甘草二钱　半夏三钱　五味一钱　茯苓三钱　杏仁三钱，炮，去皮、尖　贝母二钱，去心　芍药二钱　橘皮二钱

煎大半杯，温服。

治滞在胸膈右肋者。

【译文】

肺主藏气，凡是脏腑经络之气，都要依赖于肺来播散宣通。气以清降为其本性。因为心火右转，则化肺气；当肺气正在转化生成之时，就已经萌生了阴魄，故其性清肃而降敛。

肺气实则顺而降，肺气虚则逆而升，降则冲虚通畅，升则窒塞不通。

君相二火之所以能够根基于癸水，需要依赖于肺气之收敛。若肺气上逆，收敛的职能不能行使，则君相之火泄露上炎，而刑伤辛金，则生上热。凡是痞闷、嗳气、喘逆、吐血、衄血、痰嗽之证，都是因为肺气之不降所致。而肺气不降之根原，则在于胃。若胃土逆升，浊气填塞于中上两焦，

则肺无下降之路。

肺胃不降，君相之火上炎，心火不能下根于肾水，必生下焦之寒。所以，气滞之证的治疗，其上宜凉肺，其下宜暖肾，凉则肺金能收，暖则肾水能藏。清肺热而降胃逆，固然是确定的法则，但不可以寒凉之剂，泻阳根而败胃气。因为胃逆之原由，全因于脾之土湿，土湿则中气不运，所以阳明胃气不降。如果只用清润之药，就会滋生中焦之湿而更加重下焦之寒，那么肺胃之气就会更加上逆，而上焦之热更为严重，难有痊愈的希望了。

下气汤

甘草二钱　半夏三钱　五味子一钱　茯苓三钱　杏仁三钱，炮，去皮、尖　贝母二钱，去心　芍药二钱　橘皮二钱

煎大半杯，温服。

治滞在胸膈右肋者。

气积

【原文】

肺藏气而性收敛，气病则积聚而不散，而肝气之积聚，较多于肺。肺气积聚，则痞塞于心胸；肝气积聚，则滞结于脐腹。

盖气在上焦则宜降，而既降于下，则又宜升。升者，肝之所司，以肝木主升，生气旺则气升，生气不足，故气陷而下郁也。而肝气之下郁，总由太阴之弱。以气秉金令，但能降而不能升，降而不至于下陷者，恃肝木之善达，肝木之善达者，脾土之左旋也。

气盛于肺胃，而虚于肝脾，故肺气可泻，而肝气不可泻。气积于胸膈右肋，宜泻肺胃以降之；气积于脐腹左胁，宜补肝脾以升之。此化积调气之法也。

达郁汤

桂枝三钱　鳖甲三钱，醋炙焦，研　甘草二钱　茯苓三钱　干姜三钱　砂仁一钱

煎大半杯，温服。

治积在脐腹左胁者。

肺胃积气，在胸膈右肋，肝脾积气，在脐腹左胁，皆中气虚败之病也。补之则愈闷，破之则愈结。盖其本益虚，其标益实，破之其本更虚，补之其标更实，是以俱不能效。善治者，肺胃之积，泻多而补少，肝脾之积，补多而泻少。半补而半行之，补不至于壅闭，行不至于削伐，正气渐旺，则积聚消磨矣。

【译文】

肺藏气而性主收敛，气病则积聚而不散，而肝气之积聚，较多于肺。肺气积聚，则痞塞于心胸；肝气积聚，则滞结于脐腹。

因为气在上焦，则宜降；而既降于下之后，则又宜升。升者，肝之所主，因为肝木主升。生发之气旺则气升，若生发之气不足，则气陷而下郁也。而肝气之下郁，总由太阴脾土之弱。因为肺气秉持金令，只能降而不能升，其所以降而又不至于下陷者，依赖肝木之善于上达，而肝木之善于上达者，依赖于脾土之左旋也。

气盛于肺胃，而虚于肝脾，故肺气可泻，而肝气不可泻。若气积于胸膈右肋，宜泻肺胃以降之；若气积于脐腹左胁，宜补肝脾以升之。此化积调气之法也。

达郁汤

桂枝三钱　鳖甲三钱，醋炙焦，研　甘草二钱　茯苓三钱　干姜三钱　砂仁一钱

煎大半杯，温服。

治积在脐腹左胁者。

肺胃积气，在胸膈右肋，肝脾积气，在脐腹左胁，皆中气虚败之病也。补之则愈闷，破之则愈结。因为其本越虚，其标越实，破气则其本更虚，补气则其标更实，所以都不能奏效。善于治疗者，肺胃之积，宜泻多而补少，肝脾之积，宜补多而泻少。半补而半行之，使其补不至于壅闭，行不至于削伐，如此则正气渐旺，而积聚慢慢地消失。

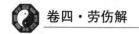 血瘀

【原文】

肝主藏血，凡脏腑经络之血，皆肝家之所灌注也。血以温升为性，缘肾水左旋，则生肝血，肝血方生，而已抱阳魂，故其性温和而升散。实则直升，虚则遏陷，升则流畅，陷则凝瘀。

盖血中温气，化火之本，而温气之原，则根于坎中之阳。坎阳虚亏，不能生发乙木，温气衰损，故木陷而血瘀。久而失其华鲜，是以红变而紫，紫变而黑。木主五色，凡肌肤枯槁，目眦青黑者，皆是肝血之瘀。而肝血不升之原，则在于脾，脾土滞陷，生气遏抑，故肝无上达之路。

肝脾不升，原因阳衰阴旺，多生下寒。而温气抑郁，火胎沦陷，往往变而为热。然热在于肝，而脾肾两家，则全是湿寒，不可专用清润。至于温气颓败，下热不作者，十之六七，未可概论也。

血瘀之证，其下宜温，而上宜清，温则木生，清则火长。若木郁而为热，乃变温而为清，而脾肾之药，则纯宜温燥，无有二法。以脾陷之由，全因土湿，土湿之故，全因水寒。肾寒脾湿，则中气不运，是以太阴不升。水土湿寒，中气埋郁，君相失根，半生上热。若误认阴虚，滋湿生寒，夭枉人命，百不一救也。

破瘀汤

甘草二钱　茯苓三钱　丹皮三钱　桂枝三钱　丹参三钱　桃仁三钱，炮，去皮、尖　干姜三钱　首乌三钱，蒸

煎大半杯，温服。

【译文】

肝主藏血，凡是脏腑、经络之血，皆由肝血之所灌注。血以温升为其本性，因肾水左旋，则生肝血。当肝血正在产生之时，已经含有阳魂，故其性温和而升散。肝血充实则直而升，肝血亏虚则遏而陷，升则血脉流畅，陷则血脉凝瘀。

因血中温气为化火之本，而温气之本原，则以坎中之阳为根基。若坎阳虚亏，不能生发乙木，则温升之气衰损，故肝木陷而血瘀。久而血色失

去其华泽鲜亮，所以红变而紫，紫变而黑。

木主五色，凡是肌肤枯槁，目眦青黑者，皆是肝血之瘀。而肝血不升之本原，则在于脾。若脾土滞陷，生气被遏抑，故此而肝无上达之路。

肝脾之不升，原本是因为阳衰而阴旺，阳衰而阴旺则多生下寒。然而温气被遏抑，初生之火沦陷，又往往变而为热。但是热在于肝，而脾肾两家，则全是湿寒，所以治疗不可专用清润之药。至于温气颓败，下热不作者，约占十分之六七，未可一概而论也。

血瘀之证，其下宜温，其上宜清，温则肝木生，清则心火长。若木郁而为热，那么治疗要变温而为清，而脾肾之药，则纯宜温燥，无有二法。因为脾陷之原由，全因于土湿，土湿之故，全因于水寒。肾寒脾湿，则中气不运，所以太阴脾土不升。水土湿寒，中气被堵塞抑制，君相之火失根，则半生上热。若误认为阴虚，而用滋湿生寒之药，就会夭枉人命，百不一救也。

破瘀汤

甘草二钱　茯苓三钱　丹皮三钱　桂枝三钱　丹参三钱　桃仁三钱，炮，去皮、尖　干姜三钱　首乌三钱，蒸

煎大半杯，温服。

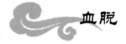 血脱

【原文】

肝藏血而性疏泄，血病则脱亡而不守。未脱之先，温气虚亏，凝瘀不流。瘀少则结积而不下，瘀多则注泄而莫藏。凡便溺流漓，崩漏不禁，紫黑成块，腐败不鲜者，皆阳虚而木陷，血瘀而弗容也。

盖木性善达，水土寒湿，生气不达，是以血瘀。木郁风动，疏泄不敛，是以血脱，而肺血之脱亡，较多于肝。肝血下脱，则遗泄于便溺；肺血上流，则吐衄于口鼻。以血在下焦则宜升，而既升于上，则又宜降。降者，肺之所司，缘肺金主收，收气盛则血降，收气不足，则血涌而上溢也。

而肺血之上溢，总由阳明之虚。以血秉木气，但能升而不能降，升而不至于上溢者，恃肺金之善敛。肺金之收敛者，胃土之右转也。

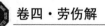
血盛于肝脾，而虚于肺胃，其脱于便溺，则由肝脾之寒，其脱于口鼻，或缘肺胃之热。而阳衰土湿，中气颓败，实为脱血之根。若专用清凉滋润，助阴伐阳，以败中气，人随药殒，百不一生。此非血病之必死，皆粗工之罪也。

【译文】

肝藏血而性疏泄，血病则脱亡而不守。在血脱之前，先有温气虚亏，温气虚亏则血凝瘀而不流通。瘀少则结积而不下，瘀多则大量出血而不能藏。凡便血、尿血，流漓不尽，或崩漏不止，血色紫黑成块，腐败不鲜者，皆阳虚而肝木下陷，血瘀而不能容受之故。

因为木性善达，若水土寒湿，生发之气不能畅达，就会因此而血瘀。木郁而风动，则疏泄不敛，所以血脱，而肺血之脱亡，较多于肝。肝血下脱，则遗泄于便、尿；肺血上流，则吐衄于口鼻。因血在下焦则宜升，而既升于上之后，则又宜降。降者，肺之所主，因为肺金主收，收气盛则血得以降，若收气不足，则血涌而上溢也。

而肺血之上溢，又总的由于阳明胃土之虚。因为血具有木性升发之气，只能升而不能降，其所以升而又不至于上溢者，依赖于肺金之善于收敛。而肺金之收敛，要依赖于胃土之右转。

血盛于肝脾，而虚于肺胃，其脱失于便、尿者，则由于肝脾之寒，其脱失于口鼻者，或由于肺胃之热。而阳衰土湿，中气颓败，实为脱血之根本。治疗若专用清凉滋润之药，助阴伐阳，以败伤中气，则人随药殒，百无一生。这不是不能治好而必定要死亡的血病，都是技术水平低劣的医生之罪责。

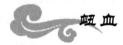
衄血

【原文】

肺窍于鼻，肺气降敛，则血不上溢。肺气逆行，收敛失政，是以为衄，其原因于胃土之不降。

《灵枢·百病始生》：卒然多食饮，则肠满。起居不节，用力过度，则络脉伤。阳络伤则血外溢，血外溢则衄血。阴络伤则血内溢，血内溢则后血。衄血者，阳络之伤，则营血逆流，而卫气不能敛也。

肺主卫气，其性收敛，血升而不溢者，赖卫气敛之。而卫气之敛，由于肺降，降则收令行也。而肺气之降，机在胃土，胃土上壅，肺无降路，收令失政，君相升泄，肺金被刑，营血不敛，故病鼻衄。

而火炎金伤，不皆实热，多有中下湿寒，胃逆而火泄者。至于并无上热，而鼻衄时作，则全因土败而胃逆，未可清金而泻火也。外感伤寒之衄，亦非关火盛。缘寒伤营血，营郁而卫闭，卫气壅遏，蓄而莫容，逆循鼻窍，以泄积郁。卫气升发，故冲营血，而为衄证。衄则卫郁泄而表病解，原非火旺金刑之故也。

仙露汤

麦冬三钱　五味一钱　贝母二钱　半夏三钱　柏叶三钱　甘草二钱　芍药三钱　杏仁三钱

煎大半杯，温服。

衄血之证，火泄金刑，气伤血沸，宜清金敛肺，以回逆流。而必并降胃气，降胃必用半夏。近世误以血证为阴虚，半夏性燥，不宜血家，非通人之论也。

若上热非盛，而衄证时作，则全因中下湿寒，当加干姜、茯苓温燥之药。若大衄之后，气泄阳亡，厥逆寒冷，宜加参、芪、姜、附，以续微阳，清润之药，切不可用。

【译文】

肺开窍于鼻，若肺气降敛，则血不上溢。若肺气逆行，收敛失职，所以为衄，其原因在于胃土之不降。

《灵枢·百病始生》：卒然多食饮，则肠满。起居不节，用力过度，则络脉伤。阳络伤则血外溢，血外溢则衄血。阴络伤则血内溢，血内溢则便血。

衄血者，阳络之伤，则营血逆流，而卫气不能敛也。

肺主卫气，其性收敛，血之升而不溢者，赖卫气敛之。而卫气之敛，由于肺之降，降则收令行也。而肺气之降，其机关在于胃土，若胃土上壅，肺无下降之路，则肺气收敛的机能失职，君相之火上炎外泄，肺金被伤，营血不敛，故病鼻衄。

而火炎金伤，不都是实热，多有中下湿寒，胃逆而火泄者。至于并无上热，而鼻衄时作，则全因土败而胃逆，未可用清金而泻火之药。外感伤寒之衄血，也与火盛无关。因为寒伤营血，营郁而卫闭，卫气壅遏，蓄积得越来越多而不能容纳，就会逆循鼻窍，以泄其积郁。卫气升发，故冲营血，而为衄证。衄血一出则卫郁外泄而表病得解，原本不是火旺金伤的缘故。

仙露汤

麦冬三钱　　五味子一钱　　贝母二钱　　半夏三钱　　侧柏叶三钱　　甘草二钱　芍药三钱　　杏仁三钱

煎大半杯，温服。

衄血之证，火泄金刑，气伤血沸，治疗宜清金敛肺，以挽回其逆流。但必须同时降胃气，降胃必用半夏。近世之人误以血证为阴虚，而半夏性燥，不宜于出血的病人，这不是通达之人的论点。

若上热不盛，而衄证时常发作，则全因中下湿寒，当加干姜、茯苓温燥化湿之药。若大衄之后，气泄阳亡，厥逆寒冷，宜加参、芪、姜、附，以续接式微之阳气，而清润之药，切不可用。

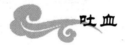

吐 血

【原文】

血敛于肺而降于胃，肺气能收，则鼻不衄，胃气善降，则口不吐。肺气莫收，经络之血，乃从鼻衄；胃气莫降，脏腑之血，因自口吐。而肺气之敛，亦因胃气之降，吐衄之证，总以降胃为主。

胃气不降，原于土湿，土湿之由，原于寒水之旺。水寒土湿，中气堙郁，血不流行，故凝瘀而紫黑。蓄积莫容，势必外脱。土郁而无下行之路，是以上自口出。凡呕吐瘀血，紫黑成块，皆土败阳虚，中下湿寒之证。瘀血去后，寒湿愈增，往往食减而不消，饮少而不化。一旦土崩而阳绝，则性命倾殒，故大吐瘀血之家，多至于死。

其血色红鲜者，则缘肺热。然始因上热，而究变中寒。以血藏于肝，而肝木生火，心火之热，即血中之温气所化。血去而血中之温气亡泄，是以大失血后，寒栗而战摇也。而其上热之时，推其中下，亦是湿寒。盖君相之火，随戊土下降，而归坎水，则上清而下暖。胃土不降，则君相升泄。非戊土之逆，而火何以升！非己土之湿，而胃何以逆！非癸水之寒，而土何以湿！胃逆火泄，升炎于上，而坎阳绝根，其肾水必寒。寒水泛滥，其脾土必湿，理自然也。

若夫零星咯吐，见于痰唾之中者，其证稍缓。以血去非多，则气泄有限，虽亦中下寒湿，而一时不至困败。但一遭庸手，久服清润，败其中气，则亦归死亡耳。

血证是虚劳大病，半死半生，十仅救五。而唐后医书，皆滋阴泻火，今古雷同，百不救一，实可哀也。

灵雨汤

甘草二钱　人参二钱　茯苓三钱　半夏三钱　干姜三钱　柏叶三钱　丹皮三钱

煎大半杯，温服。

治大吐瘀血者。

吐血之证，中下湿寒，凝瘀上涌，用人参、甘草补中培土，茯苓、干姜去湿温寒，柏叶清金敛血，丹皮疏木行瘀，自是不易之法，尤当重用半夏，以降胃逆。

血本下行，肺胃既逆，血无下行之路，陈菀腐败，势必上涌。旧血既去，新血又瘀，逆行上窍，遂成熟路。再投清润之药，助其寒湿，中气败亡，速之死矣。若温中燥土，令其阳回湿去，复以半夏降逆，使胃气下行，瘀血既吐，鲜血自不再来。若下寒甚者，蜀椒、附子，亦当大用。

其零星咯吐，红鲜不凝，虽有上热，亦非实火，稍加麦冬、贝母，略清肺热。总以泻湿培土为主，不可过用苦寒也。

白茅汤

人参二钱　甘草二钱　茯苓三钱　半夏三钱　麦冬三钱，去心　茅根三钱　芍药三钱　五味子一钱

煎大半杯，温服。

治零星吐鲜血者。

血之零吐红鲜者，虽缘土湿胃逆，而肺家不无上热，泻湿降逆之中，

自宜加清肺之药。若相火极旺，则加黄芩而倍芍药。仲景三黄泻心汤，是治相火之极旺者。但此等颇少，未易轻用。若上热不敌下寒之剧，当大温水土，清润诸法，切不可用也。

【译文】

血敛于肺而降于胃，肺气能收，则鼻不衄血，胃气善降，则口不吐血。肺气不能收，经络之血，乃从鼻衄；胃气不能降，脏腑之血，因而自口吐出。而肺气之敛，亦因于胃气之降，所以吐衄之证的治疗，总以降胃为主。

胃气不降，其根源在于土湿，土湿之由，是原于寒水之旺。水寒土湿，中气堵塞郁遏，血不流行，故凝瘀而紫黑。瘀血蓄积而无所容纳，则势必外脱。土郁而无下行之路，所以上自口出。凡是呕吐瘀血，紫黑成块者，都属于土败阳虚，中下湿寒之证。瘀血脱失之后，其寒湿会更加严重，往往食减而不消，饮少而不化。一旦土崩而阳绝，则有死亡的危险，故大吐瘀血之人，多至于死。

其所吐之血色红鲜者，是因于肺热。但是虽然其始因于上热，而终究会演变为中寒。因为血藏于肝，而肝木生心火，心火之热，即血中之温气所化。血去而血中之温气亡失，所以大失血后，病人会感觉寒冷，战栗颤抖。而在其上热之时，推究其中下，亦是湿寒。因为君相之火，本应随戊土下降，而归于坎水，如此则上清而下暖。若胃土不降，则君相之火上炎外泄。若非戊土之逆，其火怎么会上炎！若非己土之湿，其胃气怎么会上逆！若非癸水之寒，其脾土怎么会有湿！就是因为胃逆火泄，升炎于上，因而坎阳绝根，所以其肾水必寒。寒水泛滥，其脾土必湿，理之自然也。

如果是零星咯吐，见于痰唾之中者，其证稍缓。因为失血不多，所以气泄有限，虽然也是中下寒湿，而一时不至于困败。但是一旦遇到庸医之手，久服清润之药，败伤其中气，那么最终病人也会归于死亡。

血证是虚劳大病，半死半生，十仅救五。而唐朝以后的医书，皆以滋阴泻火之法，今古雷同，如此则百不救一，实在令人伤心。

灵雨汤

甘草二钱　人参二钱　茯苓三钱　半夏三钱　干姜三钱　侧柏叶三钱　丹皮三钱

煎大半杯，温服。

治大吐瘀血者。

吐血之证，是因为中下湿寒，凝瘀上涌，所以用人参、甘草，补中培土，茯苓、干姜，去湿温寒，侧柏叶清金敛血，丹皮疏木行瘀，自然是不可改变的方法，而尤其应当重用半夏，以降胃逆。

血本来应该向下行，而肺胃既逆，血无下行之路，陈菀腐败，势必上涌。旧血既去之后，新血又瘀，逆行于上窍，于是就成了惯熟的路径。若再投以清润之药，助其寒湿，则中气败亡，而加速其死亡。若以温中燥土之法，令其阳回湿去，再以半夏降逆，使胃气下行，其瘀血既吐之后，鲜血就不会再瘀滞到这个地方来。若下寒甚者，蜀椒、附子，亦当大量使用。

若其零星咯吐，其血红鲜不凝，此虽有上热，亦非实火，稍加麦冬、贝母，略清肺热。而总以泻湿培土为主，不可过用苦寒之药。

白茅汤

人参二钱　甘草二钱　茯苓三钱　半夏三钱　麦冬三钱，去心　白茅根三钱　芍药三钱　五味子一钱

煎大半杯，温服。

治零星吐鲜血者。

零星吐血而颜色红鲜者，虽缘于土湿胃逆，而肺家也有上热，泻湿降逆的治法之中，自宜加入清肺之药。若相火极旺，则加黄芩而倍用芍药。仲景三黄泻心汤，即是治相火之极旺者。但这样的病证很少，所以轻易用不着。如果上热敌不过下寒之剧烈，则当大温肾水脾土，清润诸法，切不可用也。

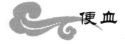 便血

【原文】

血生于脾，藏于肝，肝脾阳旺，血温而升，故不下泄。水寒土湿，脾陷木郁，风动而行疏泄之令，则后脱于大便。

阳气收敛，则土温而水暖，其脾湿而肾寒者，庚金之收令不行也。后

世以为肠风而用清润，脾阳愈败而愈陷，无有止期也。

其肝脾阳败，紫黑瘀腐，当补火燥土以回残阳，暖血温肝而升郁陷。若痔漏、脱肛之治，亦依此法通之。

桂枝黄土汤

甘草二钱　白术三钱　附子三钱　阿胶三钱　地黄三钱　黄芩二钱　桂枝二钱　灶中黄土三钱

煎大半杯，温服。

便血之证，亦因水土寒湿，木郁风动之故。仲景黄土汤，术、甘、附子，培土温寒；胶、地、黄芩，清风泻火（相火）；黄土燥湿扶脾，法莫善矣。此加桂枝，以达木郁，亦甚精密。

【译文】

血生于脾，而藏于肝，若肝脾阳旺，血温而升，故不至于下泄。若水寒土湿，脾陷木郁，风动而行疏泄之令，则血后脱于大便而见便血。

阳气若能收敛，则土温而水暖。若其脾湿而肾寒者，即是肺金之收令不能行使其职能。后世以为是肠风而用清润之药，则脾阳愈败而愈陷，便血无有止期也。

其肝脾阳败，紫黑瘀腐，治疗当补火燥土以挽回残阳，暖血温肝而升达郁陷。若痔漏、脱肛的治疗，亦可依此法通用。

桂枝黄土汤

甘草二钱　白术三钱　附子三钱　阿胶三钱　地黄三钱　黄芩二钱　桂枝二钱　灶中黄土三钱

煎大半杯，温服。

便血之证，亦因于水土寒湿，木郁风动之故。仲景黄土汤，以白术、甘草、附子，培土温寒；阿胶、地黄、黄芩，清风泻相火；灶中黄土燥湿扶脾，其治法莫善于此。此方加桂枝，以达木郁，其用意也很精密。

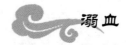
溺血

【原文】

水寒土湿，脾陷木郁，风动而行疏泄，谷道不收，则后泄于大肠，水道不敛，则前淋于小便。

阳气蛰藏，则土温而水暖，其脾湿而肾寒者，壬水之藏令不行也。水性蛰藏，木性疏泄，水欲藏而不能藏，是以流漓而不止；木欲泄而不能泄，是以梗涩而不利。缘木愈郁则愈欲泄，愈欲泄则愈郁，郁生下热，小便赤数。虽火盛之极，而实以脾肾之阳虚。

泻湿燥土，升木达郁，自是主法。寒者温之，热者清之。然热在乙木，不在脾土，在肝则宜清凉，至于脾家，但宜温燥，虽肝热极盛，不可泻其脾土也。

宁波汤

甘草二钱　桂枝三钱　芍药三钱　阿胶三钱　茯苓三钱　泽泻三钱　栀子三钱　发灰①三钱，猪脂煎，研

煎大半杯，温服。

溺血与便血同理，而木郁较甚，故梗涩痛楚。苓、泽、甘草，培土泻湿；桂枝、芍药，达木清风；阿胶、发灰，滋肝行瘀；栀子利水泻热（膀胱之热）。

若瘀血紫黑，累块坚阻，加丹皮、桃仁之类行之，此定法也。

【注释】

①发灰：即血余炭。

【译文】

水寒土湿，脾陷木郁，风动而行疏泄，影响谷道，使其不收，则后泄于大肠，影响水道，使其不敛，则前淋于小便。

若阳气蛰藏，则土温而水暖；其脾湿而肾寒者，缘于壬水之藏令不能行使其职能。水性蛰藏，木性疏泄，水欲藏而不能藏，所以排尿流漓而不止；木欲泄而不能泄，所以排尿梗涩而不流利。因为木愈郁则愈欲泄，愈欲泄则愈郁，郁则生下热，而小便赤数。虽看似火盛之极，而真实的原因是脾肾之阳虚。

治疗上泻湿燥土，升木达郁，当然是主要大法。寒者温之，热者清之。然而热在乙木，不在脾土，其在肝则宜清凉，至于脾家，则只宜温燥，虽肝热极盛，不可泻其脾土也。

宁波汤

甘草二钱　桂枝三钱　芍药三钱　阿胶三钱　茯苓三钱　泽泻三钱　栀子三钱　发灰三钱，猪脂煎，研

煎大半杯，温服。

尿血与便血同理，而因其木郁较甚，故梗涩痛楚。茯苓、泽泻、甘草，培土泻湿；桂枝、芍药，达木清风；阿胶、血余炭，滋肝行瘀；栀子利水，泻膀胱之热。

若瘀血紫黑，累累成块，坚阻尿道，加丹皮、桃仁之类行之，这是固定的治法。

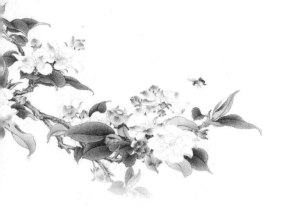

卷五·杂病解上

【原文】

病不过内外感伤，而杂病之传变，百出不穷。感伤者，百病之纲；百病者，感伤之目。譬如水火，源本则合，支派攸分，虽殊途而同归，实一致而百虑。

先圣既往，此道绝传，博考方书，乖讹万状。纵身若松柏，未必后凋，况资如蒲柳，动辄零谢。申之以杂病之侵凌，益之以群工之毒药，真轻尘之栖弱草，朝露之落薤上矣。

痛昔亲从凋亡，手足伤毁，荒草颓坟，烟笼雾锁。感念存殁，情何可言，作《杂病解》。

【译文】

患病不过于外感、内伤，而杂病之传变，百出不穷。外感、内伤者，为百病之总纲，而外感、内伤的各种疾病则是其具体的细目。譬如水火，其源本则合一，而分化之后形成多个支派，虽然各种变证很多，其实是殊途而同归，其根源是一样的。

往古医圣已逝，因而此道绝传，广泛考求医学方书，会发现有各种错乱。纵然身体像松柏一样，也未必能够后凋而长寿，何况有的人天资体质如蒲柳一样羸弱，动不动就会萎谢凋零。再加上各种疾病的侵凌，庸医误治之毒药，使病人的生命就像轻尘之栖于弱草，朝露之落于薤上一样脆弱、短暂。

痛惜以往亲人、随从、兄弟的凋亡、伤毁，如今只有荒草颓坟，烟笼雾锁。感念人之生死两地，悲伤之情难以言表，作《杂病解》。

鼓胀根原

【原文】

鼓胀者，中气之败也。肺主气，肾主水。人身中半以上为阳，是谓气分；中半以下为阴，是谓水分。气盛于上，水盛于下，阴阳之定位也。而气降则生水，水升则化气，阴阳互根，气水循环。究其转运之枢，全在中气。中气一败，则气不化水而抑郁于下，是谓气鼓；水不化气而泛滥于上，是为水胀。

《灵枢·营卫生会》：上焦如雾，中焦如沤，下焦如渎。上焦气盛，故如雾露之空濛。下焦水盛，故如川渎之注泻。而气水变化之原，出于中焦。中焦者，气水之交，气方升而水方降，水欲成气，气欲成水，气水未分，故其形如沤。

气之化水，由于肺胃；水之化气，由于肝脾。肺胃右降则阴生，故清凉而化水。气不化水者，肺胃之不降也。肝脾左升则阳生，故温暖而化气。水不化气者，肝脾之不升也。气不化水，则左陷于下而为气鼓；水不化气，则右逆于上而为水胀。而其根，总因土湿而阳败，湿土不运，则金木郁而升降窒故也。

【译文】

鼓胀者，中气之衰败所致。肺主气，肾主水。人身中半以上为阳，是为气分；中半以下为阴，是为水分。气盛于上，水盛于下，是阴阳之固定位置。而气下降则生水，水上升则化气，阴阳互根，气水循环。然而究其转运之枢纽，则全在于中气。中气一旦衰败，则气不化水而郁滞于下，是为气鼓；水不化气而泛滥于上，是为水胀。

《灵枢·营卫生会》：上焦如雾，中焦如沤，下焦如渎。

上焦气盛，故如雾露之空濛。下焦水盛，故如河水之注泻。而气水变化之原，出于中焦。中焦者，气水相交之地，气方升而水方降，水欲成气，气欲成水，气水不能截然分开，故其形如沤。

气之化水，由于肺胃；水之化气，由于肝脾。肺胃右降则阴生，故清凉而化水。气不化水者，由于肺胃之不降也。肝脾左升则阳生，故温暖而化气。水不化气者，由于肝脾之不升也。气不化水，则左陷于下而为气鼓；水不化气，则右逆于上而为水胀。而其根本原因，总在于脾土湿而肾阳败，湿土不运，则金木郁滞而升降窒塞不通。

气鼓

【原文】

气从上降，而推原其本，实自下升，坎中之阳，气之根也。气升于肝脾，肝脾左旋，温暖而化清阳，是气升于水分也。肝脾不升，阴分之气埋郁而下陷，故脐以下肿。

木性善达，其发达而不郁者，水温土燥而阳升也。水寒土湿，脾阳下陷，肝木不达，抑遏而克脾土。肝脾郁迫而不升运，是以凝滞而为胀满。

肝气不达，郁而生热，传于脾土。脾土受之，以其湿热，传于膀胱。五行之性，病则传其所胜，势固然也。土燥则木达而水清，土湿则气滞不能生水，木郁不能泄水，故水道不利，加之以热，故淋涩而黄赤。

脾土既陷，胃土必逆。脾陷则肝木下郁，胃逆则胆火上郁。其下热者，肝木之不升也；其上热者，胆火之不降也。病本则属湿寒，而病标则为湿热，宜泻湿而行郁，补脾阳而达木气，清利膀胱之郁热也。

桂枝姜砂汤

茯苓三钱　泽泻三钱　桂枝三钱　芍药三钱　甘草三钱，炙　砂仁一钱，炒，研　干姜三钱

煎大半杯，入砂仁，略煎，去渣，入西瓜浆一汤匙，温服。

膀胱湿热，小便红涩者，加栀子清之。脾肺湿旺，化生郁浊，腐败胶粘，不得下行，宜用瓜蒂散，行其痰饮。在下则泻利而出，在上则呕吐而出。去其菀陈，然后调之。

续随子仁，最下痰饮，用白者十数粒，研碎，去油，服之痰水即下。

瓜蒂散

瓜蒂二十个，研　赤小豆三钱，研　香豉三钱，研

热水一杯，煮香豉，令浓，去渣，调二末，温服。取吐下为度。

病重人虚者，不可服此，当用葶苈散。

【译文】

气从上向下降，而推究其原本，其实是自下向上升，因为坎中之阳是气之根本。气之升于肝脾，是凭借肝脾之左旋而上升，上升之气温暖而化清阳，这就说明气是从坎水上升的。若肝脾不升，阴分之气就会堵塞郁滞而下陷，所以出现脐以下肿的症状。

木性善达，其所以畅达而不郁者，水温土燥而阳升之故。若水寒土湿，脾阳下陷，肝木不达，抑遏而克脾土。肝脾郁迫而不上升、不运化，所以凝滞而为胀满。

肝气不达，郁而生热，传于脾土。脾土受之，并且将其湿热传于膀胱。五行之性，病则传其所胜，其发展态势就是如此。土燥则木达而水清，土湿则气滞不能生水，木郁不能泄水，故水道不利，加之以热，所以出现排尿淋涩而黄赤的症状。

脾土既陷之后，胃土必逆。脾陷则肝木下郁，胃逆则胆火上郁。其下热者，肝木之不升也；其上热者，胆火之不降也。病之本属于湿寒，而病之标则为湿热，治疗宜泻湿而行郁，补脾阳而达木气，清利膀胱之郁热。

桂枝姜砂汤

茯苓三钱　泽泻三钱　桂枝三钱　芍药三钱　甘草三钱，炙　砂仁一钱，炒，研　干姜三钱

煎大半杯，入砂仁，略煎，去渣，入西瓜浆一汤匙，温服。

若膀胱湿热，小便红涩者，加栀子清之。脾肺湿旺，化生郁浊，腐败胶粘，不得下行，宜用瓜蒂散，行其痰饮。在下则泻利而出，在上则呕吐而出。去其菀陈，然后调之。

续随子仁，最下痰饮，用白者十数粒，研碎，去油，服之痰水即下。

瓜蒂散

瓜蒂二十个，研　赤小豆三钱，研　香豉三钱，研

热水一杯，煮香豉，令浓，去渣，调二末，温服。取吐下为度。

病重人虚者，不可服此，当用葶苈散。

水胀

【原文】

水从下升，而推原其本，实自上降，离中之阴，水之根也。水降于肺胃，肺胃右转，清凉而化浊阴，是水降于气分也。肺胃不降，阳分之水淫泆而上逆，故脐以上肿。金性喜敛，其收敛而不郁者，阳明胃土之降也。土湿胃逆，肺无降路，阳分之水，不得下行，阴分之水，反得上泛。水入于肺，宗气隔碍，则为喘满；水入于经，卫气壅阻，则为肿胀。

水生于肺而统于肾，藏于膀胱而泄于肝。肾与膀胱之府，相为表里。

饮入于胃，脾阳蒸动，化为雾气，而上归于肺。肺金清肃，雾气洒扬，充灌于经络，熏泽于皮肤，氤氲郁霭，化为雨露。及乎中焦以下，则注集滂沛，势如江汉矣。

膀胱者，水之壑也。肺气化水，传于膀胱，肝气疏泄，水窍清通，是以肿胀不作。膀胱之窍，清则开而热则闭。《灵枢》：三焦者，入络膀胱，约下焦，实则闭癃，虚则遗溺。其虚而遗溺者，相火之下虚也，其实而闭癃者，非相火之下实也。以肾主蛰藏，肾气能藏，则相火秘固而膀胱清；肾气不藏，则相火泄露而膀胱热。相火蛰藏，膀胱清利，是谓之实。膀胱之热者，相火泄于肾藏而陷于膀胱也。

相火藏于肾水，原不泄露，其泄而不藏者，过在乙木。木性疏泄，疏泄之令畅，则但能泄水而不至泄火。水寒土湿，生气郁遏，疏泄之令不行，而愈欲疏泄，故相火不得秘藏，泄而不通，故水道不能清利。

相火之陷，其原在肝；肝气之陷，其原在脾。肝脾郁陷，合相火而生下热，传于己土，己土以其湿热传于膀胱，是以淋涩而赤黄也。

膀胱闭癃，水不归壑，故逆行于胸腹，浸淫于经络，而肿胀作焉。《水热穴论》：其本在肾，其标在肺，皆积水也。故水病下为胕肿大腹，上为喘呼不得卧者，标本俱病。

其本之在肾者，宜泻之于膀胱；其标之在肺者，宜泻之于汗孔。汗溺之行，总以燥土疏木为主。水病之作，虽在肺肾两藏，而土湿木郁，乃其根本也。

苓桂浮萍汤

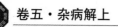

茯苓三钱　泽泻三钱　半夏三钱　杏仁三钱　甘草二钱　浮萍三钱　桂枝三钱

煎大半杯，热服。覆衣，取汗。

中气虚，加人参，寒加干姜。肺热，加麦冬、贝母。

苓桂阿胶汤

茯苓三钱　泽泻三钱　甘草二钱　桂枝三钱　阿胶三钱

煎大半杯，热服。

小便不清，加西瓜浆，热加栀子。中虚加人参，寒加干姜。

乙木遏陷，疏泄不行，阳败土湿，不能制伏水邪，故病肿胀。泻湿燥土，疏木行水，是定法也。后世八味加减之方，地黄助脾之湿，附子益肝之热，肝脾未至极败，服之可效，肝脾病深则不效，而反益其害，最误人也。

气位于上，水位于下。气之在上，虽壅满郁遏，而不至于胀，惟下陷而不升，则病气鼓；水之在下，虽停瘀凝结，而弗至于肿，惟上逆而不降，则病水胀。肿在身半以上者，水胀也；胀在身半以下者，气鼓也。其一身俱至肿胀者，气病于下而水病于上也。气水交病，则气中亦有积水，水中不无滞气。

总之，气不离水，水不离气，气滞则水凝，水积则气聚。气病于下者，其水道必不利；水病于上者，其气道必不通。仲景《金匮·水气》之法，腰以上肿，当发其汗，汗发则气通而水亦泄；腰以下肿，当利小便，便利则水行而气亦达矣。

【译文】

水从下向上升，而推究其原本，其实是自上向下降，离中之阴，即是坎水的根本。水之降于肺胃，是凭借肺胃之右转，清凉而化浊阴，这就说明水是自气分下降而来。若肺胃不降，阳分之水淫泆而上逆，所以出现脐以上肿的症状。

金性喜敛，其所以收敛而不郁者，阳明胃土能降之故。若土湿胃逆，则肺金无下降之路，而阳分之水不得下行，阴分之水反而上泛。其水入于肺，宗气被妨碍阻隔，则为喘满；水入于经，卫气壅阻，则为肿胀。

水生于肺而统于肾，藏于膀胱而泄于肝。肾脏与膀胱之腑，相为表里。

饮入于胃，脾阳蒸动，化为雾气，而上归于肺。肺金清肃，雾气洒扬，充灌于经络，熏泽于皮肤，氤氲郁霭，化为雨露。波及中焦以下，则水分汇集而充沛，势如江汉之水矣。

膀胱者，水之壑也。肺气化水，传于膀胱，肝气疏泄，水窍清通，所以肿胀不作。膀胱之为窍，清则开而热则闭。《灵枢》：三焦者，入络膀胱，约下焦，实则闭癃，虚则遗溺。其虚而遗尿者，相火之下虚也；其实而闭癃者，却不是相火之下实。因为肾主蛰藏，若肾气能藏，则相火秘固而膀胱清凉；若肾气不藏，则相火泄露而膀胱有热。相火蛰藏，膀胱清利，就是所谓的"实"。若膀胱之热者，是相火泄于肾藏而陷于膀胱也。

相火藏于肾水，原本不会泄露，其所以泄而不藏者，过错在于乙木。木性疏泄，若疏泄之令畅通，则只能泄水而不至于泄火。若水寒土湿，生升之气郁遏，疏泄之令不行，就会更加想要疏泄，所以相火不得秘藏，却又泄而不通，故水道不能清利。

相火之陷，其原本在肝，肝气之陷，其原本在脾。肝脾郁陷，合并相火一起而生下热，传于己土，己土以其湿热传于膀胱，所以排尿淋涩而尿色赤黄也。

膀胱闭癃，水不归壑，故逆行于胸腹，浸淫于经络，而肿胀就产生了。《水热穴论》：其本在肾，其标在肺，皆积水也。故水病下为胕肿大腹，上为喘呼不得卧者，是为标本俱病。

其本之在肾者，宜利尿使其泄之于膀胱；其标之在肺者，宜发汗使其泄之于汗孔。而汗尿之行，总以燥土疏木为主。水病的发作，虽在肺肾两脏，而脾土湿、肝木郁，乃是其根本。

苓桂浮萍汤

茯苓三钱　泽泻三钱　半夏三钱　杏仁三钱　甘草二钱　浮萍三钱　桂枝三钱

煎大半杯，热服。覆衣，取汗。

若中气虚，加人参，寒加干姜。肺热，加麦冬、贝母。

苓桂阿胶汤

茯苓三钱　泽泻三钱　甘草二钱　桂枝三钱　阿胶三钱

煎大半杯，热服。

小便不清，加西瓜浆，热加栀子。中虚加人参，寒加干姜。

乙木遏陷，疏泄不行，阳败土湿，不能制伏水邪，故病肿胀。治疗以泻湿燥土，疏木行水，是确定的法则。后世以八味丸加减之方，地黄助脾之湿，附子增肝之热，若肝脾未至极败，服之可效，若肝脾病深者则不效，而且反增其害，最误人。

气位于上，水位于下。其气之在上者，虽壅满郁遏，而不至于胀，惟下陷而不升，则病气鼓；其水之在下者，虽停瘀凝结，而不至于肿，惟上逆而不降，则病水胀。肿在身半以上者，水胀也；胀在身半以下者，气鼓也。其一身俱至肿胀者，气病于下而水病于上也。若气水交病，则气中亦有积水，水中亦有滞气。

总之，气不离水，水不离气，气滞则水凝，水积则气聚。气病于下者，其水道必不利；水病于上者，其气道必不通。仲景《金匮·水气》之法，腰以上肿，当发其汗，汗发则气通而水亦泄出；腰以下肿，当利小便，小便利则水行而气亦畅达。

噎膈根原

【原文】

噎膈者，阳衰土湿，上下之窍俱闭也。脾阳左升，则下窍能开；胃阴右降，则上窍不闭。下窍开，故旧谷善出；上窍开，故新谷善纳。新旧递嬗，出纳无阻，气化循环，所以无病。

其上下之开，全在中气。中气虚败，湿土湮塞，则肝脾遏陷，下窍闭涩而不出，肺胃冲逆，上窍梗阻而不纳，是故便结而溺癃，饮碍而食格也。

缘气之为性，实则清空，虚则滞塞。胃主降浊，脾主升清。胃降则浊气下传，上窍清空而无碍，是以善纳；脾升则清气上行，下窍洞达而莫壅，是以善出。胃逆则肺金不降，浊气郁塞而不纳；脾陷则肝木不升，清气涩结而不出。以阳衰土湿，中气不运，故脾陷而杜其下窍，胃逆而室其上窍。升降之枢轴俱废，出纳之机缄皆息也。

其糟粕之不出，全由脾陷而肝郁，而谷食之不纳，则不止胃逆而肺壅，兼有甲木之邪焉。甲木逆行，克贼戊土，土木抟结，肺无下行之路，雾气堙瘀，化生痰涎，胸膈滞塞，故食噎不下。肺津化痰，不能下润，水谷二窍，枯槁失滋，而乙木之疏泄莫遂，故便溺艰涩。总缘中气不治，所以升降反作，出纳无灵也。

苓桂半夏汤

茯苓三钱　泽泻三钱　甘草二钱　桂枝三钱　半夏三钱　干姜三钱　生姜三钱　芍药三钱

煎大半杯，温服。

噎病胸膈滞塞，雾气淫蒸而化痰饮。上脘不开，加以痰涎胶粘，故食阻不下，法宜重用半夏，以降胃气。痰盛者，加茯苓、橘皮，行其瘀浊，生姜取汁，多用益善。痰饮极旺，用瓜蒂散，吐其宿痰，下其停饮。胸膈洗荡，腐败清空，则饮食渐下矣。

胸膈之痞，缘肺胃上逆，浊气不降，而其中全是少阳甲木之邪。盖胃逆则肺胆俱无降路，胆木盘结，不得下行，经气郁迫，是以胸胁痛楚，当以甘草缓其迫急，芍药泻其木邪，柴胡、鳖甲散其结郁。若兼风木枯燥，则加阿胶、当归，滋木清风，其痛自差。

其大便燥结，粪粒坚硬，缘土湿胃逆，肺郁痰盛，不能化生津液，以滋大肠。大肠以阳明燥金之府，枯槁失滋，自应艰涩。而阴凝气闭，下窍不开，重以饮食非多，消化不速，谷滓有限，未能充满胃肠，顺行而下。盖以肝木郁陷，关窍堵塞，疏泄之令不行，是以便难。此宜以干姜、砂仁，温中破滞，益脾阳而开肠窍，以桂枝达木郁而行疏泄。干涩难下者，重用肉苁蓉，以滑肠窍，白蜜亦佳。木枯血燥，不能疏泄，加阿胶、当归，滋其风木。

其小便红涩，缘肺郁痰盛，不能生水以渗膀胱，而土湿木郁，疏泄不行，故水道不利。此宜苓、泽、桂枝，泻湿疏木，以通前窍。甚者，用猪苓汤加桂枝，猪、茯、滑、泽，泻湿燥土，桂枝、阿胶，疏木清风，水道自利。噎家痰多溲少，全是土湿。湿土莫运，肝不升达，是以溺癃；肺不降敛，是以痰盛。泻湿以苓、泽为主，佐以利肺疏肝之品，则痰消而溲长矣。

下窍闭塞，浊无泄路，痞郁胸膈，食自难下。下窍续开，胸膈浊气，渐有去路，上脘自开。再以疏利之品，去其胸中腐败，食无不下之理。而上下之开，总以温中燥土为主。土气温燥，胃不上逆，则肺降而噎开；脾不下陷，则肝升而便利矣。

庸工以为阴虚燥旺，用地黄、牛乳滋润之药，更可诛者，至用大黄。噎病之人，百不一生，尚可寿及一年者，若服汤药，则数月死矣。

医法失传，千古不得解人。能悟此理，则病去年增，不得死矣。

【译文】

噎膈者，阳衰土湿，上下之窍俱闭所致也。

若脾阳左升，则下窍能开；胃阴右降，则上窍不闭。下窍开，故旧谷善于排出；上窍开，故新谷善于受纳。新旧传递，出纳无阻，气化循环，所以无病。

其上下窍之开，全在于中气。若中气虚败，湿土郁遏堵塞，肝脾遏陷，则下窍闭涩而不出，肺胃冲逆，则上窍梗阻而不纳，因此大便秘结而小便癃闭，饮食妨碍而阻格。

因气之为性，实则清空，虚则滞塞。胃主降浊，脾主升清。胃降则浊气下传，上窍清空而无碍，所以善纳；脾升则清气上行，下窍通达而不壅，所以善出。胃逆则肺金不降，浊气郁塞而胃不受纳；脾陷则肝木不升，清气涩结而二便不出。因为阳衰土湿，中气不运，故脾陷而闭其下窍，胃逆而窒其上窍。升降之枢轴俱废，出纳之机关的功能都止息了。

其糟粕之不出，全由于脾陷而肝郁，而谷食之不纳，则不止于胃逆而肺壅，还兼有甲木之邪的作用。甲木逆行，克伤戊土，土木结滞，肺无下行之路，上焦如雾的洒布功能淤塞，化生痰涎，胸膈滞塞，故食噎不下。肺津化痰，不能下润，排尿和排泄大便的二窍就枯槁而失于滋养，再加上乙木之疏泄功能不顺畅，故大小便的排出艰涩困难。其总的原因是中气不治，所以升降反作，出纳失灵。

苓桂半夏汤

茯苓三钱　泽泻三钱　甘草二钱　桂枝三钱　半夏三钱　干姜三钱　生姜三钱　芍药三钱

煎大半杯，温服。

噎病胸膈滞塞，上焦如雾的洒布功能淤塞而化生痰饮。上脘不开，加以痰涎胶黏，故食阻不下，治法宜重用半夏，以降胃气。痰盛者，加茯苓、橘皮，以行其瘀浊，生姜取汁，多用益善。若痰饮极旺，用瓜蒂散，吐其宿痰，下其停饮。胸膈经过上述药物的洗荡，腐败清空，则饮食渐下矣。

胸膈之痞，缘于肺胃上逆，浊气不降，而其中全是少阳甲木之邪。因为胃逆则肺胆俱无降路，胆木盘结，不得下行，经气郁迫，因此胸胁痛楚，治疗当以甘草缓其迫急，芍药泻其木邪，柴胡、鳖甲散其结郁。若兼风木枯燥，则加阿胶、当归，滋木清风，其痛闷自然痊愈。

其大便燥结，粪粒坚硬者，缘于土湿胃逆，肺郁痰盛，不能化生津液以滋大肠。大肠作为阳明燥金之腑，若枯槁失滋，当然会艰涩不通。而阴凝气闭，下窍不开，再因为饮食非多，消化不速，谷滓有限，未能充满胃肠，顺行而下。肝木郁陷，关窍堵塞，疏泄之令不行，因此大便难解。此宜以干姜、砂仁，温中破滞，益助脾阳而开肠窍，以桂枝达木郁而行疏泄。干涩难下者，重用肉苁蓉，以滑肠窍，白蜜亦佳。木枯血燥，不能疏泄者，加阿胶、当归，滋养其风木。

其小便红涩，缘于肺郁痰盛，不能生水以下渗膀胱，而土湿木郁，疏泄不行，故水道不利。此宜茯苓、泽泻、桂枝，泻湿疏木，以通前窍。甚者，用猪苓汤加桂枝，猪苓、茯苓、滑石、泽泻，泻湿燥土，桂枝、阿胶，疏木清风，水道自利。噎膈病人痰多溲少，全是土湿。湿土莫运，肝不升达，因此溺癃；肺不降敛，因此痰盛。泻湿以苓、泽为主，佐以利肺疏肝之品，则痰消而溲长矣。

下窍闭塞，浊无泄路，痞郁胸膈，饮食自然难以下咽。若下窍续开，胸膈浊气渐有去路，上脘自开。再以疏利之品，去其胸中腐败，则食无不下之理。而上下窍之开通，总以温中燥土为主要治法。土气温燥，胃不上逆，则肺降而噎开；脾不下陷，则肝升而大小便通利。

庸工以为阴虚燥旺，用地黄、牛乳滋润之药；更可诛者，甚至用大黄。致使噎病之人，百不一生。本来还可以有一年寿命的人，若服了庸医误用的汤药，则数月死亡。

医法失传，即使千年之久也难得理解之人。若能悟得此理，则病去而年寿增加，不得死矣。

反胃根原

【原文】

反胃者，阳衰土湿，下脘不开也。饮食容纳，赖于胃阴之降；水谷消磨，藉乎脾阳之升。中气健旺，则胃降而善纳，脾升而善磨。水谷化消，关门洞启，精华之上奉者，清空无滞，是以痰涎不生；渣滓之下达者，传送无阻，是以便溺不涩。

湿盛阳亏，中气虚败，戊土偏衰，则能消而不能受；己土偏弱，则能受而不能消。以阳含阴则性降，降则化阴而司受盛，故胃以阳土而主纳；阴含阳则气升，升则化阳而司消腐，故脾以阴土而主磨。阳性开，阴性闭，戊土善纳，则胃阳上盛而窍开；己土不磨，则脾阴下旺而窍闭。水谷善纳，上窍常开，所以能食；饮食不磨，下窍常闭，所以善吐。盖土性回运，气化无停，新故乘除，顷刻莫间。饮食不磨，势难久驻，下行无路，则逆而上涌，自然之理也。

其便结者，糟粕之传送无多也。隧窍闭涩，而渣滓有限，不能遽行，蓄积既久，而后破溢而下。下而又闭，闭而又下，零星断续，不相联属。及其迟日延时，传诸魄门，则粪粒坚硬，形如弹丸。缘大肠以燥金之府，而肺津化痰，不能下润，故燥涩而艰难也。

仲景《金匮》于反胃呕吐，垂大半夏之法，补中降逆而润肠燥，反胃之圣方也。若与茯苓四逆合用，其效更神矣。

姜苓半夏汤

人参三钱　半夏三钱　干姜三钱　茯苓三钱　白蜜半杯

河水扬之二百四十遍，煎大半杯，入白蜜，温服。

反胃与噎膈同理，但上脘不闭耳，全以温中燥湿，降逆开结为主。土燥阳回，饮食消化，自然不吐。谷精下润，渣滓盛满，传送无阻，大便自易。

湿气渗泄，必由便溺，若肝气不能疏泄，加桂枝、阿胶，疏木清风。利水滑肠之法，依噎膈诸方，无有异也。

【译文】

反胃者，阳衰土湿，下脘不开也。饮食容纳，依赖于胃阴之降；水谷消磨，依赖于脾阳之升。若中气健旺，则胃降而善纳，脾升而善磨。水谷化消，关卡开启畅通，其精华之上奉者，清空无滞，因此痰涎不生；其渣滓之下达者，传送无阻，因此大小便不涩。

若湿盛阳亏，中气虚败，戊土偏衰，则能消化而不能受纳；若己土偏弱，则能受纳而不能消化。因为阳中含阴则性降，降则化阴而主受盛，故胃以阳土而主受纳；阴中含阳则气升，升则化阳而主消化腐熟，故脾以阴土而主消磨。阳性开，阴性闭，戊土善纳，则胃阳上盛而窍开；己土不磨，则脾阴下旺而窍闭。水谷善纳，上窍常开，所以能食；饮食不磨，下窍常闭，所以容易吐。因为中气运转，气化无停，新旧交替，没有片刻停止。若饮食不能消磨，而中气运转，新旧交替的态势不可能长久停止，可是又下行无路，则只有逆行而上涌，这是自然的道理。

其大便秘结者，糟粕之传送无多也。肠道关窍闭涩，而渣滓又有限，所以不能在较短时间内通畅运行，待其蓄积既久之后破溢而下。大便通下、排出一段时间之后又闭，闭一段时间之后又通下、排出，零星断续，不相连接。以至于延迟时日既久，所以糟粕传到肛门的时候粪粒坚硬，形如弹丸。因为大肠是燥金之腑，而肺津转化为痰涎，津液不能下润大肠，故大便燥涩而排出艰难。

仲景《金匮》对于反胃呕吐，流传下来大半夏汤之法，补中降逆而润肠燥，为治疗反胃之圣方也。若与茯苓四逆汤合用，其效更神矣。

姜苓半夏汤

人参三钱　半夏三钱　干姜三钱　茯苓三钱　白蜜半杯

河水扬之二百四十遍，煎大半杯，入白蜜，温服。

反胃与噎膈同理，只是上脘不闭而已，治疗应全以温中燥湿，降逆开结为主。使其土燥阳回，饮食消化，自然就不会呕吐了。水谷精微下润，渣滓盛满，传送无阻，大便排出也就容易了。

湿气的渗泄，必须要通过大便、小便方可排除。若肝气不能疏泄，加桂枝、阿胶，疏木清风。利水滑肠之法，依噎膈诸方，无有其他不同。

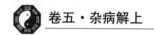 消渴根原

【原文】

消渴者，足厥阴之病也。厥阴风木与少阳相火，相为表里。风木之性，专欲疏泄，土湿脾陷，乙木遏抑，疏泄不遂，而强欲疏泄，则相火失其蛰藏。手少阳三焦以相火主令，足少阳胆从相火化气。手少阳陷于膀胱，故下病淋癃；足少阳逆于胸膈，故上病消渴。缘风火合邪，津血耗伤，是以燥渴也。

淋因肝脾之陷，消因胆胃之逆。脾陷而乙木不升，是以病淋；胃逆而甲木不降，是以病消。脾陷胃逆，二气不交，则消病于上，而淋病于下。但是脾陷，则淋而不消；但是胃逆，则消而不淋。淋而不消者，水藏而木不能泄也；消而不淋者，木泄而水不能藏也。木不能泄，则肝气抑郁而生热，膀胱热涩，故溲便不通；水不能藏，则肾阳泄露而生寒，肾藏寒滑，故水泉不止。

肝木生于肾水而胎心火，火之热者，木之温气所化；木之温者，水之阳根所发。水主蛰藏，木主疏泄，木虚则遏抑子气于母家，故疏泄不行，而病淋涩；木旺则盗泄母气于子家，故蛰藏失政，而善溲溺。

《素问·气厥论》：心移热于肺，肺消。肺消者，饮一溲二，死不治。此上下俱寒，上寒则少饮，下寒则多溲。饮一溲二，是精溺之各半也，是以必死。《金匮》：男子消渴，小便反多，饮一斗，小便一斗。此下寒上热，下寒则善溲，上热则善饮。饮一溲一，是溺多而精少也，则犹可治。渴欲饮水，小便不利者，是消淋之兼病者也。

肾气丸

地黄二两八钱　山萸一两四钱　山药一两四钱　丹皮一两　茯苓一两　泽泻一两　桂枝三钱五分　附子三钱五分

炼蜜丸，梧子大，酒下十五丸，日再服。不知，渐加。

《金匮》：消渴，饮一斗，小便一斗，上伤燥热，下病湿寒，燥热在肝肺之经，湿寒在脾肾之藏。肾气丸，茯苓、泽泻，泻湿燥土，地黄、丹、桂，清风疏木，附子温肾水之寒，薯蓣、山萸，敛肾精之泄，消渴之神

方也。

肝主疏泄，木愈郁而愈欲泄，泄而不通，则小便不利，泄而失藏，则水泉不止。肾气丸能缩小便之太过，亦利小便之不通。《金匮》：小便一斗者主之，小便不利者亦主之，以其泻湿而燥土，清风而疏木也。

猪苓汤

猪苓三钱　茯苓三钱　泽泻三钱　滑石三钱，研　阿胶三钱

煎大半杯，入阿胶，消化，温服。

治上消下淋者。

上渴而下淋者，土湿木郁而生风燥。猪、茯、滑、泽，泻湿燥土，阿胶滋木清风，解渴通淋之良法也。

若木郁不能疏泄，宜加桂枝，以达木气。若消淋兼作而发热脉浮者，是土湿木郁而感风邪，当以五苓发其汗也。

桂附苓乌汤

茯苓三钱　泽泻三钱　桂枝三钱　干姜三钱　附子三钱　龙骨三钱，煅，研　牡蛎三钱，煅，研　首乌三钱，蒸

煎大半杯，温服。

治饮一溲二者。

《素问》饮一溲二，水寒土湿，木气疏泄，宜苓、泽，泻湿燥土，姜、附，暖水温中，桂枝、首乌，达木荣肝，龙骨、牡蛎，敛精摄溺。病之初起，可以救药，久则不治。

【译文】

消渴者，足厥阴肝之病变所致。厥阴风木与少阳相火，相为表里。风木之性，专欲疏泄，若土湿脾陷，乙木遏抑，疏泄不遂，而又强欲疏泄，则相火失其蛰藏。手少阳三焦以相火主令，足少阳胆从相火化气。手少阳陷于膀胱，故下病淋、癃；足少阳逆于胸膈，故上病消渴。因为风火合邪，津血耗伤，因此燥渴也。

淋因肝脾之陷，消渴因胆胃之逆。脾陷而乙木不升，所以病淋；胃逆而甲木不降，所以病消渴。脾陷胃逆，二气不交，则消病于上，而淋病于下。如果只是脾陷，则淋而不消；只是胃逆，则消而不淋。淋而不消者，水能藏而木不能泄也；消而不淋者，木能泄而水不能藏也。木不能泄，则

143

肝气抑郁而生热，膀胱热涩，故溲便不通；水不能藏，则肾阳泄露而生寒，肾脏寒滑，故水泉不止。

肝木生于肾水而孕育心火，火之热者，木之温气所化；木之温者，水之阳根所发。水主蛰藏，木主疏泄，木虚则遏抑子气于母家，故疏泄不行，而病淋涩；木旺则盗泄母气于子家，故蛰藏失政，而善溲溺。

《素问·气厥论》：心移热于肺，肺消。肺消者，饮一溲二，死不治。此为上下俱寒之证，上寒则少饮，下寒则多溲。饮一溲二，是精、尿之各半也，所以必死。《金匮要略》：男子消渴，小便反多，饮一斗，小便一斗。此下寒上热，下寒则善溲，上热则善饮。饮一溲一，是尿多而精少也，则还可以治。渴欲饮水，小便不利者，是消、淋之兼病者也。

肾气丸

地黄二两八钱　山萸一两四钱　山药一两四钱　丹皮一两　茯苓一两　泽泻一两　桂枝三钱五分　附子三钱五分

炼蜜丸，梧子大，酒下十五丸，日再服。不知，渐加。

《金匮要略》：消渴，饮一斗，小便一斗，上伤燥热，下病湿寒，燥热在肝肺之经，湿寒在脾肾之脏。肾气丸以茯苓、泽泻，泻湿燥土，地黄、丹皮、桂枝，清风疏木，附子温肾水之寒，薯蓣、山萸，敛肾精之泄，消渴之神方也。

肝主疏泄，木愈郁而更欲泄，泄而不通，则小便不利，泄而失藏，则水泉不止。肾气丸能缩小便之太过，亦利小便之不通。《金匮要略》：小便一斗者主之，小便不利者亦主之，以其泻湿而燥土，清风而疏木也。

猪苓汤

猪苓三钱　茯苓三钱　泽泻三钱　滑石三钱，研　阿胶三钱

煎大半杯，入阿胶，溶化，温服。

此方治上消下淋者。

上渴而下淋者，土湿木郁而生风燥。猪苓、茯苓、滑石、泽泻，泻湿燥土，阿胶滋木清风，是为解除消渴、利尿通淋之良法也。

若木郁不能疏泄，宜加桂枝，以达木气。若消、淋兼作而发热脉浮者，是土湿木郁而感风邪，当以五苓散发其汗也。

桂附苓乌汤

茯苓三钱　　泽泻三钱　　桂枝三钱　　干姜三钱　　附子三钱　　龙骨三钱，煅，研
牡蛎三钱，煅，研　首乌三钱，蒸

煎大半杯，温服。

治饮一溲二者。

《素问》饮一溲二，水寒土湿，木气疏泄，宜苓、泽，泻湿燥土，姜、附，暖水温中，桂枝、首乌，达木荣肝，龙骨、牡蛎，敛精摄尿。病之初起，可以救药，久则不治。

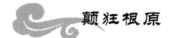

颠狂根原

【原文】

颠狂者，即惊悸之重病也。肝为木，其气风，其志怒，其声呼。心为火，其气热，其志喜，其声言。肺为金，其气燥，其志悲，其声哭。肾为水，其气寒，其志恐，其声呻。脾为土，其气湿，其志忧，其声歌。气之方升而未升则怒，已升则为喜；气之方降而未降则悲，已降则为恐。盖陷于重渊之下，志意幽沦，是以恐作。方其半陷，则凄凉而为悲，悲者，恐之先机也。升于九天之上，神气畅达，是以喜生。方其半升，则拂郁而为怒，怒者，喜之未遂也。

凡人一藏之气偏盛，则一藏之志偏见，而一藏之声偏发。颠病者，安静而多悲恐，肺肾之气旺也；狂病者，躁动而多喜怒，肝心之气旺也。肺肾为阴，肝心为阳。《二十难》曰：重阴者颠，重阳者狂。正此义也。而金水之阴旺，则因于阳明之湿寒；木火之阳盛，则因于太阴之湿热。缘胃土右降，金水所从而下行，湿则不降，金水右滞而生寒，金旺则其志悲，水旺则其志恐也。脾土左升，木火所从而上行，湿则不升，木火左郁而生热，木旺则其志怒，火旺则其志喜也。湿寒动则寝食皆废，悲恐俱作，面目黄瘦，腿膝清凉，身静而神迷，便坚而溺涩，此皆金水之旺也。湿热动则眠食皆善，喜怒兼生，面目红肥，臂肘温暖，身动而神慧，便调而水利，此皆木火之旺也。

颠缘于阴旺，狂缘于阳旺。阴阳相判，本不同气，而颠者历时而小狂，狂者积日而微颠。阳胜则狂生，阴复则颠作，胜复相乘而颠狂迭见，此其

阴阳之俱偏者也。

苓甘姜附龙骨汤

半夏三钱　甘草二钱　干姜三钱　附子三钱　茯苓三钱　麦冬三钱，去心
龙骨三钱　牡蛎三钱

煎大半杯，温服。

有痰者，加蜀漆。

治颠病悲恐失正者。

丹皮柴胡犀角汤

丹皮三钱　柴胡三钱　犀角一钱，研汁　生地三钱　芍药三钱　茯苓三钱
甘草二钱，炙

煎大半杯，温服。

有痰者，加蜀漆。

治狂病喜怒乖常者。

劳伤中气，土湿木郁，则生惊悸。湿旺痰生，迷其神智，喜怒悲恐，缘情而发，动而失节，乃病颠狂。颠狂之家，必有停痰。痰者，颠狂之标，湿者，颠狂之本。颠起于惊，狂生于悸，拔本塞原之法，不在痰。若宿痰胶固，以瓜蒂散上下涌泄，令脏腑上下清空，然后燥土泻湿，以拔其本。

【译文】

颠狂者，即惊悸之重病也。肝为木，其气为风，其志为怒，其声为呼。心为火，其气为热，其志为喜，其声为言。肺为金，其气为燥，其志为悲，其声为哭。肾为水，其气为寒，其志为恐，其声为呻。脾为土，其气为湿，其志为忧，其声为歌。气之方升而未升之时则为怒，已升之后则为喜；气之方降而未降之时则为悲，已降之后则为恐。因为陷于重渊之下，志意幽闭沉沦，所以恐作。当其正处在半陷的时候，则凄凉而为悲；悲者，恐之先机前奏也。当气机升达于九天之上，神气畅达，所以喜生。当其正处在半升的时候，则拂郁而为怒；怒者，喜之未遂也。

凡人一脏之气偏盛，则一脏之志偏见，而一脏之声偏发。颠病者，安静而多悲恐，肺肾之气旺也；狂病者，躁动而多喜怒，肝心之气旺也。肺肾为阴，肝心为阳。《难经·二十难》曰：重阴者颠，重阳者狂。正是讲的这个义理。而金水之阴旺，则因于足阳明胃之湿寒；木火之阳盛，则因于

足太阴脾之湿热。因为胃土右降，则金水所从而下行，若湿则不降，金水右滞而生寒，金旺则其志悲，水旺则其志恐也。脾土左升，木火所从而上行，若湿则不升，木火左郁而生热，木旺则其志怒，火旺则其志喜也。湿寒动则寝食皆废，悲恐俱作，面目黄瘦，腿膝清凉，身静而神迷，大便坚硬而小便滞涩，此皆金水之旺也。湿热动则眠食皆善，喜怒兼生，面目红肥，臂肘温暖，身动而神慧，大便调畅而小便通利，此皆木火之旺也。

颠缘于阴旺，狂缘于阳旺。阴阳相别，本不同气，但是颠者时间长了就会带有小狂，狂者时间长了就会带有小颠。阳气胜则狂生，阴气复归则颠作，胜复相乘而颠狂交替出现，此其阴阳之俱偏者也。

苓甘姜附龙骨汤

半夏三钱　甘草二钱　干姜三钱　附子三钱　茯苓三钱　麦冬三钱，去心　龙骨三钱　牡蛎三钱

煎大半杯，温服。

有痰者，加蜀漆。

治颠病悲恐失常者。

丹皮柴胡犀角汤

丹皮三钱　柴胡三钱　犀角一钱，研汁　生地三钱　芍药三钱　茯苓三钱　甘草二钱，炙

煎大半杯，温服。

有痰者，加蜀漆。

治狂病喜怒失常者。

劳伤中气，土湿木郁，则生惊悸。湿旺痰生，迷其神智，喜怒悲恐，因情而发，情绪活动失去节度，乃病颠狂。颠狂之人，必有停痰。痰者，颠狂之标，湿者，颠狂之本。颠起于惊，狂生于悸。从源头上根治的方法不在痰，若宿痰胶固，以瓜蒂散上下涌泄，令脏腑上下清空，然后燥土泻湿，以拔除其病根。

痰饮根原

【原文】

痰饮者，肺肾之病也，而根原于土湿。肺肾为痰饮之标，脾胃乃痰饮之本。盖肺主藏气，肺气清降则化水；肾主藏水，肾水温升则化气。阳衰土湿，则肺气壅滞，不能化水，肾水凝瘀，不能化气。气不化水，则郁蒸于上而为痰；水不化气，则停积于下而为饮。大凡阳虚土败，金水埋菀，无不有宿痰留饮之疾。

清道堵塞，肺气不布，由是壅嗽发喘，息短胸盛，眠食非旧，喜怒乖常。盖痰饮伏留，腐败壅阻，碍气血环周之路，格精神交济之关，诸病皆起，变化无恒，随其本气所亏而发，而总由脾阳之败。缘足太阴脾以湿土主令，手太阴肺从湿土化气，湿旺脾亏，水谷消迟，脾肺之气，郁而不宣，淫生痰涎。岁月增加，久而一身精气，尽化败浊，微阳绝根，则人死矣。

高年之人，平素阳虚，一旦昏愦痰鸣，垂头闭目，二三日即死。此阳气败脱，痰证之无医者也。其余百病，未至于此。

悉宜燥土泻湿，绝其淫泆生化之源，去其瘀塞停滞之物，使之精气播宣，津液流畅，乃可扶衰起危，长生不死耳。

姜苓半夏汤

茯苓三钱　泽泻三钱　甘草二钱　半夏三钱　橘皮三钱　生姜三钱

煎大半杯，温服。

百病之生，悉由土湿，是以多有痰证，而鼓胀、噎膈、虚劳、吐衄、嗽喘、惊悸之家更甚。原因土湿阳虚，气滞津凝。法宜燥土泻湿，利气行郁，小半夏加茯苓、橘皮，是定法也。

在上之痰，半成湿热；在下之饮，纯属湿寒。上下殊方，温清异制，大要以温燥水土为主。上热者，加知母、石膏。下寒者，佐干姜、附子。痰之陈宿缠绵，胶固难行者，加枳实开之。饮之停瘀脏腑者，上在胸膈，用十枣汤泻其气分；下在脐腹，用猪苓汤泻于水道；流溢经络者，用五苓散泻之汗孔。上脘之痰，可从吐出；中脘之痰，可从便下。若经络之饮，非使之化气成津，泻于汗尿，别无去路也。一切痰饮，用瓜蒂散吐下之，功效最捷。续随子仁，驱逐痰饮，亦良物也。

【译文】

痰饮者，肺肾之病也，而其根原在于土湿。肺肾为痰饮之标，脾胃乃痰饮之本。因为肺主藏气，肺气清降则化水；肾主藏水，肾水温升则化气。若阳衰土湿，则肺气壅滞，不能化水；肾水凝瘀，不能化气。气不化水，则郁蒸于上而为痰；水不化气，则停积于下而为饮。大凡阳虚土败，再加之金水二脏的功能郁滞不畅，无不有宿痰留饮之疾。

若清空之道堵塞，肺气不能宣布，因此而壅嗽喘促，气短，胸中盛满，睡眠、饮食不像以前那么好，喜怒等情绪变化也失常。这是因为痰饮伏留，腐败壅阻，妨碍气血环周之路，阻格精神交济之关，所以诸病皆起，变化无常，随其本气所亏而发作，而总由于脾阳之败。因为足太阴脾以湿土主令，手太阴肺从湿土化气，若湿旺脾亏，饮食水谷消磨运化迟滞，则脾肺之气，郁而不宣，因而淫生痰涎。随着岁月的增加，久而一身精气，尽化为败浊，微阳绝根，则人死矣。

高年之人，平素阳虚，一旦昏愦痰鸣，垂头闭目，二三日即死。此阳气败脱，在痰证之中属于无法治愈者。其余各种病，未至于此。

治疗都应该燥土泻湿，绝其痰湿生化之源，去其瘀塞停滞之物，使之精气播散宣通，津液流畅，乃可扶衰起危，长寿不死。

姜苓半夏汤

茯苓三钱　泽泻三钱　甘草二钱　半夏三钱　橘皮三钱　生姜三钱

煎大半杯，温服。

百病之生，都因为土湿，因此多有痰证，而鼓胀、噎膈、虚劳、吐衄、嗽喘、惊悸之人更甚。其原因是土湿阳虚，气滞津凝。治法宜燥土泻湿，利气行郁，小半夏加茯苓、橘皮，是确定之法。

在上之痰，一半可成为湿热；在下之饮，则纯属湿寒。在上在下治法不同，温法清法各有所异，而大要应以温燥水土为主。上热者，加知母、石膏。下寒者，佐干姜、附子。若痰之陈久缠绵，胶固难行者，加枳实以开之。饮之停瘀脏腑者，上在胸膈，用十枣汤泻其气分；下在脐腹，用猪苓汤泻于水道；流溢经络者，用五苓散泻之汗孔。

上脘之痰，可从吐出；中脘之痰，可从大便泻下。如果是经络之痰饮水湿，除非使之化气成津，排泄于汗尿，别无其他出路。

一切痰饮，用瓜蒂散吐下之，功效最捷。续随子仁，驱逐痰饮，也是良药。

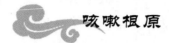
咳嗽根原

【原文】

咳嗽者，肺胃之病也。胃土右转，肺金顺下，雾气降洒，津液流通，是以无痰；呼吸安静，上下无阻，是以不嗽。胃土上逆，肺无降路，雾气堙塞，故痰涎淫生，呼吸壅碍，则咳嗽发作。其多作于秋冬者，风寒外闭，里气愈郁故也。

而胃之所以不降，全缘阳明之阳虚。太阴以己土而生湿，阳明从庚金而化燥。燥敌其湿，则胃降而脾升；湿夺其燥，则脾陷而胃逆。以燥为阳而湿为阴，阳性运而阴性滞，理自然也。

《素问·咳论》：其寒饮食入胃，从肺脉上至于肺则肺寒，肺寒则外内合邪，因而客之，则为肺咳。是咳嗽之证，因于胃逆而肺寒，故仲景治咳，必用干姜、细辛。

其燥热为嗽者，金燥而火炎也。手阳明以燥金主令，燥气旺则手太阴化气于庚金而不化气于湿土，一当胃逆胆升，刑以相火，则壅嗽生焉。然上虽燥热，而下则依旧湿寒也。盖肺胃顺降，则相火蛰藏而下温；肺胃逆升，则相火浮动而上热。上热则下寒，以其火升而不降也。

缘足太阴之湿盛，则辛金从令而化湿，是生湿嗽；手阳明之燥盛，则戊土从令而化燥，是生燥咳。燥则上热，湿则下寒。究之，湿为本而燥为标，寒为原而热为委。悟先圣咳嗽之义，自得之矣。

姜苓五味细辛汤

茯苓三钱　甘草二钱　干姜三钱　半夏三钱　细辛三钱　五味一钱，研

煎大半杯，温服。

咳证缘土湿胃逆，肺金不降。气滞痰生，窍隧阻碍，呼吸不得顺布。稍感风寒，闭其皮毛，肺气愈郁，咳嗽必作。其肺家或有上热，而非脾肾湿寒，不成此病。岐伯之论，仲景之法，不可易也。

其甚者，则为齁喘，可加橘皮、杏仁，以利肺气。若肺郁生热，加麦冬、石膏，清其心肺。若胆火刑金，加芍药、贝母，以清胆肺。劳嗽吐血，加柏叶，以敛肺气。若感冒风寒，嚏喷流涕，头痛恶寒，加生姜、苏叶，以解表邪。

【译文】

咳嗽者，肺胃之病也。若胃土右转，肺金顺下，如雾气之降洒，则津液流通，因此无痰；呼吸安静，上下无阻，因此不嗽。若胃土上逆，肺无降路，如雾气之郁塞，故痰涎浸淫而生，则呼吸壅碍，咳嗽发作。其所以较多发作于秋冬者，是因为风寒外闭，里气更为郁塞的缘故。

而胃之所以不降，都是因为足阳明之阳虚。足太阴以己土而生湿，足阳明从庚金而化燥。若燥胜其湿，则胃降而脾升；而湿胜其燥，则脾陷而胃逆。因燥为阳而湿为阴，阳性运而阴性滞，为自然之理。

《素问·咳论》：其寒饮食入胃，从肺脉上至于肺则肺寒，肺寒则外内合邪，因而客之，则为肺咳。

这说明咳嗽之证，是因于胃逆而肺寒，故仲景治咳，必用干姜、细辛。

若其燥热为嗽者，是金燥而火炎也。手阳明以燥金主令，燥气旺则手太阴化气于庚金而不化气于湿土，一旦胃逆胆升，伤之以相火，则肺气壅滞而产生咳嗽。然而上虽燥热，其下则依旧湿寒也。因为肺胃顺降，则相火蛰藏而下温；而肺胃逆升，则相火浮升而上热。上热则下寒，因为其火升而不降的缘故。

因为足太阴之湿盛，则辛金从其令而化湿，因此而产生湿嗽；若手阳明之燥盛，则戊土从其令而化燥，因此而产生燥咳。燥则上热，湿则下寒。而究其本原，则湿为本而燥为标，寒为始而热为末。悟得先圣治疗咳嗽所用药物之义，自然就明白了。

姜苓五味细辛汤

茯苓三钱　甘草二钱　干姜三钱　半夏三钱　细辛三钱　五味子一钱，研

煎大半杯，温服。

咳证缘于土湿胃逆，肺金不降。如此则气滞痰生，窍道阻碍，呼吸不得顺畅。稍感风寒，闭其皮毛，肺气愈郁，咳嗽必作。若其肺部或有上热，而非脾肾湿寒，不会成为此病。岐伯之论，仲景之法，不可改易。

其甚者，则为鼽喘，可加橘皮、杏仁，以利肺气。若肺郁生热，加麦冬、石膏，清其心肺。若胆火刑金，加芍药、贝母，以清胆肺。劳嗽吐血，加侧柏叶，以敛肺气。若感冒风寒，嚏喷流涕，头痛，恶寒，加生姜、苏叶，以解其表邪。

肺痈根原

【原文】

肺痈者，湿热之郁蒸也。阳衰土湿，肺胃不降，气滞痰生，胸膈瘀塞，湿郁为热，淫泆熏蒸，浊瘀臭败，腐而为脓。始萌尚可救药，脓成肺败则死。此缘湿旺肺郁，风闭皮毛，卫气收敛，营郁为热，热邪内闭，蒸其痰涎而化痈脓故也。

盖风中于表，则腠理疏泄而汗出；热蒸于里，则经阳遏闭而恶寒。卫阳外敛，呼气有出而不入；营阴内遏，吸气有入而不出。营卫不交，风热兼作，风邪外伤其皮毛。皮毛者，肺之合也。湿土郁满，肺气不降，而风袭皮毛，泄其卫气，卫气愈泄而愈敛，皮毛始开而终闭。肺气壅塞，内外不得泄路，痞闷喘促，痰嗽弥增。口干咽燥，而不作渴，少饮汤水，则津液沸腾，多吐浊沫。热邪内伤其津血，津血与痰涎郁蒸，腐化脓秽，吐如米粥。久而肺藏溃烂，是以死也。

病生肺部，而根原于胃逆，其胸膈之痛，则是胆木之邪。以胃土不降，肺胆俱无下行之路，胆以甲木而化相火，甲木克戊土，则膈上作疼，相火刑辛金，则胸中生热。是宜并治其标本也。

苏叶橘甘桔汤

苏叶三钱　甘草二钱　桔梗三钱　杏仁三钱　茯苓三钱　贝母三钱　橘皮三钱　生姜三钱

煎大半杯，温服。

胃逆胸满重，加半夏。

肺痈胸膈湿热，郁蒸痰涎，而化痈脓。痰盛宜逐，脓成当泻。胶痰堵塞，以甘遂、葶苈之属驱之；脓血腐瘀，以丹皮、桃仁之类排之。剧者用仲景二白散，吐下脓秽，以救藏真，胜于养痈遗害者也。

二白散

桔梗三分　贝母三分　巴豆一分，去皮，炒，研如脂

为末，饮服半钱匕。虚者减之。

脓在膈上则吐，在膈下则泄。下多，饮冷水一杯，则止。

葶苈大枣泻肺汤

葶苈炒黄，研，弹子大　大枣十二枚

水三杯，煮枣，取二杯，去枣，入葶苈，煮取一杯，顿服。

脓未成则痰下，脓已成则脓下。

【译文】

肺痈者，湿热之郁蒸所致。阳衰土湿，肺胃不降，气滞痰生，胸膈瘀塞，湿郁为热，浸淫熏蒸，浊瘀臭败，腐而为脓。始萌尚可救药，脓成肺败则死。此缘于湿旺肺郁，风闭皮毛，卫气收敛，营郁为热，热邪内闭，蒸其痰涎而化痈脓故也。

大概来说，风中于表，则腠理疏泄而汗出；热蒸于里，则经脉之阳气遏闭而恶寒。卫阳外敛，呼气有出而不入；营阴内遏，吸气有入而不出。营卫不交，风热兼作。风邪外伤其皮毛，皮毛者，肺之合也。湿土郁满，肺气不降，而又加之以风袭皮毛，泄其卫气，卫气愈泄而愈欲敛，故皮毛腠理始开而终闭。肺气壅塞，内外不得泄路，痞闷喘促，痰嗽越来越加重。口干咽燥，而不作渴，稍微饮一点汤水，则津液沸腾，而多吐浊沫。热邪内伤其津血，津血与痰涎郁蒸而腐化脓秽，痰液吐出如米粥。久而肺脏溃烂，并因此而致死。

病生于肺部，而根原在于胃逆，其胸膈之痛，则是胆木之邪所致。因胃土不降，肺胆俱无下行之路，胆以甲木而化相火，甲木克伤戊土，则膈上作疼，相火刑伤辛金，则胸中生热。所以其治法应该标本兼治。

苏叶橘甘桔汤

苏叶三钱　甘草二钱　桔梗三钱　杏仁三钱　茯苓三钱　贝母三钱　橘皮三钱　生姜三钱

煎大半杯，温服。

胃逆，胸满严重，加半夏。

肺痈胸膈湿热，郁蒸痰涎，而化痈脓。痰盛宜逐，脓成当泻。胶痰堵

塞，以甘遂、葶苈之属驱之；脓血腐瘀，以丹皮、桃仁之类排之。剧者用仲景二白散，吐下脓秽，以救内脏正气，胜于养痈贻害者也。

二白散

桔梗三分　贝母三分　巴豆一分，去皮，炒，研如脂

共为末，饮服半钱匕。体虚者减少服用剂量。

服药后，脓在膈上则吐，在膈下则泄。若泻下太多，饮冷水一杯，则止。

葶苈大枣泻肺汤

葶苈炒黄，研，弹子大　大枣十二枚

水三杯，煮枣，取二杯，去枣，入葶苈，煮取一杯，顿服。

服药后，脓未成者则下痰，脓已成者则下脓。

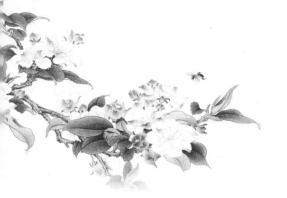

卷六·杂病解中

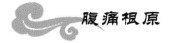

腹痛根原

【原文】

腹痛者，土湿而木贼之也。乙木升于己土，甲木降于戊土，肝脾左旋，胆胃右转，土气回运而木气条达，故不痛也。水寒土湿，脾气陷而胃气逆，肝胆郁遏，是以痛作。

盖乙木上升，是为枝叶，甲木下降，是为根本。脾陷则乙木之枝叶不能上发，横塞地下而克己土，故痛在少腹；胃逆则甲木之根本不能下培，盘郁地上而克戊土，故痛在心胸。肝胆之经，旁循胁肋，左右并行，而三阳之病，则外归于经，三阴之病，则内归于藏。以阴盛于内而阳盛于外，故痛在脏腑者，厥阴之邪，痛在胁肋者，少阳之邪也。至于中气颓败，木邪内侵，则不上不下，非左非右，而痛在当脐，更为剧也。

此其中间，有木郁而生风热者。肝以风木主令，胆从相火化气，下痛者，风多而热少，上痛者，热多而风少。而究其根原，总属湿寒。

若有水谷停瘀，当以温药下之，仲景大黄附子汤，最善之制也。若宿物留滞，而生郁热，则厚朴七物汤，是良法也。如其瘀血堙塞，气道梗阻，而生痛者，则以破结行瘀之品利之，桂枝茯苓丸、下瘀血汤，酌其寒热而选用焉。若无宿物，法宜培土疏木、温寒去湿之剂，大建中、附子粳米、乌头石脂三方，实诸痛证之准绳也。

姜苓桂枝汤

桂枝三钱　芍药三钱　甘草二钱　茯苓三钱　干姜三钱

煎大半杯，温服。

治脾肝下陷，痛在少腹者。

柴胡桂枝鳖甲汤

柴胡三钱　鳖甲三钱，醋炙　甘草二钱　桂枝三钱　半夏三钱　芍药三钱　茯苓三钱

煎大半杯，温服。

治胃胆上逆，痛在心胸者。

胃寒，加干姜、川椒、附子。

凡心腹疼痛，率因水寒土湿，木气郁冲所致。心腹痛剧欲死，四肢冰冷，唇口指甲青白者，宜姜、椒、附、桂，驱寒邪而达木郁，必重用苓、甘，泻湿培土，而缓其迫急，其痛自止。

肝以风木主令，胆从相火化气，其间木郁风动，火郁热发，亦往往而有，而推其脾肾，无不湿寒之理。即有风热兼作，用芍药、柴、芩，以泻肝胆，而脾肾之药，必宜温燥，此定法也。

肝主藏血，风动血耗，乙木枯槁，生意不遂，郁怒而贼脾土，则生疼痛。若血枯木燥，宜芍药、阿胶、归、地、首乌之类，以滋风木。木荣风退，即当减去，不可肆用，以败土气。

血郁痛作，或内在脏腑，或外在经络。其证肌肤甲错，两目黯黑，多怒而善忘。以肝窍于木，主藏血而华色，血瘀不能外华，故皮肤粗涩而黑黯也。宜用丹皮、桃仁，破其瘀血。若癥结难开，加䗪虫、虻虫之类行之。寻常血瘀，五灵脂、山羊血，功力亦良。

饮食停滞，土困木郁，以致作痛，用仲景温下之法，大黄、姜、附，泻其食水。剧者，少加巴霜一二厘，扩清陈宿，功效最捷。一切宿物壅阻，并宜此法。

【译文】

腹痛者，脾土湿而肝木伤之也。乙木升于己土，甲木降于戊土，肝脾左旋，胆胃右转，土气运转而木气条达，故不痛也。若水寒土湿，脾气陷而胃气逆，肝胆郁遏，因此痛作。

乙木上升，则为枝叶，甲木下降，则为根本。脾陷则乙木之枝叶不能上发，故横塞于地下而克制己土，所以疼痛的部位在少腹；胃逆则甲木之根本不能下培，盘郁在地上而克制戊土，所以疼痛的部位在心胸。肝胆之经脉，旁循胁肋，左右并行，而三阳之病，则外归于经，三阴之病，则内归于脏。因为阴盛于内而阳盛于外，所以痛在脏腑者，属于厥阴之邪，痛

在胁肋者，属于少阳之邪也。至于中气颓败，木邪内侵，则不上不下，非左非右，而痛在正中当脐，属于更为剧烈之证。

在其证候发展过程中，有木郁而生风热者。因为肝以风木主令，胆从相火化气，所以下痛者，是风多而热少，上痛者，是热多而风少。而究其根原，总属于中土湿寒。

若有水谷停瘀，当以温药下之，仲景大黄附子汤，是最好的制剂。若宿物留滞，而生郁热，则用厚朴七物汤，是为良法也。如其瘀血滞塞，气道梗阻，而生腹痛者，则以破结行瘀之品利之，桂枝茯苓丸、下瘀血汤，斟酌其寒热而选用即可。若无宿物，法宜培土疏木、温寒去湿之剂，大建中汤、附子粳米汤、乌头赤石脂丸三方，是治疗各种腹痛的标准方剂。

姜苓桂枝汤

桂枝三钱　芍药三钱　甘草二钱　茯苓三钱　干姜三钱

煎大半杯，温服。

治脾肝下陷，痛在少腹者。

柴胡桂枝鳖甲汤

柴胡三钱　鳖甲三钱，醋炙　甘草二钱　桂枝三钱　半夏三钱　芍药三钱　茯苓三钱

煎大半杯，温服。

治胃胆上逆，痛在心胸者。

胃寒，加干姜、川椒、附子。

凡心腹疼痛，大多由于水寒土湿，木气郁迫冲击所致。若心腹痛剧欲死，四肢冰冷，唇口指甲青白者，宜姜、椒、附、桂，驱寒邪而达木郁，还必须重用茯苓、甘草，泻湿培土，而缓其迫急，其痛自止。

肝以风木主令，胆从相火化气，在发病过程中，木郁风动，火郁热发，亦往往而有，而推究其脾肾，都有寒湿的病理变化。即使有风热兼作者，用芍药、柴胡、黄芩，以泻肝胆即可，而脾肾之药，必宜温燥，这是确定的法则。

肝主藏血，风动则血耗，而乙木枯槁，生意不遂。郁怒而贼伤脾土，则生疼痛。若血枯木燥，宜芍药、阿胶、当归、地黄、首乌之类，以宁风滋木。待木荣风退，即当减去，不可放开使用，否则败伤土气。

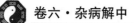

血郁痛作，或内在脏腑，或外在经络。其证肌肤甲错，两目黯黑，多怒而善忘。因为肝开窍于目，主藏血而华色，若血瘀不能外华，则皮肤粗涩而黑黯也。宜用丹皮、桃仁，破其瘀血。若癥结难开，加䗪虫、虻虫之类行之。寻常血瘀，五灵脂、山羊血，功力亦良。

若饮食停滞，土困木郁，以致作痛，用仲景温下之法，大黄、干姜、附子，泻其食水。剧者，少加巴豆霜一二厘，以扩清其陈腐滞留之物，功效最捷。一切陈腐滞留壅阻，并宜此法。

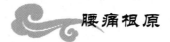

腰痛根原

【原文】

腰痛者，水寒而木郁也。木生于水，水暖木荣，生发而不郁塞，所以不痛。肾居脊骨七节之中，正在腰间，水寒不能生木，木陷于水，结塞盘郁，是以痛作。木者，水中之生意，水泉温暖，生意升腾，发于东方，是以木气根荄[①]下萌，正须温养，忽而水结冰澌，根本失荣，生气抑遏，则病腰痛。

腰者，水之所在；腹者，土之所居。土湿而木气不达，则痛在于腹；水寒而木气不生，则痛在于腰。然腰虽水位，而木郁作痛之原，则必兼土病。盖土居水火之中，火旺则土燥，水旺则土湿，太阴脾土之湿，水气之所移也。土燥则木达而阳升，土湿则木郁而阳陷。癸水既寒，脾土必湿，湿旺木郁，肝气必陷，陷而不已，坠于重渊，故腰痛作也。

色过而腰痛者，精亡而气泄也。精，阴也，而阴中之气，是谓阳根。纵欲伤精，阳根败泄，变温泉而为寒冷之渊，化火井而成冰雪之窟，此木枯土败之原，疼痛所由来也。缘阴阳生长之理，本自循环，木固生火，而火亦生木。少阴之火，升于九天之上者，木之子也；少阳之火，降于九地之下者，木之母也。其生于水者，实生于水中之火。水中之阳，四象之根也，《难经》所谓肾间动气，生气之原也。

桂枝姜附阿胶汤

茯苓三钱　桂枝三钱　甘草二钱　干姜三钱　附子三钱　阿胶三钱，炒，研
煎大半杯，温服。

【注释】

①荄（gāi）：草根。

【译文】

腰痛者，肾水寒而肝木郁也。木生于水，水暖则木荣，生发而不郁塞，所以不痛。肾居脊骨七节之中，正在腰间，若水寒不能生木，木陷于水，结塞盘郁，所以痛作。木者，生于水中而有生发之意，若水泉温暖，生意升腾，则木气生发于东方，树木的根须从地下萌发，所以正需要温养；如果忽然水结冰冻，树木的根本失于温养，则生发之气抑遏，而病腰痛。

腰者，肾水之所在；腹者，脾土之所居。若土湿而木气不达，则痛在于腹；水寒而木气不生，则痛在于腰。然腰虽肾水之位，而木郁作痛之根原，则必兼脾土之病。因为土居于水火之中，火旺则土燥，水旺则土湿，太阴脾土之湿，为肾水之迁移所致。土燥则木达而阳升，土湿则木郁而阳陷。癸水既寒，脾土必湿，湿旺木郁，肝气必陷，陷而不止，坠于深渊，故腰痛作也。

房劳过度而腰痛者，是精亡而气泄所致。精，阴也，而阴中之气，是为阳根。纵欲伤精，阳根败泄，变温泉而为寒冷之渊，有暖意的井水变成了冰雪之窟，此为木枯土败之根原，疼痛所由来也。因为阴阳生长之理，本来是循环的，木固然生火，而火亦生木。少阴心经之火，升于九天之上者，木之子也；少阳三焦之火，降于九地之下者，木之母也。其所谓生于水者，其实是生于水中之火。水中之阳，实为四象之根也，《难经》所谓肾间之动气，是为生生不息之气的根原。

桂枝姜附阿胶汤

茯苓三钱　桂枝三钱　甘草二钱　干姜三钱　附子三钱　阿胶三钱，炒，研

煎大半杯，温服。

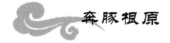

奔豚根原

【原文】

奔豚者，肾家之积也。平人君火上升而相火下蛰，火分君相，其实同气。君相皆蛰，则肾水不寒。火之下蛰，实赖土气，胃气右降，金水收藏，

则二火沉潜而不飞扬。土败胃逆，二火不降，寒水渐洇，阴气凝聚，久而坚实牢硬，结于少腹，是谓奔豚。《难经》"肾之积，曰奔豚"是也。

水邪既聚，逢郁则发，奔腾逆上，势如惊豚，腹胁心胸，诸病皆作。气冲咽喉，七窍火发，危困欲死，不可支也。及其气衰而还，诸证乃止。病势之凶，无如此甚。

然积则水邪，而发则木气。其未发也，心下先悸，至其将发，则脐下悸作。以水寒木郁，则生振摇，枝叶不宁，则悸在心下；根本不安，则悸在脐间。脐上悸生者，是风木根摇，故发奔豚。

仲景：霍乱，若脐上筑者，肾气动也。肾气者，风木摇撼之根，而论其发作，实是木邪。木邪一发，寒水上陵，木则克土，而水则刑火。火土双败，正气贼伤，此奔豚所以危剧也。

悸者，风木之郁冲；惊者，相火之浮宕。火不胜水，五行之常，所恃者，子土温燥，制伏阴邪，培植阳根，蛰于坎府，根本不拔，则胆壮而神谧。土湿阳衰，不能降蛰相火，阳根泄露，飘越无依，寒水下凝，阴邪无制，巨寇在侧，而身临败地，故动惕荒悬，迄无宁宇。凡惊悸一生，即为奔豚欲发之兆，不可忽也。

茯苓桂枝甘草大枣汤

茯苓一两　桂枝四钱　甘草二钱　大枣十五枚

甘澜水四杯，先煎茯苓，减二杯，入诸药，煎大半杯，温服，日三剂。

作甘澜水法：大盆置水，以勺扬之千百遍，令水珠散乱，千颗相逐，乃取用之。

治汗后亡阳，脐下悸动，奔豚欲作者。

桂枝加桂汤

桂枝五钱　芍药三钱　甘草二钱　生姜三钱　大枣四枚

煎大半杯，温服。

治奔豚方作，气从少腹上冲心部者。

奔豚汤

甘草二钱　半夏四钱　芍药二钱　当归二钱　黄芩二钱　生姜四钱　芎劳二钱　生葛五钱　甘李根白皮三钱

煎大半杯，温服。

治奔豚盛作，气上冲胸，头疼腹痛，往来寒热者。

奔豚之生，相火升泄，肾水下寒，不能生木。风木郁冲，相火愈逆，故七窍皆热。少阳经气，被阴邪郁迫，故有往来寒热之证。芎、归疏肝而滋风木，芩、芍泻胆而清相火，奔豚既发，风热上隆，法应先清其上。

龙珠膏

川椒五钱　附子五钱　乌头五钱　巴豆三钱，研，去油　桂枝五钱　茯苓八钱　牡蛎五钱　鳖甲五钱

芝麻油、黄丹熬膏，加麝香、阿魏，研细，布摊，贴病块。

奔豚已结，气块坚硬，本属寒积。但阴邪已盛，稍服附子温下，寒邪不伏，奔豚必发。以邪深药微，非附子之过也。不治，则半年一载之间，必至殒命。此宜温燥脾胃，去其中焦湿寒。土燥阳回，力能制水，然后以此膏贴之。寒消块化，悉从大便而出，滑白粘联，状如凝脂。浊瘀后泄，少腹松软，重用附子暖水，然后乃受。

【译文】

奔豚者，肾家之积也。正常人君火居于上而相火居于下，火分君相，其实同气。若君相之火都能蛰伏封藏，则肾水不寒。而火之所以能下蛰，实赖于土气。若胃气右降，金水收藏，则二火沉潜而不飞扬。若土败胃逆，二火不降，则寒水逐渐冻结，阴气凝聚，久而坚实牢硬，结于少腹，是谓奔豚。《难经》"肾之积，曰奔豚"是也。

水邪既聚，逢郁则发，发则奔腾逆上，势如惊豚，而腹胁心胸，诸病皆作。气冲咽喉，七窍火发，危困欲死，难以支撑。等到其气衰而还，诸证乃止。病势之凶，没有比这个病更严重的。

（按：从"奔豚"的发病及临床表现来看，应该是在右心功能不全基础上并发肺部感染所致的右心衰竭）

然而其积聚的时候属于水邪，而发作的时候属于木气。当其未发之时，心下先悸，至其将发之时，则脐下悸作。因为水寒木郁，则生振摇，其枝叶不宁，则悸在心下；若根本不安，则悸在脐间。脐上悸生者，是风木之根动摇，故发奔豚。

仲景谓："霍乱，若脐上筑者，肾气动也。"肾气是风木摇撼之根基，而论其发作，其实是木邪。木邪一旦发作，则寒水上凌，而木则克土，水

则刑火。火土双败，正气被严重损伤，这是奔豚之所以如此危剧的原因。

悸者，为风木之郁迫冲击所致；惊者，为相火之浮越动荡所致。火不胜水，为五行之常见，所恃者，由火所生之子的土能够保持温燥，则可以制伏阴邪，培植阳根，使阳根蛰封于坎府，而根本不被动摇，如此则胆气壮而心神静谧，不会有惊悸的产生。若土湿阳衰，不能降蛰相火，则阳根泄露，飘越而无依靠，寒水下凝，阴邪无所制约，如同巨寇在侧，而身临败地，所以惊惕慌乱，始终不得安宁。凡惊悸一生，即为奔豚欲发之兆，不可忽视。

茯苓桂枝甘草大枣汤

茯苓一两　桂枝四钱　甘草二钱　大枣十五枚

甘澜水四杯，先煎茯苓，减二杯，入诸药，煎大半杯，温服，日三剂。

作甘澜水法：大盆置水，以勺扬之千百遍，令水珠散乱，千颗相逐，乃取用之。

治汗后亡阳，脐下悸动，奔豚欲作者。

桂枝加桂汤

桂枝五钱　芍药三钱　甘草二钱　生姜三钱　大枣四枚

煎大半杯，温服。

治奔豚刚刚发作，气从少腹上冲心部者。

奔豚汤

甘草二钱　半夏四钱　芍药二钱　当归二钱　黄芩二钱　生姜四钱　芎劳二钱　生葛五钱　甘李根白皮三钱

煎大半杯，温服。

治奔豚盛作，气上冲胸，头疼腹痛，往来寒热者。

奔豚的产生，由于相火升炎外泄而肾水下寒，不能生木。风木郁冲，则相火愈逆，故七窍皆热。少阳经气，被阴邪郁迫，故有往来寒热之证。芎、归疏肝而滋风木，芩、芍泻胆而清相火。奔豚既发，风热上盛，法应先清其上。

龙珠膏

川椒五钱　附子五钱　乌头五钱　巴豆三钱，研，去油　桂枝五钱　茯苓八钱　牡蛎五钱　鳖甲五钱芝麻油、黄丹熬膏，加麝香、阿魏，研细，布摊，贴病块。

奔豚已结，气块坚硬，本属寒积。但阴邪已盛，若稍服附子温下，寒邪不能被制伏，奔豚必发。这是因为病邪深重而药力微弱，并不是附子的过错。如果不治，则半年一载之间，必至殒命。此宜温燥脾胃，去其中焦湿寒。使土燥阳回，力能制水，然后以此膏贴之。寒消块化，都从大便而出，其大便滑白粘联，状如凝脂。待其浊瘀泄出之后，少腹松软，然后再重用附子以暖水脏，病人才可以接受。

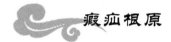
痕疝根原

【原文】

痕疝者，肾肝之积也。木生于水，水之为性，得阳和而冰泮，遭阴肃而冻合，冰泮则木荣，冻合则木枯。肾水渐寒，木气菀遏，拥肿结硬，根于少腹而盘于阴丸，是谓寒疝。

水凝则结而为内寒，木郁则发而为外热。内寒盛则牢坚而不出，外热作则奔突而不入。大小无常，动止莫测，病发则痛楚欲死，性命攸关，非细故也。

此肾肝之邪，而实原于任脉。《素问·骨空论》：任脉为病，男子内结七疝，女子带下瘕聚。任者，诸阴之统任。少阴厥阴之气，总原于任脉。肾中阳秘，则冰消冻释，任中无固结之邪；肾中阳泄，水寒木郁，阴气凝滞，乃成疝瘕带下之疾。肾性蛰藏，肝性疏泄，水气旺则结而为疝瘕，木气旺则流而为带下，无二理也。任为阴而督为阳，男则督旺，女则任旺，故男子之疝气犹少，而女子之瘕带最多。

法宜温水木之寒，散肾肝之结。结寒温散，痕疝自消。仲景大乌头煎、乌头桂枝二方，乃此病之良法也。

肾囊偏坠者，谓之癫疝，是肝木之郁陷，拥肿硬大，常出而不入者。其时时上下者，谓之狐疝，言如狐狸之出没无常也。

茱萸泽泻乌头桂枝汤

吴茱萸三钱，炮　泽泻三钱　乌头三钱，炮　桂枝三钱　芍药三钱　甘草二钱　生姜三钱　大枣四枚煎大半杯，温服。

仲景乌头桂枝汤，用乌头汤一杯，桂枝汤半杯，合煎，取一杯，分五服。不知，再服。其知者，如醉状，得吐为中病。今加茱萸、泽泻，去其寒湿，以绝疝瘕之根。

其拥肿偏坠者，用此药汤热洗之，或用药末，盛袋中热熨之，日作数次，令其囊消而止。

其狐疝之偏有大小，时时上下者，仲景用蜘蛛散，亦良。

蜘蛛散

蜘蛛十四枚，炒焦　桂枝五分

研末，取八分一匕，饮和，日再服。蜜丸亦可。

【译文】

瘕疝者，肾肝之积也。肝木生于肾水，水之为性，得温和阳气则冰化为水，遇阴冷凝冻则水结为冰，冰化为水则水生木而木荣，凝冻为冰则水不生木而木枯。若肾水寒凝，木气郁遏，壅肿结硬，根结于少腹，磐滞于睾丸，则为寒疝。

肾水凝冻则结而为内寒，肝木郁迫则发而为外热。内寒盛则瘕疝牢坚于内而不出，外热作则瘕疝奔突于外而不入。其大小无常，出入不定，动止莫测，病发则痛楚欲死，性命攸关，不能以小病视之。

此虽为肾肝之邪，而实原于任脉。《素问·骨空论》：任脉为病，男子内结七疝，女子带下瘕聚。

任脉者，诸阴经脉之统领。足少阴肾、足厥阴肝之经气，总原于任脉。若肾中坎阳秘谧，则冰消冻解，任脉中无固结之邪；若肾中坎阳外泄，则水寒木郁，阴气凝滞，乃成疝瘕、带下之疾。肾性蛰藏，肝性疏泄，故水气旺则结而为疝瘕，木气旺则流而为带下，其原本的致病机理是一致的。任为阴而督为阳，男则督旺，女则任旺，故男子之患疝气者较少，而女子之患瘕、带者较多。

治法宜温水木之寒，散肾肝之结。结寒散开，瘕、疝自消。仲景大乌头煎、乌头桂枝汤二方，乃此病之良法也。

肾囊偏坠者，谓之癞疝，是为肝木之郁陷所致，症见臃肿硬大，常出而不入者。若其时上时下，时出时入者，谓之狐疝，言如狐狸之出没无常也。

茱萸泽泻乌头桂枝汤

吴茱萸三钱，炮　泽泻三钱　乌头三钱，炮　桂枝三钱　芍药三钱　甘草二钱　生姜三钱　大枣四枚

煎大半杯，温服。

仲景乌头桂枝汤，用乌头汤一杯，桂枝汤半杯，合煎，取一杯，分五服。服药后若没什么感觉，再服。其有感觉的情况是病人如醉状，得吐为切中病情。今方加茱萸、泽泻，以去其寒湿，杜绝疝瘕之根。

其㿉肿偏坠者，用此药汤热洗之，或用药末，盛袋中热熨之，日作数次，令其囊肿消退而止。

其狐疝之偏有大小，时上时下者，仲景用蜘蛛散，亦良。

蜘蛛散

蜘蛛十四枚，炒焦　桂枝五分

研末，取八分一匕，饮和，日服二次。蜜丸亦可。

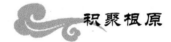

积聚根原

【原文】

积聚者，气血之凝瘀也。血积为癥，气积为瘕。

《金匮》：妇人宿有癥病，经断未及三月，而得漏下不止，胎动在脐上者，此为癥痼害，所以血不止者，其癥不去故也。缘瘀血癥聚，不在子宫，三月胎长，与癥痼相碍，故血阻而下，是癥病之为血也。

《伤寒》：阳明病，若中寒，不能食，小便不利，手足濈然汗出，此欲作痼瘕，必大便初硬后溏。所以然者，以胃中冷，水谷不别故也。缘寒气凝结，水谷不消，则大便泄利，《难经》谓之大瘕泄，是瘕病之为气也。

癥瘕之病，多见寒热。以气血积聚，阳不外达，故内郁而发热；阴不内敛，故外束而恶寒。气统于肺，血藏于肝，气聚者，多下寒，血积者，多上热。盖离阴右降而化金水，及其成水，而又抱阳气，故下焦不寒。气聚则金水失其收藏，阳不下蛰，是以寒生。坎阳左升而化木火，及其成火，而又含阴精，故上焦不热。血积则木火失其生长，阴不上根，是以热作。

血性温暖而左升，至右降于金水，则化而为清凉。血之左积者，木之不温也；血之右积者，金之不凉也。气性清凉而右降，至左升于木火，则化而为温暖。气之右聚者，金之不清也；气之左聚者，木之不暖也。而溯其原本，总原于土。己土不升，则木陷而血积；戊土不降，则金逆而气聚。中气健运而金木旋转，积聚不生，癥瘕弗病也。

化坚丸

甘草二两　丹皮三两　橘皮三两　桃仁三两　杏仁三两　桂枝三两

炼蜜、陈醋丸，酸枣大，米饮下三五丸，日二次。

若癥瘕结硬难消，须用破坚化癖之品。内寒加巴豆、川椒，内热加芒硝、大黄。

积聚之病，不过气血。左积者，血多而气少，加鳖甲、牡蛎；右聚者，气多而血少，加枳实、厚朴。总之，气不得血则不行，血不得气则不运。气聚者，血无有不积；血积者，气无有不聚，但有微甚之分耳。其内在脏腑者，可以丸愈；外在经络者，以膏药消之。

化坚膏

归尾四钱　鳖甲八钱　巴豆四钱，研　黄连四钱　三棱四钱　莪术四钱　山甲一两二钱　筋余①一钱

以上八味，用芝麻油一斤、净丹八两，熬膏。

硼砂四钱　硇砂四钱　阿魏六钱，炒，研　麝香二钱　人参四钱　三七四钱　山羊血四钱　肉桂四钱

以上八味，研细，入膏，火化，搅匀。稍冷，倾入水盆，浸二三日，罐收，狗皮摊。

皮硝水热洗皮肤，令透，拭干，生姜切搽数十次，贴膏。一切癖块积聚，轻者一贴，重者两贴，全消。渐贴渐小，膏渐离皮，未消之处，则膏粘不脱。

忌一切发病诸物，惟猪、犬、鸭、凫、有鳞河鱼、菘、韭、米、面不忌。其余海味、鸡、羊、黄瓜，凡有宿根之物，皆忌。若无鳞鱼、天鹅肉、母猪、荞麦、马齿苋，则忌之终身。犯之，病根立发。若癖块重发，则不可救矣。

166

【注释】

①筋余：爪甲。中医认为，爪为筋之余。

【译文】

积聚者，气血之凝瘀所致。血积为癥，气积为瘕。

《金匮要略》：妇人宿有癥病，经断未及三月，而得漏下不止，胎动在脐上者，此为癥痼害，所以血不止者，其癥不去故也。

因为瘀血癥聚，不在子宫，而三月胎长以后，与癥痼相碍，故血阻不通而漏下，因此癥病是为瘀血所致。

《伤寒论》：阳明病，若中寒，不能食，小便不利，手足濈然汗出，此欲作痼瘕，必大便初硬后溏。所以然者，以胃中冷，水谷不别故也。

因为寒气凝结，水谷不消，则大便泄利，《难经》谓之大瘕泄，因此瘕病是为气结所致。

癥瘕之病，多见寒热之症。因为气血积聚，阳不外达，故内郁而发热；阴不内敛，故外束而恶寒。气统于肺，血藏于肝，气聚者，多下寒，血积者，多上热。离中之阴右降而化金水，等到其成水之后，而又抱有阳气，故下焦不寒。如果气结聚则金水失其收藏，阳不能封藏于下，因此寒生。坎中之阳左升而化木火，等到其成火之后，而又含阴精，故上焦不热。如果血瘀积则木火失其生长，阴失去在上之根基，因此热作。

肝血性温暖而左升，至右降于金水，则化而为清凉。血之左积者，肝木之不温也；血之右积者，肺金之不凉也。

肺气性清凉而右降，至左升于木火，则化而为温暖。气之右聚者，肺金之不凉也；气之左聚者，肝木之不暖也。而追溯其原本，总原于中土。己土不升，则木陷而血积；戊土不降，则金逆而气聚。若中气健运而金木旋转，就不会产生积聚、癥瘕之病。

化坚丸

甘草二两　丹皮三两　橘皮三两　桃仁三两　杏仁三两　桂枝三两

以炼蜜、陈醋为丸，如酸枣大，米饮服下三五丸，日二次。

若癥瘕结硬难消，须用破坚化癖之品。内寒加巴豆、川椒，内热加芒硝、大黄。

积聚之病，不外乎气血失常所致。左积者，血多而气少，加鳖甲、牡蛎；右聚者，气多而血少，加枳实、厚朴。总之，气不得血则不行，血不得气则不运。气聚者，血无有不积；血积者，气无有不聚，只是有孰轻孰重的区别而已。其内在脏腑者，可以丸药愈之；外在经络者，可以膏药消之。

化坚膏

归尾四钱　鳖甲八钱　巴豆四钱，研　黄连四钱　三棱四钱　莪术四钱　穿山甲一两二钱　爪甲一钱

以上八味，用芝麻油一斤、净丹八两，熬膏。

硼砂四钱　硇砂四钱　阿魏六钱，炒，研　麝香二钱　人参四钱　三七四钱　山羊血四钱　肉桂四钱

以上八味，研细，入膏，火上加温熔化，搅匀。待药物稍冷之后，将其倾入水盆，浸二三日，以罐收储，用时狗皮摊贴。

以皮硝水热洗皮肤，令热透，拭干，生姜切开，搽数十次，贴膏。治疗一切癖块积聚，轻者一贴，重者两贴，全消。渐贴则癖块积聚渐小，药膏也逐渐脱离皮肤，其癖块积聚未消之处，则药膏粘而不脱。

忌一切发病诸物，惟猪、犬、鸭、凫、有鳞河鱼、葱、韭、米、面不忌。其余海味、鸡、羊、黄瓜，凡有宿根之物，皆忌。若无鳞鱼、天鹅肉、母猪、荞麦、马齿苋，则忌之终身。犯之，病根立发。若癖块重发，则不可救矣。

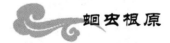

蛔虫根原

【原文】

蛔虫者，厥阴肝木之病也。木郁则蠹生，肝郁则虫化。木以水为母而火为子，乙木升于己土，胎于癸水而生君火，水升而化清阳，是以火不上热；甲木降于戊土，胎于壬水而生相火，火降而化浊阴，是以水不下寒。肝升而胆降，火清而水暖，木气温畅，故蠹蛔不生，以其土运而木荣也。

土湿脾陷，不能荣达肝木，子母分离，寒热不交。木以水火中气，埋于湿土，不得上下调济，由是寒热相逼，温气中郁，生意盘塞，腐蠹朽烂而蛔虫生焉。

凡物湿而得温，覆盖不发，则郁蒸而虫化，或热或寒，不能生也。故虫不生于寒冰热火之中，而独生于湿木者，以木得五行之温气也。温气中郁，下寒上热，故仲景乌梅丸方，连、柏与姜、附并用，所以清子气之上热，温母气之下寒也。不去中下之湿寒，而但事杀蛔，土败木枯，则蛔愈杀而生愈繁。此当温燥水土，以畅肝木，则蛔虫扫迹而去矣。医书杀虫之方，百试不效者也。

乌苓丸

乌梅百枚，米蒸，捣膏　人参二两　桂枝二两　干姜二两　附子二两　川椒二两，去目，炒　当归二两　茯苓三两

炼蜜同乌梅膏，丸梧子大，每服三十丸，日二次。

若虫积繁盛者，加大黄二两，巴霜二钱，下尽为佳。

蛔虫生化，原于土湿木郁，法以燥土疏木为主。线白虫证，是肝木陷于大肠，木郁不达，是以肛门作痒。虫生大肠之位，从庚金化形，故其色白。而木陷之根，总由土湿，当于燥土疏木之中，重用杏仁、橘皮，以泻大肠滞气，佐以升麻，升提手阳明经之坠陷也。

【译文】

蛔虫者，足厥阴肝木之病也。木郁则生蠹，肝郁则化虫。木以水为母而火为子，乙木升于己土，孕育于癸水而生君火，水升而化清阳，因此火不至于上热；甲木降于戊土，孕育于壬水而生相火，火降而化浊阴，因此水不至于下寒。肝升而胆降，火清而水暖，则木气温畅，而蠹蛔不生，以其土运而木荣也。

若土湿脾陷，不能荣养畅达肝木，则子母分离，寒热不交。木作为水火的中间之气，若被湿土所填塞壅堵，则不得上下调济，因此而寒热相迫，温热之气中郁，生发之意结塞，故腐蠹朽烂而蛔虫生焉。

凡物湿而又得温，再加以覆盖不得宣发，则郁蒸而化生虫类，其或热或寒，并不能生虫。故虫不会生于寒冰、热火之中，而只生于湿木者，是因为木得五行之温气的缘故。温气中郁，下寒上热，故仲景乌梅丸方，黄连、黄柏与干姜、附子并用，就是用来清子气之上热，温母气之下寒也。如果不除去中下之湿寒，而只是杀蛔，可导致土败木枯，则蛔愈杀而滋生愈繁。所以治疗此病当以温燥水土，以畅肝木，则蛔虫扫迹而去除。医书

所载杀虫之方，其百试不效的原因也在于此。

乌苓丸

乌梅百枚，米蒸，捣膏　人参二两　桂枝二两　干姜二两　附子二两　川椒二两，去目，炒　当归二两　茯苓三两

炼蜜同乌梅膏，丸梧子大，每服三十丸，日二次。

若虫积繁盛者，加大黄二两，巴豆霜二钱，下尽为佳。

蛔虫之生化，原于土湿木郁，所以治法当以燥土疏木为主。其线白虫证，是肝木陷于大肠所致，因其木郁不达，因此肛门作痒。虫生于大肠的位置，从庚金化形，故其色白。而木陷之根本，总由于土湿，治法当于燥土疏木之中，重用杏仁、橘皮，以泻大肠滞气。可佐以升麻，以升提手阳明大肠经之坠陷。

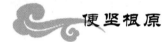

便坚根原

【原文】

便坚者，手足阳明之病也。手阳明以燥金主令，足阳明从燥金化气，故手足阳明，其气皆燥。然手阳明，燥金也，戊土从令而化燥；足太阴，湿土也，辛金从令而化湿。土湿者，能化戊土而为湿，不能变庚金之燥；金燥者，能化辛金而为燥，不能变己土之湿。以从令者易化，而主令者难变也。故伤寒阳明之便结，肠胃之燥者也；反胃噎膈之便结，胃湿而肠燥者也。伤寒阳明之便结，肠胃之热燥者也；反胃噎膈之便结，胃之寒湿，而肠之寒燥者也。

以阳主开，阴主阖，阳盛则隧窍开通而便坚，阴盛则关门闭涩而便结。凡粪若羊矢者，皆阴盛而肠结，非关火旺也。盖肾司二便，而传送之职，则在庚金，疏泄之权，则在乙木。阴盛土湿，乙木郁陷，传送之窍既塞，疏泄之令不行。大肠以燥金之府，闭涩不开，是以糟粕零下而不粘联，道路梗阻而不滑利，积日延久，约而为丸。其色黑而不黄者，水气旺而土气衰也。此证仲景谓之脾约，脾约者，阳衰湿盛，脾气郁结，不能腐化水谷，使渣滓顺下于大肠也。误用清润之剂，脾阳愈败，则祸变生矣。

阿胶麻仁汤

生地三钱　当归三钱　阿胶三钱，研　麻仁三钱，研

煎一杯，去渣，入阿胶，火化，温服。

治阳盛土燥，大便坚硬者。

结甚，加白蜜半杯。胃热，加芒硝、大黄。精液枯槁，加天冬、龟胶。

肉苁蓉汤

肉苁蓉三钱　麻仁三钱　茯苓三钱　半夏三钱　甘草二钱　桂枝三钱

煎一杯，温服。

治阳衰土湿，粪如羊矢者。

凡内伤杂病，粪若羊矢，结涩难下，甚或半月一行，虽系肝与大肠之燥，而根缘土湿。以脾不消磨，谷精埋郁而化痰涎，肝肠失滋，郁陷而生风燥故也。法宜肉苁蓉滋肝润肠，以滑大便。一切硝、黄、归、地、阿胶、龟板、天冬之类，寒胃滑肠，切不可用。

【译文】

大便坚硬秘结者，手阳明大肠、足阳明胃之病也。手阳明以燥金主令，足阳明从燥金化气，故手足阳明，其气皆燥。然而手阳明，燥金也，戊土从其令而化燥；足太阴，湿土也，辛金从其令而化湿。土湿者，能化戊土而为湿，但不能变庚金之燥；金燥者，能化辛金而为燥，却不能变己土之湿。这是因为从令者易化，而主令者难变的缘故。故伤寒阳明证之大便秘结，乃肠胃之燥者也；反胃噎膈之大便秘结，乃胃湿而肠燥者也。伤寒阳明证之大便秘结，是肠胃之热而燥者也；反胃噎膈之大便秘结，是胃之寒湿，并肠之寒而燥者也。

因为阳主开，阴主阖，阳盛则隧窍开通而大便坚实，阴盛则关门闭涩而大便结滞。凡粪若羊屎者，都是阴盛而肠结所致，与火旺无关。虽说肾司二便，然而传送之职，则在庚金，疏泄之职，则在乙木。若阴盛土湿，乙木郁陷，传送之窍既塞，疏泄之令不行。大肠作为燥金之腑，而闭涩不开，因此糟粕零散下传而不粘联，道路梗阻而不滑润通利，积日延久，则紧约而为丸状。其所以色黑而不黄者，因水气旺而土气衰也。此证仲景谓之脾约，脾约者，阳衰湿盛，脾气郁结，不能腐化水谷，使渣滓顺下于大肠也。若误用清润之剂，致使脾阳更加衰败，则变生祸端。

阿胶麻仁汤

生地三钱　当归三钱　阿胶三钱，研　麻仁三钱，研

煎一杯，去渣，入阿胶，温火溶化，温服。

治阳盛土燥，大便坚硬者。

若结滞严重，加白蜜半杯。胃热，加芒硝、大黄。精血津液枯槁，加天冬、龟胶。

肉苁蓉汤

肉苁蓉三钱　麻仁三钱　茯苓三钱　半夏三钱　甘草二钱　桂枝三钱

煎一杯，温服。

治阳衰土湿，粪如羊屎者。

凡内伤杂病，粪若羊屎，结涩难下，甚或半月一行，虽系肝与大肠之燥，而根本是缘于土湿。因为脾不消磨，则水谷精微郁滞而化痰涎，致使肝肠失于滋养，故郁陷而生风燥。治法宜以肉苁蓉滋肝润肠，以滑利大便。而一切芒硝、大黄、当归、地黄、阿胶、龟板、天冬之类的寒胃滑肠之药，切不可用。

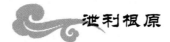

泄利根原

【原文】

泄利者，肝脾之陷下也。谷入于胃，脾阳升磨，精华归于五藏而化气血，糟粕传于大肠而为大便。水入于胃，脾阳消克，化为雾气，上归于肺，肺气降洒，化而为水，注于膀胱而为小便。水入膀胱而不入大肠，而后糟粕之后传者，不至于滑泄。水之消化，较难于谷，阳衰土湿，脾阳陷败，不能蒸水化气，则水谷混合，下趋二肠，而为泄利。

谷贮于大肠，水渗于膀胱，而其疏泄之权，则在于肝。今水入二肠而不入膀胱，则乙木疏泄之令，不行于膀胱而行于大肠，是以泄而不藏也。盖木生于水而长于土，水寒则生气不旺，而湿土郁陷，又复遏其发育之机，生长之意不遂，怒而生风，愈欲疏泄。膀胱空虚，既无可泄之物，大肠盈满，水谷停积，故乙木后泄而为下利。缘木气抑遏，郁极而发，为湿土所限，不能上达，势必下行，行则水谷摧注而下故也。其发之过激，冲突脏腑，则生疼痛。奔冲抵触，而不得上达，盘郁结塞，则生胀满。其一切诸

证，皆缘土败而木贼也。

苓蔻人参汤

人参二钱　甘草二钱　白术三钱　干姜三钱　茯苓三钱　肉蔻一钱，煨，研
桂枝三钱

煎大半杯，温服。

大便寒滑不收，小便热涩不利，加石脂以固大肠，粳米以通水道。

泄利缘肠胃寒滑，法以仲景理中为主，而加茯苓燥土，肉蔻敛肠，桂枝疏木，泄利自止。若滑泄不禁，则用桃花汤，干姜温其湿寒，石脂固其滑脱，粳米益其中气而通水道，无有不愈也。

泄利之原，率因脾肾寒湿，法宜温燥。间有木郁而生风热者，投以温燥，泄利愈加。然乙木虽为风热，而己土则是湿寒，宜清润其肝而温燥其脾。仲景乌梅丸方，连、柏与椒、姜、桂、附并用，治蛔厥而兼久利，最善之方也。

《伤寒》：太阳与少阳合病，自下利者，与黄芩汤。若呕者，与黄芩半夏生姜汤。以少阳甲木从相火化气，其经本随阳明下降，甲木不降，上逆而克戊土，戊土壅遏，水谷盛满莫容，于是吐利皆作。胆胃郁迫，相火升炎而生燥热。此黄芩汤证也。

《伤寒》：厥阴之为病，消渴，气上冲心，心中疼热，饥而不欲食，食则吐蛔，下之利不止。缘厥阴之经，木郁风动，津液耗损，故见消渴。风木郁冲，故心中疼热。下泄脾阳，乙木愈郁，己土被贼，故下利不止。此乌梅丸证也。

少阳之利，但有上热，故第用芩、芍以清胆火；厥阴之利，兼有下寒，故以连、柏清上，而并以姜、附温下。此虽伤寒之病，而亦杂证所时有，凡泄利之不受温燥者，皆此证也。杂证湿寒者多，燥热者少，千百之中，偶尔见之，不得与伤寒少阳之利同法治也。

泄利之家，肝脾下陷，则肺胃必上逆。胃逆不能降摄甲木，肺逆不能收敛相火，相火上炎，多生上热。久泄不已，相火郁升，往往喉舌生疮。疮愈则利作，利止则疮发。口疮者，胆胃之逆甚，下利者，肝脾之陷剧也，迭为盛衰，累年不愈。是宜温燥水土，驱其湿寒，下利既瘳，口疮亦平。庸工见其口疮而清上热，则脾阳益泄，利愈加而疮愈增矣。

【译文】

大便泄利者，肝脾之陷下所致也。谷入于胃，经过脾阳的运化、输布，其精华归于五脏而化气血，糟粕传于大肠而为大便。水入于胃，经过脾阳的消克，化为雾气，上归于肺，经肺气的降洒，化而为水，下注于膀胱而为小便。水能够入于膀胱而不入于大肠，然后糟粕下传并转化为大便，这样大便才不至于滑泄。水之消化，较难于谷，若阳衰土湿，脾阳陷败，不能蒸水化气，则水谷混合，下趋小肠、大肠，而为泄利。

消化后的谷食贮于大肠，水液渗于膀胱，而其疏泄之权，则在于肝。今水入二肠而不入膀胱，则说明乙木疏泄之令，不行于膀胱而行于大肠，因此导致泄而不藏也。因为木生于水而长于土，水寒则生气不旺，而湿土郁陷，又复遏制其发育之机，于是生长之意不能顺遂，则郁怒而生风，所以更欲疏泄。其膀胱空虚，已无可泄之物，而大肠盈满，水谷停积，故乙木之疏泄致使大便下利。因为木气抑遏，郁极而发，又被湿土所限，不能上达，则势必下行，所以水谷糟粕以较强的态势趋注于下。其发生之过激者，下趋之势冲突于脏腑，则生疼痛。或奔冲抵触，而不得上达，盘郁结塞，则生胀满。其一切诸证，皆缘于脾土衰败而肝木贼伤之故。

苓蔻人参汤

人参二钱　甘草二钱　白术三钱　干姜三钱　茯苓三钱　肉豆蔻一钱，煨，研　桂枝三钱

煎大半杯，温服。

若大便寒滑不收，而小便热涩不利，则加赤石脂以固大肠，粳米以通水道。

若泄利缘于肠胃寒滑，治法以仲景理中汤为主，而加茯苓燥土，肉蔻敛肠，桂枝疏木，泄利自止。若滑泄不禁，则用桃花汤，以干姜温其湿寒，赤石脂固其滑脱，粳米益其中气而通水道，则无有不愈也。

泄利之原因，大多是由于脾肾寒湿，故治法宜用温燥之药。但偶尔也有木郁而生风热者，若投以温燥之药，则泄利更加严重。然乙木虽为风热，而己土则是湿寒，所以治疗宜清润其肝而温燥其脾。仲景乌梅丸方，黄连、黄柏与川椒、干姜、桂枝、附子并用，用治蛔厥而兼下利日久者，乃最善之方也。

《伤寒论》：太阳与少阳合病，自下利者，与黄芩汤。若呕者，与黄芩半夏生姜汤。

因为少阳甲木从相火而化气，其经气本来要随着足阳明胃经之气而下降。若甲木不降，上逆而克戊土，则戊土壅遏，水谷盛满而不能容纳，于是上吐下泻交作。胆胃郁迫，相火升炎而生燥热。此黄芩汤证也。

《伤寒论》：厥阴之为病，消渴，气上冲心，心中疼热，饥而不欲食，食则吐蛔，下之利不止。

此缘于厥阴之经，木郁风动，津液耗损，故见消渴。风木郁冲，故心中疼热。下泄脾阳，乙木愈郁，己土被贼伤，故下利不止。此乌梅丸证也。

少阳之下利，只有上热，所以只用芩、芍以清胆火；厥阴之下利，兼有下寒，故以连、柏清上热，而并以姜、附温下寒。此虽外感伤寒之病，而亦内伤杂证所时有，凡泄利而不能接受温燥之药者，皆此证也。杂证下利属于湿寒者多，属于燥热者少，千百之中，偶尔见之，所以不得与伤寒少阳之下利用同一种方法治疗。

泄利之人，肝脾下陷，则肺胃必然上逆。胃气上逆不能降摄甲木，肺气上逆不能收敛相火，则相火上炎，而多生上热。若久泄不已，相火郁升，往往喉舌生疮。疮愈则利作，利止则疮发。口疮者，为胆胃之逆甚，下利者，为肝脾之陷剧也，二者迭为盛衰，累年不愈。其治疗宜温燥水土，驱其湿寒，则下利既愈，而口疮亦平。庸医见其口疮而清上热，则脾阳更被损伤，其下利就会越来越重，口疮也会越来越多。

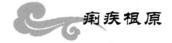

痢疾根原

【原文】

痢疾者，庚金乙木之郁陷也。金主气而木主血，金生于土，木生于水，水温土燥，则金融而气调，木荣而血畅。水寒土湿，不能升庚金而达乙木，则金木俱陷。

魄门者，肾之所司，而阳明燥金之府也。金性敛而木性泄，其出而不至于遗矢者，庚金敛之也；其藏而不至于闭结者，乙木泄之也。湿土与金木俱陷，则金愈郁而愈欲敛，木愈郁而愈欲泄。金愈欲敛，故气滞而不通；

木愈欲泄，故血脱而不藏。

木气疏泄，而金强敛之，隧路梗阻，传送艰难，是以便数而不利。金气凝涩，而木强泄之，滞气缠绵，逼迫而下，血液脂膏，剥蚀摧伤，是以肠胃痛切，脓血不止。其滑白而晶莹者，金色之下泄，其后重而腥秽者，金气之脱陷也。久而膏血伤残，脏腑溃败，则绝命而死矣。

此其病湿寒为本，而湿热为标。病在少阴，则始终皆寒，病在厥阴，则中变为热。故仲景于少阴脓血，用桃花汤；于厥阴下重，用白头翁汤。缘水病则生寒，木病则生热，而寒热之原，总归于太阴之湿。盖土湿而水侮之，则郁而为湿寒；土湿而木克之，则郁而为湿热之故也。

桂枝苁蓉汤

甘草二钱　桂枝三钱　芍药三钱　丹皮三钱　茯苓三钱　泽泻三钱　橘皮三钱　肉苁蓉三钱

煎大半杯，温服。

湿寒加干姜，湿热加黄芩，后重加升麻。

痢家肝脾湿陷，脂血郁腐，法当燥湿疏木，而以苁蓉滋肝滑肠，尽行腐瘀为善。若结涩难下，须用重剂苁蓉，荡涤陈宿，使滞开痢止，然后调其肝脾。其脾肾寒湿，则用桃花汤温燥己土。其木郁生热，则用白头翁凉泻肝脾，湿热自当应药而瘳也。

【译文】

痢疾者，庚金、乙木之郁陷所致也。肺金主气而肝木主血，金生于土，木生于水，若水温土燥，则肺金融和而气调，肝木欣荣而血畅。若水寒土湿，不能升庚金而达乙木，则金木俱陷。

魄门者，为肾之所司，而手阳明大肠为燥金之腑。金性敛而木性泄，其水谷糟粕之所以排出而又不至于大便失禁者，庚金敛之也；其所以贮藏而又不至于大便闭结者，乙木泄之也。若湿土与金木俱陷，则金愈郁而愈欲敛，木愈郁而愈欲泄。金愈欲敛，故气滞而不通；木愈欲泄，故血脱而不藏。

木气疏泄，而金强敛之，隧路梗阻，传送艰难，因此大便次数增加而排泄不利。金气凝涩，而木强泄之，滞气缠绵，逼迫而下，肠道内血液脂膏被剥蚀摧伤，因此肠胃痛切，脓血不止。其大便滑白而晶莹者，为金色之下泄所致，其肛门后重而大便腥秽者，为金气之脱陷所致。日久而膏血伤残，脏腑溃败，则绝命而死矣。

此其病湿寒为本，而湿热为标。若病在少阴，则始终皆寒，若病在厥阴，则中途发展演变为热。故仲景于少阴大便脓血，用桃花汤；于厥阴肛门下重，用白头翁汤。因为水病则生寒，木病则生热，而寒热之本原，总归于太阴之湿。因为土湿而水侮之，则郁而为湿寒，土湿而木克之，则郁而为湿热之故也。

桂枝苁蓉汤

甘草二钱　桂枝三钱　芍药三钱　丹皮三钱　茯苓三钱　泽泻三钱　橘皮三钱　肉苁蓉三钱

煎大半杯，温服。

湿寒加干姜，湿热加黄芩，后重加升麻。

痢疾病人肝脾湿陷，脂血郁腐，治法当燥湿疏木，而以苁蓉滋肝滑肠，完全排出腐瘀之物为善。若结涩难下，须用重剂苁蓉，荡涤陈腐宿留之物，使滞开痢止，然后调其肝脾。若其脾肾寒湿，则用桃花汤温燥己土。若其木郁生热，则用白头翁汤凉泻肝脾，其湿热自当应药而痊愈。

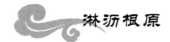

淋沥根原

【原文】

淋沥者，乙木之陷于壬水也。膀胱为太阳寒水之府，少阳相火随太阳而下行，络膀胱而约下焦，实则闭癃，虚则遗溺。相火在下，逢水则藏，遇木则泄。癸水藏之，故泄而不至于遗溺；乙木泄之，故藏而不至于闭癃，此水道所以调也。

水之能藏，赖戊土之降，降则气聚也；木之能泄，赖己土之升，升则气达也。胃逆而水不能藏，是以遗溺；脾陷而木不能泄，是以闭癃。淋者，藏不能藏，既病遗溺，泄不能泄，又苦闭癃。

水欲藏而木泄之，故频数而不收；木欲泄而水藏之，故梗涩而不利。木欲泄而不能泄，则溲溺不通；水欲藏而不能藏，则精血不秘。缘木不能泄，生气幽郁而为热，溲溺所以结涩；水不能藏，阳根泄露而生寒，精血所以流溢。

而其寒热之机，悉由于太阴之湿。湿则土陷而木遏，疏泄不行，淋痢皆作。淋痢一理，悉由木陷，乙木后郁于谷道则为痢，前郁于水府则为淋。其法总宜燥土疏木，土燥而木达，则疏泄之令畅矣。

桂枝苓泽汤

茯苓三钱　泽泻三钱　甘草三钱，生　桂枝三钱　芍药三钱

煎大半杯，热服。

肝燥发渴，加阿胶。

脾为湿土，凡病则湿；肝为风木，凡病则燥。淋家土湿脾陷，抑遏乙木发生之气，疏泄不畅，故病淋涩。木郁风动，津液耗损，必生消渴。其脾土全是湿邪，而其肝木则属风燥。血藏于肝，风动则血消，此木燥之原也。苓、泽、甘草，培土而泻湿，桂枝、芍药，疏木而清风，此是定法。土愈湿则木愈燥，若风木枯燥之至，芍药不能清润，必用阿胶。仲景猪苓汤善利小便，茯苓、猪苓、泽泻、滑石，利水而泻湿，阿胶清风而润燥也。

水性蛰藏，木性疏泄。乙木生于癸水，相火封藏，癸水温暖，温气左升，则化乙木。生气畅茂，乙木发达，疏泄之令既遂，则水道清通而相火必秘。土陷木遏，疏泄不遂，而愈欲疏泄，则相火泄露而膀胱热涩。膀胱之热涩者，风木相火之双陷于膀胱也。足少阳甲木化气于相火，与手少阳三焦并温水藏。手少阳之相火泄，则下陷于膀胱而病淋；足少阳之相火泄，则上逆于胸膈而病消。其原总由于乙木之郁也。膀胱热涩之极者，加栀子、黄柏，以清三焦之陷，则水府清矣。

乙木之温，生化君火，木郁阳陷，温气抑遏，合之膀胱沦陷之相火，故生下热。然热在肝与膀胱，而脾则是湿，肾则是寒。寒水侮土，移于脾宫，则脾不但湿，而亦且病寒。其肝与膀胱之热，不得不清，而脾土湿寒，则宜温燥，是宜并用干姜，以温己土。若过清肝热，而败脾阳，则木火增其陷泄，膀胱热涩，永无止期矣。惟温肾之药，不宜早用，恐助膀胱之热。若膀胱热退，则宜附子暖水，以补肝木发生之根也。

肾主藏精，肝主藏血，木欲疏泄，而水莫蛰藏，则精血皆下。其精液流溢，宜薯蓣、山茱以敛之。其血块注泄，宜丹皮、桃仁以行之。

淋家或下沙石，或下白物。砂石者，膀胱热癃，溲溺煎熬所结。水曰

润下，润下作咸，溲溺之咸者，水之润下而成也。百川下流，则归于海，海水熬炼，则结盐块。膀胱即人身之海，沙石即海水之盐也。

白物者，脾肺湿淫所化。湿旺津凝，则生痰涎，在脾则克其所胜，在肺则传其所生，皆入膀胱。膀胱湿盛，而下无泄窍，湿气淫泆，化为带浊。白物粘联，成块而下，即带浊之凝聚者也。与脾肺生痰，其理相同。淋家下见白物，上必多痰。泻湿宜重用苓、泽，若其痰多，用仲景小半夏加茯苓、橘皮以泻之。

女子带浊崩漏，与男子白浊血淋同理，皆湿旺木郁之证。内伤百病，大率由于土湿，往往兼病淋涩，而鼓胀、噎膈、消渴、黄疸之家更甚。是缘阳虚土败，金木双郁。燥土温中，辅以清金疏木之品，淋涩自开。庸工见其下热，乃以大黄，益败脾阳，谬妄极矣！淋家下热之至，但有栀子、黄柏证，无有大黄、芒硝证，其热不在脾胃也。

一切带浊、崩漏、鼓胀、黄疸，凡是小便淋涩，悉宜熏法。用土茯苓、茵陈蒿、栀子、泽泻、桂枝，研末布包，热熨小腹，外以手炉烘之，热气透彻，小便即行，最妙之法。

【译文】

小便淋沥者，乙木之陷于壬水所致也。膀胱为太阳寒水之腑，少阳相火随太阳而下行，络于膀胱而约束下焦。实则闭癃，虚则遗溺。正常情况下，相火在下，逢水则藏，遇木则泄。癸水藏之，故泄而不至于遗溺；乙木泄之，故藏而不至于闭癃，此膀胱水道之所以通调也。

水之能藏，需赖戊土之降，降则气聚也；木之能泄，需依赖己土之升，升则气达也。其胃逆而水不能藏，所以遗溺；脾陷而木不能泄，所以闭癃。淋证的特点，就是遗尿与癃闭并存，而其原因就是藏者不能藏，泄者不能泄。

水欲藏而木泄之，故小便频数而不收；木欲泄而水藏之，故小便梗阻涩滞而不利。木欲泄而不能泄，则溲溺不通；水欲藏而不能藏，则精血不秘。因为木不能泄，生发之气郁闭而为热，溲溺所以结涩；因为水不能藏，阳根泄露而生寒，精血所以流溢。

而其寒热之机，都是由于太阴脾土之湿。湿则土陷而木遏，疏泄不行，淋、痢皆作。淋、痢的致病机理是一致的，都是由于木气郁陷，乙木后郁于谷道则为痢，前郁于水腑则为淋。其治法总宜燥土疏木，土燥而木达，则疏泄之令畅矣。

桂枝苓泽汤

茯苓三钱　泽泻三钱　甘草三钱，生　桂枝三钱　芍药三钱

煎大半杯，热服。

肝燥发渴者，加阿胶。

脾为湿土，凡病则湿；肝为风木，凡病则燥。淋家土湿脾陷，抑遏乙木发生之气，疏泄不畅，故病淋涩。木郁风动，津液耗损，必生消渴。其脾土全是湿邪，而其肝木则属风燥。血藏于肝，风动则血消，此木燥之原也。苓、泽、甘草，培土而泻湿，桂枝、芍药，疏木而清风，此是定法。土愈湿则木愈燥，若风木枯燥之极，芍药不能清润，必用阿胶。仲景猪苓汤善利小便，茯苓、猪苓、泽泻、滑石，利水而泻湿，阿胶清风而润燥也。

水性蛰藏，木性疏泄。乙木生于癸水。若相火封藏，癸水温暖，温气左升，则化乙木。生气畅茂，乙木发达，疏泄之令既遂，则水道清通而相火必秘。若土陷木遏，疏泄不遂，而愈欲疏泄，则相火愈泄露而膀胱热涩。膀胱之热涩者，风木相火之双陷于膀胱所致也。足少阳甲木化气于相火，与手少阳三焦一起温暖水脏。手少阳之相火泄露，则下陷于膀胱而病淋；足少阳之相火泄露，则上逆于胸膈而病消渴。其本原总由于乙木之郁也。膀胱热涩之极者，加栀子、黄柏，以清三焦之陷，则水腑清矣。

乙木之温，生化君火，若木郁阳陷，温气被抑遏，再合并膀胱沦陷之相火，故生下热。然而热在肝与膀胱，而脾则是湿，肾则是寒。寒水侮土，移于脾宫，则脾不但湿，而亦且病寒。其肝与膀胱之热，不得不清，而脾土湿寒，则宜温燥，因此宜并用干姜，以温己土。若过于清肝之热，而败脾阳，则木火增其陷泄，而膀胱热涩，永无止期矣。只是温肾之药，不宜早用，恐助膀胱之热。若膀胱热退之后，则宜附子暖水，以补肝木发生之根也。

肾主藏精，肝主藏血，木欲疏泄，而水不能蛰藏，则精血皆下。其精液流溢者，宜薯蓣、山茱以敛之。其小便带有血块而注泄者，宜丹皮、桃仁以行之。

淋家或尿下沙石，或下白物。砂石者，膀胱热癃，溲溺煎熬所结。水

曰润下,润下作咸,溲溺之咸者,水之润下而成也。百川下流,则归于海,海水熬炼,则结盐块。膀胱即人身之海,沙石即海水之盐也。

白物者,脾肺湿淫所化。湿旺津凝,则生痰涎,在脾则克其所胜之脏,在肺则传其所生之脏,皆入于膀胱。膀胱湿盛,而下无泄窍,湿气淫泆,化为带下、淋浊。白物粘联,成块而下,即带下、淋浊之凝聚者也。与脾肺生痰,其理相同。淋家下见白物,上必多痰。其治法泻湿宜重用茯苓、泽泻,若其痰多,用仲景小半夏加茯苓、橘皮以泻之。

女子带浊、崩漏,与男子白浊、血淋同理,皆湿旺木郁之证。内伤百病,大多由于土湿,往往兼病淋涩,而鼓胀、噎膈、消渴、黄疸之家更甚。是缘于阳虚土败,金木双郁。治法当以燥土温中,辅以清金疏木之品,淋涩自开。庸医见其下热,乃以大黄,进一步败伤脾阳,谬妄极矣!淋家即使下热之极,也只有栀子、黄柏证,无有大黄、芒硝证,因为其热不在脾胃。

一切带浊、崩漏、鼓胀、黄疸,凡是小便淋涩,都适宜熏法。用土茯苓、茵陈蒿、栀子、泽泻、桂枝,研末,布包,热熨小腹,外以手炉烘之,热气透彻,小便即行,为最妙之法。

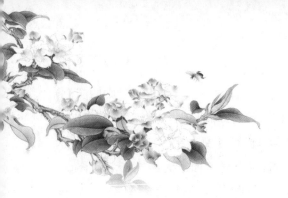

卷七·杂病解下

中风根原

【原文】

中风者，土湿阳衰，四肢失秉而外感风邪者也。四肢者，诸阳之本，营卫之所起止，而追其根原，实秉气于脾胃。脾土左旋，水升而化血；胃土右转，火降而化气。血藏于肝，气统于肺，而行于经络，则曰营卫。四肢之轻健而柔和者，营卫之滋荣，而即脾胃之灌注也。

阳亏土湿，中气不能四达，四肢经络，凝涩不运，卫气阻梗，则生麻木。麻木者，肺气之郁，肺主皮毛，卫气郁遏，不能煦濡皮毛，故皮肤枯槁而顽废也。诸筋者，司于肝而会于节，土湿木郁，风动血耗，筋脉结涩，故肢节枯硬。一日七情郁伤，八风感袭，闭其皮毛而郁其经藏，经络之燥盛，则筋脉急挛，肢节拳缩，屈而不伸，痹而不仁也；脏腑之湿盛，则化生败浊，堵塞清道，神迷言拙，顽昧不灵也。人身之气，愈郁则愈盛，皮毛被感，孔窍不开，郁其筋节之燥，故成瘫痪，郁其心肺之湿，故作痴瘖。

脏腑者，肢节之根本，肢节者，脏腑之枝叶。根本既拔，枝叶必瘁，非尽关风邪之为害也。风者，百病之长，变无常态，实以病家本气之不一，因人而变，而风未尝变。风无刻而不扬，人有时而病作，风同而人异也。此与外感风伤卫气之风，原无悬殊，粗工不解，谬分西北东南，真假是非之名，以误千古，良可伤也。

桂枝乌苓汤

桂枝三钱　芍药三钱　甘草二钱　首乌三钱　茯苓三钱　砂仁一钱

煎大半杯，温服。

治左半偏枯者。

中下寒，加干姜、附子。

黄芪姜苓汤

黄芪三钱　人参三钱　甘草二钱　茯苓三钱　半夏三钱　生姜三钱

煎大半杯，温服。

治右半偏枯者。

中下寒，加干姜、附子。病重者，黄芪，生姜可用一二两。

中风之证，因于土湿，土湿之故，原于水寒。寒水侮土，土败不能行气于四肢，一当七情内伤，八风外袭，则病中风。

肝藏血而左升，肺藏气而右降。气分偏虚，则病于右，血分偏虚，则病于左，随其所虚而病枯槁，故曰偏枯。左半偏枯，应病在足大指，足厥阴肝经行于足大指也。若手大指亦病拳曲，则是血中之气滞也。右半偏枯，应病在手大指，手太阴肺经行于手大指也。若足大指亦病拳曲，则是气中之血枯也。究之左右偏枯，足大指无不病者，以足太阴脾行足大指，太阴脾土之湿，乃左右偏枯之原也。

土湿则肾水必寒，其中亦有湿郁而生热者。然热在上而不在下，热在肝胆而不在脾肾。而肝胆之燥热，究不及脾肾寒湿者之多，总宜温燥水土，以达肝木之郁。风袭于表，郁其肝木，木郁风生，耗伤津血，故病挛缩。木达风息，血复筋柔，则挛缩自伸。其血枯筋燥，未尝不宜阿胶、首乌之类，要当适可而止，过用则滋湿而败脾阳，不可不慎。

风家肢节挛缩，莫妙于熨法。右半偏枯，用黄芪、茯苓、生姜、附子，左半偏枯，用首乌、茯苓、桂枝、附子，研末布包，热熨病处关节。药气透彻，则寒湿消散，筋脉和柔，拳曲自松。药用布巾缚住，外以火炉温之。三四次后，气味稍减，另易新者。久而经络温畅，发出臭汗一身，气息非常，胶黏如饴，则肢体活软，屈伸如意矣。

其神迷不清者，胃土之逆也；其舌强不语者，脾土之陷也。以胃土上逆，浊气郁蒸，化生痰涎，心窍迷塞，故昏愦不知人事；脾土下陷，筋脉紧急，牵引舌本，短缩不舒，故塞涩不能言语。此总由湿气之盛也。仲景《金匮》"邪入于府，即不识人；邪入于藏，舌即难言"者，风邪外袭，郁其脏腑之气，非风邪之内入于脏腑也。一切羌、独、艽、防驱风之法，皆庸工之妄作，切不可服！惟经藏病轻，但是鼻口偏斜，可以解表。用茯苓、桂枝、甘草、生姜、浮萍，略取微汗，偏斜即止。

其大便结燥，缘于风动血耗，而风动之由，则因土湿而木郁。法宜阿胶、苁蓉，清风润燥，以滑大肠。结甚者，重用苁蓉，滋其枯槁。龟板、地黄、天冬之类，滋湿伐阳，慎不可用，中气一败，则大事去矣。庸工至用大黄，可恨之极！

其痰涎胶塞，迷惑不清者，用葶苈散下之，痰去则神清。

葶苈散

葶苈三钱　白芥子三钱　甘遂一钱

研细，每服五分。宿痰即从便下。

【译文】

中风者，为土湿阳衰，四肢失去营卫之滋养而外感风邪所致。四肢者，诸阳之本，营卫之所起止，而追其根原，实秉气于脾胃。脾土左旋，水升而化血；胃土右转，火降而化气。血藏于肝，气统于肺，而行于经络，则曰营卫。四肢之轻健而柔和者，由于营卫之滋养，而营卫之滋养，即由于脾胃之灌注也。

若阳亏土湿，中气不能四达，四肢经络，凝涩不能运行，卫气阻梗，则生麻木。麻木者，肺气之郁所致，肺主皮毛，若卫气郁遏，不能温煦濡养皮毛，故皮肤枯槁而顽废也。诸筋者，司于肝而会聚于关节，若土湿木郁，风动血耗，筋脉结涩，故肢节枯硬。一旦遇到七情郁伤，或八风感袭，闭其皮毛而郁其经络脏腑，经络之燥盛，则筋脉急挛，肢节蜷缩，屈而不伸，痹而不仁也；脏腑之湿盛，则化生败浊，堵塞清道，精神迷蒙或顽昧愚钝，语言笨拙或謇涩。人身之气，愈郁则愈盛实，若遇皮毛被外邪感伤，致使孔窍不开，则郁其筋节之燥，即成瘫痪，郁其心肺之湿，即作痴呆喑哑。

脏腑者，肢节之根本，肢节者，脏腑之枝叶。根本既然被动摇损伤，枝叶必然憔悴衰落，并不一定都是有关风邪之为害所致。风者，为百病之长，其所以变化而无常态，其实是因为病人之气血状态原本各不相同，因人而变，而风未尝变。风无刻而不扬，人有时而病作，风同而人异也。此与外感风伤卫气之风，原本没有太大区别，而粗工不解，谬分西北东南、真假是非之名目，以误千古，确实令人伤感。

桂枝乌苓汤

桂枝三钱　芍药三钱　甘草二钱　首乌三钱　茯苓三钱　砂仁一钱

煎大半杯，温服。

治左半身偏枯者。

若中下有寒，加干姜、附子。

黄芪姜苓汤

黄芪三钱　人参三钱　甘草二钱　茯苓三钱　半夏三钱　生姜三钱

煎大半杯，温服。

治右半身偏枯者。

若中下有寒，加干姜、附子。病重者，黄芪、生姜可用一二两。

中风之证，因于土湿，土湿之故，原于水寒。寒水侮土，土败不能行气于四肢，一旦受到七情内伤，或八风外袭，则病中风。

肝藏血而左升，肺藏气而右降。若气分偏虚，则病于右，血分偏虚，则病于左，随其所虚而病枯槁，故曰偏枯。左半身偏枯，对应的病变在足大趾，因为足厥阴肝经行于足大趾也。若手大指亦病拳曲，则是血中之气滞也。右半身偏枯，对应的病变在手大指，因为手太阴肺经行于手大指也。若足大趾亦病拳曲，则是气中之血枯也。总之，无论是左侧还是右侧偏枯，足大趾无不病者，因为足太阴脾行于足大趾，太阴脾土之湿，乃左右偏枯之本原。

土湿则肾水必寒，其中亦有湿郁而生热者。然热在上而不在下，热在肝胆而不在脾肾。而肝胆之燥热，终究不及脾肾寒湿者之多，所以治疗总宜温燥水土，以达肝木之郁。若风袭于表，郁其肝木，木郁风生，耗伤津血，故病挛缩。木达风息，血复筋柔，则挛缩自伸。其血枯筋燥，未尝不宜阿胶、首乌之类，要当适可而止，过用则滋湿而败脾阳，不可不慎。

中风之人肢节挛缩，莫妙于熨法。右半偏枯，用黄芪、茯苓、生姜、附子，左半偏枯，用首乌、茯苓、桂枝、附子，研末布包，热熨病处关节。药气透彻，则寒湿消散，筋脉和柔，拳曲挛缩自然松开。药用布巾缚住，外以火炉温之。用过三四次以后，药物气味稍减，则另换新药。久而经络温舒通畅，病人就会发出臭汗一身，气味异常难闻，汗液胶黏，之后就会肢体柔软灵活，屈伸如常了。

其神志昏迷不清者，胃土之上逆所致也；其舌强不语者，脾土之下陷所致也。因为胃土上逆，浊气郁蒸，化生痰涎，心窍迷塞，故昏愦不知人

185

事；脾土下陷，筋脉紧急，牵引舌本，舌本短缩不舒，故謇涩不能言语。此总由湿气之盛也。仲景《金匮要略》"邪入于腑，即不识人；邪入于脏，舌即难言"者，是由于风邪外袭，郁其脏腑之气，并非风邪之内入于脏腑也。一切羌活、独活、秦艽、防风等祛风之法，皆庸工之妄作，切不可服！唯有经络、脏腑病情轻微，只是鼻口偏斜者，可以解表法治疗，用茯苓、桂枝、甘草、生姜、浮萍，略取微汗，偏斜即止。

其大便结燥者，缘于风动血耗，而风动之根由，则因于土湿而木郁。治法宜阿胶、苁蓉，清风润燥，以滑大肠。大便结燥甚者，重用苁蓉，以滋其枯槁。其龟板、地黄、天冬之类，滋湿伐阳，慎不可用，否则中气一败，则大事去矣。庸工甚至用大黄，可恨之极！

若其痰涎胶黏堵塞，神志迷惑不清者，用葶苈散下之，痰去则神清。

葶苈散

葶苈子三钱　白芥子三钱　甘遂一钱

研细，每服五分。宿痰即从大便而下。

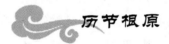# 历节根原

【原文】

历节者，风寒湿之邪，伤于筋骨者也。膝踝乃众水之溪壑，诸筋之节奏，寒则凝冱于溪谷之中，湿则淫泆于关节之内，故历节病焉。

足之三阴，起于足下，内循踝膝，而上胸中。而少厥水木之升，随乎太阴之土，土湿而不升，则水木俱陷，于是癸水之寒生，乙木之风起。肉主于脾，骨属于肾，筋司于肝，湿淫则肉伤，寒淫则骨伤，风淫则筋伤。筋骨疼痛而肌肉壅肿者，风寒湿之邪，合伤于足三阴之经也。

其病成则内因于主气，其病作则外因于客邪。汗孔开张，临风入水，水湿内传，风寒外闭，经热郁发，肿痛如折。虽原于客邪之侵陵，实由于主气之感召，久而壅肿卷屈，跛蹇疲癃。此亦中风之类也，而伤偏在足。盖以清邪居上，浊邪居下，寒湿，地下之浊邪，同气相感，故伤在膝踝。诸如膝风、脚气，色目非一，而究其根原，正自相同。

凡腿上诸病，虽或木郁而生下热，然热在经络，不在骨髓，其骨髓之

中，则是湿寒，必无湿热之理。《金匮》义精而法良，当思味而会其神妙也。

桂枝芍药知母汤

桂枝四钱　芍药三钱　甘草二钱　白术二钱　附子二钱　知母四钱　防风四钱　麻黄二钱　生姜五钱

煎大半杯，温服。

历节风证，肢节疼痛，足肿头眩，短气欲吐，身羸发热，黄汗沾衣，色如柏汁。此缘饮酒汗出，当风取凉，酒气在经，为风所闭，湿邪淫泆，伤于筋骨。湿旺土郁，汗从土化，是以色黄。其经络之中，则是湿热；其骨髓之内，则是湿寒。法宜术、甘培土，麻、桂通经，知母、芍药，泻热而清风，防风、附子，去湿而温寒。湿寒内消，湿热外除，肿痛自平。若其病剧，不能捷效，加黄芪以行经络，乌头以驱湿寒，无有不愈。一切膝风、脚气诸证，不外此法。

乌头用法：炮，去皮、脐，切片，焙干，蜜煎，取汁，入药汤服。

【译文】

历节者，风寒湿之邪，伤于筋骨者也。膝、踝关节就像众水之溪流沟壑，是诸筋之非常丰富的关节，寒则水液凝冻于溪谷之中，湿则浸淫于关节之内，故历节之病作焉。

足之三阴经脉，起于足下，内循踝、膝，而上胸中。而少阴肾水、厥阴肝木之上升，要随着太阴之土，若脾土湿而不升，则水木俱陷，于是癸水之寒生，乙木之风起。肉主于脾，骨属于肾，筋司于肝，湿淫则肉伤，寒淫则骨伤，风淫则筋伤。筋骨疼痛而肌肉壅肿者，风寒湿之邪，合并损伤于足三阴之经也。

其病成则内因于主气，其病作则外因于客邪。汗孔开张，临风入水，水湿内传，风寒外闭，经脉之热郁发，肢节肿痛如折。虽原于客邪之侵凌，实由于主气之感召，久而肢节壅肿卷屈，跛蹇疲癃，关节肿胀，行动不便。此亦中风之类也，而伤偏在于足。这大概是因为清邪喜居上，浊邪喜居下的缘故，寒湿，为地下之浊邪，同气相感，故伤在膝、踝。诸如膝风、脚气等，虽然名目不一，而究其根原，正自相同。

凡腿上诸病，虽有可能因木郁而生下热，然而热在经络，不在骨髓，其骨髓之中，则是湿寒，必无湿热之理。《金匮要略》义精而法良，应当思索琢磨而领会其神妙之理。

桂枝芍药知母汤

桂枝四钱　芍药三钱　甘草二钱　白术二钱　附子二钱　知母四钱　防风四钱　麻黄二钱　生姜五钱

煎大半杯，温服。

历节风证，肢节疼痛，足肿，头眩，短气，欲吐，身羸，发热，黄汗沾衣，色如柏汁。此缘于饮酒汗出，当风取凉，酒气在经，为外风所闭，湿邪淫泆，伤于筋骨。湿旺土郁，汗从土化，因此色黄。其经络之中，则是湿热；其骨髓之内，则是湿寒。治法宜术、甘培土，麻、桂通经，知母、芍药，泻热而清风，防风、附子，去湿而温寒。湿寒内消，湿热外除，肿痛自平。若其病剧，不能快捷奏效，可加黄芪以行经络，乌头以驱湿寒，无有不愈。一切膝风、脚气诸证，不外乎此法。

乌头用法：炮，去皮、脐，切片，焙干，蜜煎，取汁，入药汤服。

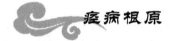

痉病根原

【原文】

痉病者，汗亡津血而感风寒也。太阳之脉，自头下项，行身之背。发汗太多，伤其津血，筋脉失滋，复感风寒，筋脉挛缩，故颈项强急，头摇口噤，脊背反折也。《素问·诊要经终论》：太阳之脉，其终也，戴眼，反折，瘛疭，即痉病之谓。以背膂之筋，枯硬而紧急故也。

太阳以寒水主令，而实化于丙火。盖阴阳之理，彼此互根，清阳左旋，则癸水上升而化君火；浊阴右转，则丙火下降而化寒水。汗亡津血，阴虚燥动，则丙火不化寒水而生上热，是以身首发热而面目皆赤也。寒水绝其上源，故小便不利。背者，胸之府，肺位于胸，壬水生化之源也。肺气清降，氤氲和洽，蒸为雨露，自太阳之经注于膀胱，则胸膈清空而不滞。太阳不降，肺气壅郁，故浊气上冲于胸膈也。太阳之经，兼统营卫，风寒伤人，营卫攸分。其发热汗出，不恶寒者，名曰柔痉，风伤卫也。其发热无汗，反恶寒者，名曰刚痉，寒伤营也。

病得于亡汗失血之后，固属风燥，而汗血外亡，温气脱泄，实是阳虚，滋润清凉之药，未可肆用也。

栝蒌桂枝汤

栝蒌根四钱　桂枝三钱　芍药三钱　甘草二钱　生姜三钱　大枣四枚

煎大半杯，热服。覆衣，饮热稀粥，取微汗。

治风伤卫气，发热汗出者。

葛根汤

葛根四钱　麻黄三钱，先煎，去沫　桂枝二钱　芍药二钱　甘草二钱　生姜三钱　大枣四枚

煎大半杯，热服。覆衣，取微汗。

治寒伤营血，发热无汗者。

痉病是太阳证，亦有在阳明经者。若胸满口噤，卧不着席，脚挛齿龂者，胃土燥热，筋脉枯焦之故。宜重用清凉滋润之味，不可拘太阳经法。甚者，宜大承气汤，泻其胃热乃愈。

【译文】

痉病者，出汗损伤津血而感风寒所致也。太阳经之脉，从头部下行至项，循行于身之背面。发汗太多，伤其津血，筋脉失于滋养，复感风寒，筋脉挛缩，故颈项强急，头摇口噤，脊背反折也。《素问·诊要经终论》：太阳之脉，其终也，戴眼，反折，瘛疭，即痉病之谓。是因为背膂之筋，枯硬而紧急的缘故。

太阳以寒水主令，而实化于丙火。因为阴阳之理，彼此互根，清阳左旋，则癸水上升而化君火；浊阴右转，则丙火下降而化寒水。汗亡津血，阴虚而燥生，则丙火不化寒水而生上热，因此身首发热而面目皆赤也。寒水绝其上源，故小便不利。背者，胸之府，肺位于胸，为壬水生化之源也。肺气清降，氤氲和洽，蒸为雨露，自太阳之经下注于膀胱，则胸膈清空而不滞。若太阳寒水不降，肺气壅郁，故浊气上冲于胸膈也。太阳之经，兼统营卫，风寒伤人，营卫有所分别。其发热汗出，不恶寒者，名曰柔痉，是风伤卫也。其发热无汗，反恶寒者，名曰刚痉，是寒伤营也。

病得于亡汗、失血之后，固然属于风燥，而汗血外亡，温气脱泄，其实是阳虚，所以滋润清凉之药，未可随意使用。

栝蒌桂枝汤

栝蒌根四钱　桂枝三钱　芍药三钱　甘草二钱　生姜三钱　大枣四枚

煎大半杯，热服。服药后以衣被覆盖，饮热稀粥，以取微汗。

治风伤卫气，发热汗出者。

葛根汤

葛根四钱　麻黄三钱，先煎，去沫　桂枝二钱　芍药二钱　甘草二钱　生姜三钱　大枣四枚

煎大半杯，热服。服药后以衣被覆盖，以取微汗。

治寒伤营血，发热无汗者。

痉病是太阳证，亦有在阳明经者。若胸满，口噤，卧不着席，脚挛，齿龄者，是胃土燥热，筋脉枯焦之故。宜重用清凉滋润之药，不可拘泥于太阳经法。甚者，宜大承气汤，以泻其胃热乃愈。

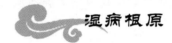 湿病根原

【原文】

湿病者，太阴湿旺而感风寒也。太阴以湿土主令，肺以辛金而化湿，阳明以燥金主令，胃以戊土而化燥，燥湿相敌，是以不病。人之衰也，湿气渐长而燥气渐消，及其病也，湿盛者不止十九，燥盛者未能十一。阴易盛而阳易衰，阳盛则壮，阴盛则病，理固然也。

膀胱者，津液之府，气化则能出。肺气化水，渗于膀胱，故小便清长。土湿则肺气埴郁，不能化水，膀胱闭癃，湿气浸淫，因而弥漫于周身。湿为阴邪，其性亲下，虽周遍一身，无处不到，究竟膝踝关节之地，承受为多。一遇风寒感冒，闭其皮毛，通身经络之气，壅滞不行，则疼痛热烦而皮肤熏黄。湿凌上焦，则痛在头目；湿淫下部，则痛在膝踝；湿侵肝肾，则痛在腰腹。湿遍一身，上下表里，无地不疼，而关窍骨节，更为剧焉。

其火盛者，郁蒸而为湿热；其水盛者，淫泆而为湿寒，而总之悉本于阳虚。法当内通其膀胱，外开其汗孔，使之表里双泄也。

茵陈五苓散

白术　桂枝　茯苓　猪苓　泽泻

等分，为散，每用五钱，调茵陈蒿末一两，和匀，空腹米饮调服一汤

匙，日三服。多饮热汤，取汗。

湿家日晡烦疼，以土旺午后申前，时临未支，湿邪旺盛也。若发热恶寒，是表邪闭固，加紫苏、青萍，以发其汗。

元滑苓甘散

元明粉　滑石　茯苓　甘草

等分，为末，大麦粥汁和服一汤匙，日三服。湿从大小便去，尿黄粪黑，是其候也。

湿旺脾郁，肺壅而生上热，小便黄涩，法宜清金利水，以泻湿热。若湿邪在腹，肺气壅滞，以致头痛鼻塞，声音重浊，神气郁烦，当于发汗利水之中，加橘皮、杏仁，以泻肺气。

苓甘栀子茵陈汤

茵陈蒿三钱　栀子二钱　甘草二钱，生　茯苓三钱

煎大半杯，热服。

治小便黄涩，少腹满胀者。服此小便当利，尿如皂角汁状，其色正赤。一宿腹减，湿从小便去矣。

湿家腹满尿涩，是木郁而生下热，法当利水泻湿，而加栀子，以清膀胱。若湿热在脾，当加大黄、芒硝。如湿热但在肝家，而脾肾寒湿，当加干姜、附子。若膀胱无热，但用猪苓汤，利其小便可也。

【译文】

湿病者，太阴脾土湿旺而感风寒所致也。太阴以湿土主令，肺以辛金而化湿；阳明以燥金主令，胃以戊土而化燥。燥湿相当，因此不病。当人体正气衰惫之时，湿气渐长而燥气渐消，所以等到其患病之时，湿盛者不止十分之九，燥盛者未能十分之一。阴易盛而阳易衰，阳盛则壮，阴盛则病，理固然也。

膀胱者，津液之府，气化则水液能出。肺气化水，渗于膀胱，故小便清长。若土湿则肺气壅郁，不能化水，膀胱闭癃，湿气浸淫，因而弥漫于周身。湿为阴邪，其性亲下，虽周遍一身，无处不到，而最终以膝、踝关节之地，承受为多。一遇风寒感触，闭其皮毛，通身经络之气，壅滞不行，则疼痛热烦而皮肤熏黄。若湿邪侵犯上焦，则痛在头目；浸淫下部，则痛在膝踝；湿侵肝肾，则痛在腰腹。若湿邪遍于一身，则上下表里，无处不

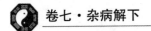

疼，而关窍骨节，更为剧烈。

其火盛者，郁蒸而为湿热；其水盛者，淫泆而为湿寒，而总之都本于阳虚。治法当内通其膀胱，外开其汗孔，使湿邪表里双泄也。

茵陈五苓散

白术　桂枝　茯苓　猪苓　泽泻

等分，为散，每用五钱，调茵陈蒿末一两，和匀，空腹米饮调服一汤匙，日三服。多饮热水，取汗。

湿邪致病之所以午后肢节烦疼，是因为土旺于午时之后、申时之前，时间正当未时（下午13～15时），因而湿邪旺盛的缘故。若发热恶寒，是表邪闭固，加紫苏、青萍，以发其汗。

元滑苓甘散

元明粉　滑石　茯苓　甘草

等分，为末，大麦粥汁和服一汤匙，日三服。服药后湿从大小便而去，尿黄粪黑，是其证据。

若湿旺脾郁，肺壅而生上热，小便黄涩，法宜清金利水，以泻湿热。若湿邪在腹，肺气壅滞，以致头痛，鼻塞，声音重浊，精神郁烦，当于发汗、利水之中，加橘皮、杏仁，以泻肺气。

苓甘栀子茵陈汤

茵陈蒿三钱　栀子二钱　甘草二钱，生　茯苓三钱

煎大半杯，热服。

治小便黄涩，少腹满胀者。服此药小便当利，尿如皂角汁状，其色正赤。一夜腹减，湿从小便去矣。

湿家腹满尿涩，是木郁而生下热所致，治法当利水泻湿，而加栀子，以清膀胱。若湿热在脾，当加大黄、芒硝。如湿热只在肝家，而脾肾寒湿，当加干姜、附子。若膀胱无热，只用猪苓汤，利其小便可也。

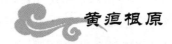# 黄疸根原

【原文】

黄疸者，土湿而感风邪也。太阴湿土主令，以阳明戊土之燥，亦化而

为太阴之湿。设使皮毛通畅，湿气淫蒸，犹得外泄。一感风邪，卫气闭阖，湿淫不得外达，脾土埋郁，遏其肝木。肝脾双陷，水谷不消，谷气瘀浊，化而为热。瘀热前行，下流膀胱，小便闭涩，水道不利。膀胱瘀热，下无泄路，熏蒸淫泆，传于周身，于是黄疸成焉。

其病起于湿土，而成于风木。以黄为土色，而色司于木，木邪传于湿土，则见黄色也。或伤于饮食，或伤于酒色，病因不同，总由于阳衰而土湿。湿在上者，阳郁而为湿热；湿在下者，阴郁而为湿寒。乙木下陷而阳遏阴分，亦化为湿热；甲木上逆而阴旺阳分，亦化为湿寒。视其本气之衰旺，无一定也。

其游溢于经络，则散之于汗孔；其停瘀于膀胱，则泄之于水道。近在胸膈，则涌吐其腐败；远在肠胃，则推荡其陈宿。酌其温凉寒热，四路涤清，则证有变状而邪无遁所，凡诸疸病，莫不应手消除也。

【译文】

黄疸者，脾土有湿而外感风邪所致也。若太阴湿土主令之年，即使以阳明戊土之燥，亦将化而为太阴之湿。假使皮毛通畅，则对湿气之淫蒸，还得以使其外泄。一旦感受风邪，卫气闭阖，湿淫不得外达，脾土郁堵，遏其肝木，致使肝脾双陷，水谷不得消化，谷气瘀浊，化而为热。瘀热前行，下流膀胱，小便闭涩，水道不利。膀胱瘀热，下无泄路，熏蒸淫泆，传于周身，于是形成黄疸。

其病起于湿土，而成于风木。以黄为土色，而色司于木，木邪传于湿土，则见黄色也。其成因或伤于饮食，或伤于酒色，虽病因不同，但总由于阳衰而土湿。其湿在上者，阳郁而为湿热；湿在下者，阴郁而为湿寒。乙木下陷，而阳气被遏于阴分，亦化为湿热；而甲木上逆，阴旺于阳分，亦化为湿寒。其或为湿热，或为湿寒，当视其本气之衰旺，并无一定不变之必然。

其治疗方法，若病邪游溢于经络，则散之于汗孔；其停瘀于膀胱，则泄之于水道。近在胸膈，则涌吐其腐败；远在肠胃，则推荡其陈宿。酌其温凉寒热，四路涤清，则证候虽有变状而病邪无所逃遁，凡诸疸病，莫不应手消除也。

谷疸

【原文】

谷入于胃，脾阳消磨，蒸其精液，化为肺气。肺气宣扬，外发皮毛而为汗，内渗膀胱而为溺。汗溺输泄，土不伤湿，而木气发达，则疸病不作。阳衰土湿，水谷消迟，谷精埋郁，不能化气，陈腐壅遏，阻滞脾土，木气遏陷，土木郁蒸，则病黄疸。

中气不运，升降失职，脾陷则大便滑溏，胃逆则上脘痞闷。浊气熏蒸，恶心欲吐，恶闻谷气。食则中气愈郁，头眩心烦。此当扩清其菀陈，除旧而布新也。

【译文】

谷入于胃，脾阳消磨，蒸其精液，化为肺气。肺气宣扬，外发皮毛而为汗，内渗膀胱而为尿。汗尿能传输外泄，则土不伤湿，而木气发达，疸病不作。若阳衰土湿，水谷消磨迟滞，谷精淤塞，不能化气，陈腐壅遏，阻滞脾土，木气遏陷，土木郁蒸，则病黄疸。

脾胃中气不得运化，升降失职，脾气下陷则大便滑溏，胃气上逆则脘腹痞闷。浊气熏蒸，则恶心欲吐，恶闻谷食之气。进食则中气愈郁，头眩，心烦。此证治疗当廓清除掉其陈腐郁滞，除旧而布新也。

酒疸

【原文】

酒醴之性，湿热之媒。其濡润之质，入于脏腑，则生下湿；辛烈之气，腾于经络，则生上热。汗溺流通，湿气下泄而热气上达，可以不病。汗溺闭塞，湿热遏瘀，乃成疸病。

其性嗜热饮者，则濡润之下伤差少，而辛烈之上伤颇重；其性嗜冷饮者，则辛烈之上伤有限，而湿寒之下伤为多。至于醉后发渴，凉饮茶汤，寒湿伤脾者，不可胜数，未可以湿热概论也。

【译文】

酒醴之性，为湿热之媒介。其濡润之质，入于脏腑，则生下湿；辛烈之气，腾于经络，则生上热。若汗尿流通，湿气下泄而热气上达，可以不病。若汗尿闭塞，湿热遏瘀，乃成疸病。

其饮酒的习性，喜欢热饮者，则濡润之下伤较少，而辛烈之上伤颇重；喜欢冷饮者，则辛烈之上伤有限，而湿寒之下伤为多。至于醉后发渴，凉饮茶汤，而导致寒湿伤脾者，不可胜数，未可以湿热概论也。

色疸

【原文】

肾主蛰藏，相火之下秘而不泄者，肾藏之也。精去则火泄而水寒，寒水泛滥，浸淫脾土，脾阳颓败，则湿动而寒生。故好色之家，久而火泄水寒，土湿阳亏，多病虚劳，必然之理也。水土寒湿，不能生长木气，乙木遏陷，则生下热。土木合邪，传于膀胱，此疸病所由生也。

其湿热在于肝胆，湿寒在于脾肾。人知其阴精之失亡，而不知其相火之败泄，重以滋阴助湿之品，败其脾肾微阳，是以十病九死，不可活也。

【译文】

肾主蛰藏，相火之所以能下秘而不泄者，肾藏之也。房劳则失精，精去则火泄而水寒，寒水泛滥，浸淫脾土，脾阳颓败，则湿动而寒生。故好色之家，久而火泄水寒，土湿阳亏，多病虚劳，必然之理也。水土寒湿，不能生长木气，乙木遏陷，则生下热。土木之湿热合邪，传于膀胱，此疸病所由生也。

其湿热在于肝胆，湿寒在于脾肾。一般人只知其阴精之失亡，而不知其相火之败泄，所以治疗上重用滋阴助湿之品，败其脾肾已经微弱之阳，因此十病九死，难以活命。

【原文】

甘草茵陈汤

茵陈三钱　栀子三钱　大黄三钱　甘草三钱，生

煎大半杯，热服。

治谷疸腹满尿涩者。

服后小便当利，尿如皂角汁状，其色正赤。一宿腹减，黄从小便去也。

茵陈五苓散

白术　桂枝　猪苓　茯苓　泽泻

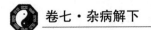

等分，为散，每用五钱，调茵陈蒿末一两，空腹米饮和服一汤匙，日三服。多饮热汤，取汗。

治日暮寒热者。

硝黄栀子汤

大黄四钱　芒硝三钱　栀子三钱

煎大半杯，热服。

治汗出腹满者。

栀子大黄汤

栀子三钱　香豉三钱　大黄三钱　枳实三钱

煎一杯，热分三服。

治酒疸心中懊憹热疼，恶心欲吐者。

元滑苓甘散

元明粉　滑石　甘草　茯苓

等分，为末，大麦粥汁和服一汤匙，日三服。

治色疸额黑身黄者。

服后病从大小便去，尿黄粪黑，是其候也。

色疸，日晡发热恶寒，膀胱急，小便利，大便黑溏，五心热，腹胀满，身黄，额黑，此水土瘀浊之证，宜泻水去湿，通其二便。仲景用硝矾散，硝石清热，矾石去湿。此变而为滑石、元明粉，亦即硝矾之意。用者酌量而通融之，不可拘泥。

黄疸之家，脾肾湿寒，无内热者，当用姜、附、茵陈，不可误服硝黄也。

【译文】

甘草茵陈汤

茵陈三钱　栀子三钱　大黄三钱　甘草三钱，生

煎大半杯，热服。

治谷疸，腹满，尿涩者。

服后小便当利，尿如皂角汁状，其色正赤。一宿腹减，黄从小便去也。

茵陈五苓散

白术　桂枝　猪苓　茯苓　泽泻

等分，为散，每用五钱，调茵陈蒿末一两，空腹米饮和服一汤匙，日三服。服药后多饮热水，取汗。

治日暮寒热者。

硝黄栀子汤

大黄四钱　芒硝三钱　栀子三钱

煎大半杯，热服。

治汗出，腹满者。

栀子大黄汤

栀子三钱　香豉三钱　大黄三钱　枳实三钱

煎一杯，分三次，热服。

治酒疸，心中懊恼热疼，恶心欲吐者。

元滑苓甘散

元明粉　滑石　甘草　茯苓

等分，为末，大麦粥汁和服一汤匙，日三服。

治色疸，额黑，身黄者。

服后病邪从大小便而去，尿黄粪黑，是其证据。

色疸，午后发热恶寒，膀胱急，小便利，大便黑溏，五心热，腹胀满，身黄，额黑，此为水土瘀浊之证，治法宜泻水去湿，通其二便。仲景用硝石矾石散，以硝石清热，矾石去湿。此方变而为滑石、元明粉，亦即硝矾之意。用者酌量而通融之，不可拘泥。

黄疸之家，若脾肾湿寒，无内热者，当用姜、附、茵陈，不可误服硝、黄也。

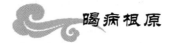

喝病根原

【原文】

喝病者，暑热而感风寒也。热则伤气，寒则伤形。《素问·通评虚实论》：气盛身寒，得之伤寒；气虚身热，得之伤暑。以寒性敛闭，暑性疏泄，寒闭其形而皮毛不开，是以气盛而身寒；暑泄其气而腠理不阖，是以气虚而身热。喝病则伤于暑，而又伤于寒者也。

盛暑汗流，元气蒸泄，被清风而浴寒水，玄府骤闭，《素问》：玄府者，汗孔也。里热不宣，故发热恶寒，口渴齿燥，身重而疼痛，脉细而芤迟也。盖气不郁则不病，虽毒热挥汗，表里燔蒸，筋力懈惰，精神委顿，而新秋变序，暑退凉生，肺府清爽，精力如初，不遇风寒，未尝为病。及热伤于内，寒伤于外，壮火食气，而腠理忽敛，气耗而热郁，于是病作也。

汗之愈泄其气，则恶寒益甚。温之愈助其火，则发热倍增。下之愈亡其阳，则湿动木郁，而淋涩弥加。法当补耗散之元气，而不至于助火；清烦郁之暑热，而不至于伐阳。清金而泻热，益气而生津，无如仲景人参白虎之为善也。

人参白虎汤

石膏三钱　知母三钱　甘草二钱　粳米半杯　人参三钱

米熟汤成，取大半杯，热服。

【译文】

喝病者，暑热而感风寒所致也。热则伤气，寒则伤形。《素问·通评虚实论》：气盛身寒，得之伤寒；气虚身热，得之伤暑。因为寒性敛闭，暑性疏泄，寒闭其形而皮毛不开，因此气盛而身寒；暑泄其气而腠理不闭，因此气虚而身热。喝病则是既伤于暑，而又伤于寒者也。

盛暑汗流，元气蒸腾外泄，若被凉风所袭或沐浴寒水，则汗孔骤闭，《素问》：玄府者，汗孔也。里热不能宣发于外，故发热、恶寒，口渴、齿燥，身重而疼痛，脉细而芤迟也。

气不郁则不病，虽盛夏毒热挥汗，表里燔蒸，筋力懈惰，精神委顿；而一旦新秋变序，暑退凉生，则脏腑清爽，精力如初。只要不遇风寒，就不会得病。如果热伤于内，寒伤于外，壮火损伤正气，而腠理忽敛，气耗而热郁，于是病作也。

治法，若汗之则愈泄其气，而恶寒益甚。温之则愈助其火，而发热倍增。下之则愈亡其阳，而湿动木郁，排尿淋涩会更加严重。所以应当补耗散之元气，而不至于助火，清烦郁之暑热，而不至于伐阳。清金而泻热，益气而生津，没有比仲景人参白虎汤更好的了。

人参白虎汤

石膏三钱　知母三钱　甘草二钱　粳米半杯　人参三钱

煮米熟汤成，取大半杯，热服。

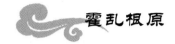
霍乱根原

【原文】

霍乱者，饮食寒冷而感风寒也。夏秋饮冷食寒，水谷不消，其在上脘则为吐，其在下脘则为泄，或吐或泄，不并作也。一感风寒，皮毛闭塞，而宿物陈菀壅遏，中气盛满莫容，于是吐泄并作。

其吐者，胃气之上逆；其泄者，脾气之下陷。胃土之逆者，胆木之上逼也；脾土之陷者，肝木之下侵也。盖中气郁塞，脾胃不转，不能升降木气，木气郁迫，而克中宫，刑以胆木则胃逆，贼以肝木则脾陷也。肝胆主筋，水土寒湿，木气不荣，是以筋转。

吐泄无余，寒瘀尽去，土气渐回，阳和徐布，中气发扬，表邪自解。若其不解，外有寒热表证，宜以麻桂发之，而温以理中、四逆之辈。表寒既退，而脏腑松缓，痛泄自止。若其不能吐泄，腹痛愈死，可用大黄附子，温药下之，陈宿推荡，立刻轻安。病在火令，全属寒因，是以仲景立法，率主理中、四逆。变通理中、四逆之意，则病有尽而法无穷矣。倘泥时令而用清凉，是粗工之下者也。

桂苓理中汤

人参一钱　茯苓二钱　甘草二钱　干姜三钱　桂枝三钱　白术三钱　砂仁二钱　生姜三钱

煎大半杯，温服。

吐不止，加半夏。泄不止，加肉蔻。外有寒热表证，加麻黄。转筋痛剧，加附子、泽泻。

【译文】

霍乱者，饮食寒冷而感风寒所致也。夏秋饮冷食寒，水谷不能消化，其在上脘则为吐，其在下脘则为泄，或吐或泄，并不同时发作。若一旦感受风寒，致使皮毛闭塞，而胃肠道内不消化的陈腐食物郁滞壅遏，中气盛满，不能容纳，于是吐泄同时发作。

其吐者，缘于胃气之上逆；其泄者，缘于脾气之下陷。而胃土之上逆者，缘于胆木之上逼也；脾土之下陷者，缘于肝木之下侵也。因为中气郁塞，脾胃不能运转，不能升降木气，木气郁迫，而克中宫，刑以胆木则胃逆，贼以肝木则脾陷也。又肝胆主筋，若水土寒湿，木气不荣，因此出现转筋的症状。

待其吐泄无余，寒瘀尽去，土气渐回，阳和之气得以敷布，中气发扬，表邪自解。若其不解，外有寒热表证者，宜以麻黄、桂枝发之，而以理中、四逆之辈温之。表寒既退之后，脏腑宽松舒缓，痛泄自止。若其欲吐不能吐，欲泄不能泄，腹痛欲死，可用大黄附子，温药下之，陈腐之物被推荡去除，则立刻症状减轻而获得平安。虽然其发病在暑火当令之时，而其成因全属于寒凉，因此仲景立法，完全以理中汤、四逆汤主之。只要灵活变通地运用理中、四逆组方用药之意，则病有尽而法无穷矣。倘若拘泥于时令而用清凉之药，则是粗工之低下者也。

桂苓理中汤

人参一钱　茯苓二钱　甘草二钱　干姜三钱　桂枝三钱　白术三钱　砂仁二钱　生姜三钱

煎大半杯，温服。

吐不止者，加半夏。泄不止者，加肉蔻。外有寒热表证，加麻黄。转筋痛剧，加附子、泽泻。

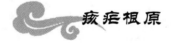

痎疟根原

【原文】

痎疟者，阴邪闭束，郁其少阳之卫气也。人之六经，三阴在里，三阳在表，寒邪伤人，同气相感，内舍三阴。少阳之经，在二阳之内，三阴之外，内与邪遇，则相争而病作。

其初与邪遇，卫气郁阻，不得下行，渐积渐盛。内与阴争，阴邪被逼，外乘阳位，裹束卫气，闭藏而生外寒。卫为阴束，竭力外发，重围莫透，鼓荡不已，则生战栗。少阳甲木从相火化气，及其相火郁隆，内热大作，阴退寒消，则卫气外发而病解焉。

卫气昼行六经二十五周，夜行五藏二十五周。寒邪浅在六经，则昼与卫遇而日发；深在五藏，则夜与卫遇而暮发。卫气离，则病休，卫气集，则病作。缘邪束于外，则恶寒，阳郁于内，则发热。阳旺而发之速，则寒少而热多；阳虚而发之迟，则寒多而热少。阳气日盛，则其作日早；阳气日衰，则其作日晏。阳气退败，不能日与邪争，则间日乃作。

此以暑蒸汗泄，浴于寒水，寒入汗孔，舍于肠胃之外，经藏之间。秋伤于风，闭其腠理，卫气郁遏，外无泄路，内陷重阴之中，鼓动外发，则成疟病也。

【译文】

痎疟者，阴邪闭束，郁遏其少阳之卫气所致也。人之六经，三阴在里，三阳在表，寒邪伤人，同气相感，内舍于三阴。而少阳之经，在二阳之内，三阴之外，内与邪遇，则相争而病作。

其初与邪遇，卫气郁阻，不得下行，渐积渐盛。内与阴争，阴邪被逼，外乘阳位，裹束而郁闭卫气，闭藏而生外寒。卫为阴束，竭力外发，重围莫透，鼓荡不已，则生战栗颤抖。少阳甲木从相火化气，及其相火郁迫隆盛，则内热大作。待其阴退寒消，则卫气外发而病情缓解。

卫气昼行六经二十五周，夜行五脏二十五周。若寒邪浅在六经，则昼与卫遇而白昼发作；若深在五脏，则夜与卫遇而夜晚发作。卫气离散，则病休止，卫气汇集，则病发作。因其邪束于外，则恶寒，阳郁于内，则发热。若阳气旺而发作迅速，则寒少而热多；阳气虚而发作迟缓，则寒多而热少。若其阳气渐盛，则其发作的时间早在上午；阳气渐衰，则其发作的时间晚在下午。若阳气退败，不能每天都与邪气抗争，则隔一天发作一次。

这是因为暑蒸汗泄之时，沐浴于冷水，寒入汗孔，舍于肠胃之外，经络脏腑之间。待到秋伤于风，闭其腠理，卫气郁遏，外无泄路，内陷于重阴之中，而又欲鼓动外发，则成疟病也。

温疟

【原文】

先伤于寒而后中于风，先寒后热，是谓寒疟；先中于风而后伤于寒，先热后寒，是谓温疟。以冬中风邪，泄其卫气，卫愈泄而愈闭，郁为内热，又伤于寒，束其皮毛，热无出路，内藏骨髓之中。春阳发动，内热外出，而表寒闭束，欲出不能。遇盛暑毒热，或用力烦劳，气蒸汗流，热邪与汗皆出，表里如焚，及其盛极而衰，复反故位，阴气续复，是以寒生也。

【译文】

先伤于寒而后中于风，先寒后热，是谓寒疟；先中于风而后伤于寒，先热后寒，是谓温疟。因其冬伤于风邪，泄其卫气，卫愈泄而愈闭，郁为内热，又伤于寒，束其皮毛，热无出路，内藏于骨髓之中。待春阳发动，内热外出，而表寒闭束，欲出不能。再遇盛暑毒热，或用力烦劳，气蒸汗流，热邪与汗皆出，故表里如焚。待其盛极而衰，回归于原位，阴气续复，因此而寒生也。

瘅疟

【原文】

其但热而不寒者，是谓瘅疟。瘅疟即温疟之重者。以其阳盛阴虚，肺火素旺，一当汗出而感风寒，卫郁热发，伤其肺气，手足如烙，烦冤欲呕。阳亢阴枯，是以但热无寒。其热内藏于心，外舍分肉之间，令人神气伤损，肌肉消铄，疟之最剧者也。

【译文】

其只热而不寒者，是谓瘅疟。瘅疟即温疟之重者。因其阳盛阴虚，肺火素旺，一旦汗出而感风寒，卫郁热发，伤其肺气，手足如烙，烦冤欲呕。阳亢阴枯，因此只热无寒。其热内藏于心，外舍于分肉之间，令人神气伤损，肌肉销烁，是为疟之最剧者也。

牝疟

【原文】

其寒多而热少者，是谓牝疟。以其阴盛阳虚，卫郁不能透发，故寒多热少。盖疟病之寒，因阴邪之束闭，疟病之热，缘卫阳之郁发。其相火虚亏，郁而不发，则纯寒而无热；相火隆盛，一郁即发，则纯热而无寒。其热多者，由相火之偏胜，其寒多者，因相火之偏虚也。疟在少阳，其脉自弦，弦数者火盛则多热，弦迟者水盛则多寒，理自然耳。

【译文】

其寒多而热少者，是谓牝疟。以其阴盛阳虚，卫郁不能透发，故寒多而热少。疟病之寒，因为阴邪之束闭，疟病之热，缘于卫阳之郁发。若其相火虚亏，郁而不发，则纯寒而无热；相火隆盛，一郁即发，则纯热而无寒。其热多者，由相火之偏胜，其寒多者，因相火之偏虚也。疟在少阳，其脉自弦，弦数者火盛则多热，弦迟者水盛则多寒，道理自然如此。

【原文】

柴胡栝蒌干姜汤

柴胡三钱　黄芩三钱　甘草二钱　人参一钱　生姜三钱　大枣三枚　干姜三钱　栝蒌三钱

煎大半杯，热服，覆衣。

呕加半夏。

治寒疟先寒后热者。

柴胡桂枝干姜汤

柴胡三钱　甘草二钱　人参一钱　茯苓三钱　桂枝三钱　干姜三钱

煎大半杯，热服，覆衣。

治牝疟寒多热少，或但寒不热者。

白虎桂枝柴胡汤

石膏三钱　知母三钱　甘草二钱　粳米半杯　桂枝三钱　柴胡三钱

煎大半杯，热服，覆衣。

治温疟先热后寒，热多寒少，或但热不寒者。

减味鳖甲煎丸

鳖甲二两四钱　柴胡一两二钱　黄芩六钱　人参二钱　半夏二钱　甘草二钱　桂枝六钱　芍药一两　丹皮一两　桃仁四钱　阿胶六钱　大黄六钱　干姜六钱　葶苈二钱

为末，用清酒一坛，入灶下灰一升，煮鳖甲，消化，绞汁，去渣，入诸药，煎浓，留药末，调和为丸，如梧子大，空腹服七丸，日三服。

治久疟不愈，结为癥瘕，名曰疟母。

【译文】

柴胡栝蒌干姜汤

柴胡三钱　黄芩三钱　甘草二钱　人参一钱　生姜三钱　大枣三枚　干姜三钱　栝蒌三钱

煎大半杯，热服，服药之后以衣被覆盖。

呕加半夏。

治寒疟先寒后热者。

柴胡桂枝干姜汤

柴胡三钱　甘草二钱　人参一钱　茯苓三钱　桂枝三钱　干姜三钱

煎大半杯，热服，服药之后以衣被覆盖。

治牝疟寒多热少，或只寒不热者。

白虎桂枝柴胡汤

石膏三钱　知母三钱　甘草二钱　粳米半杯　桂枝三钱　柴胡三钱

煎大半杯，热服，服药之后以衣被覆盖。

治温疟先热后寒，热多寒少，或只热不寒者。

减味鳖甲煎丸

鳖甲二两四钱　柴胡一两二钱　黄芩六钱　人参二钱　半夏二钱　甘草二钱　桂枝六钱　芍药一两　丹皮一两　桃仁四钱　阿胶六钱　大黄六钱　干姜六钱　葶苈二钱

为末，用清酒一坛，入灶下灰一升，煮鳖甲，消化，绞汁，去渣，入诸药，煎浓，留药末，调和为丸，如梧子大，空腹服七丸，日三服。

治久疟不愈，结为癥瘕，名曰疟母。

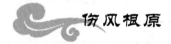

伤风根原

【原文】

伤风者，中虚而外感也。阳衰土湿，中脘不运，胃土常逆，肺金失降，胸中宗气不得四达，时时郁勃于皮毛之间。遇饮食未消，中气胀满，阻格金火沉降之路。肺金郁发，蒸泄皮毛，宗气外达，是以不病。一被风寒，闭其皮毛，肺气壅遏，不能外发，故逆循鼻窍，嚏喷而出。湿气淫蒸，清涕流溢，譬之水气蒸腾，滴而为露也。

水生于金，肺气上逆，无以化水，故小便不利。《素问·风论》：劳风法在肺下，巨阳引精者三日，中年者五日，不精者七日，咳出青黄涕，其状如脓，大如弹丸，从口中若鼻中出，不出则伤肺，伤肺则死矣。盖膀胱之水，全是肺气所化，水利则膀胱之郁浊下泄，肺家之壅滞全消。湿去而变燥，故痰涕胶黏，色化青黄，出于口鼻，肺藏不伤也。少年阳衰未极，肺不终郁，则气降而化水，故引精于三日。中年者五日。末年阳衰，不能引精者七日。若其终不能引，久而郁热蒸腐，则肺伤而死矣。

太阳引精，赖乎阳明之降。中气运转，阳明右降，则肺金下达而化水尿，积郁始通。阳明不降，肺无下行之路，太阳无引精之权也。法宜泻肺而开皮毛，理中而泻湿郁。湿消而郁散，气通而水调，无余事已。

紫苏姜苓汤

苏叶三钱　生姜三钱　甘草二钱　茯苓三钱　半夏三钱　橘皮二钱　干姜三钱　砂仁二钱

煎大半杯，热服，覆衣。

【译文】

伤风者，内虚而外感所致也。阳衰土湿，中脘不运，胃土常逆，肺金失降，胸中宗气不得四达，时时郁勃于皮毛之间。遇饮食未消，中气胀满，阻格金火沉降之路。肺金郁发，蒸泄皮毛，宗气外达，因此不病。一旦感受风寒，闭其皮毛，肺气壅遏，不能外发，故逆循鼻窍，嚏喷而出。或湿气淫蒸，清涕流溢，就如同水气蒸腾，滴而为露也。

水生于金，若肺气上逆，无以化水，故小便不利。《素问·风论》：劳风法在肺下，巨阳引精者三日，中年者五日，不精者七日，咳出青黄涕，其状如脓，大如弹丸，从口中若鼻中出，不出则伤肺，伤肺则死矣。

因为膀胱之水，全是肺气所化，水利则膀胱之郁浊下泄，肺家之壅滞全消。湿去而变燥，故痰涕胶黏，色化青黄，出于口鼻，肺脏不伤也。少年阳衰未极，肺不终郁，则气降而化水，故引精于三日。中年者五日。末年阳衰，不能引精者七日。若其终不能引，久而郁热蒸腐，则肺伤而死矣。

足太阳膀胱之引精，依赖于阳明胃土之降。若中气运转，阳明右降，则肺金下达而化水尿，积郁始通。若阳明不降，肺无下行之路，则太阳膀胱无引精之权也。治法宜泻肺而开皮毛，理中而泻湿郁。使其湿消而郁散，气通而水调，就平安无事了。

紫苏姜苓汤

苏叶三钱　生姜三钱　甘草二钱　茯苓三钱　半夏三钱　橘皮二钱　干姜三钱　砂仁二钱

煎大半杯，热服，覆衣。

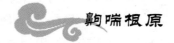 **齁喘根原**

【原文】

齁喘者，即伤风之重者也。其阳衰土湿，中气不运，较之伤风之家倍甚。脾土常陷，胃土常逆，水谷消迟，浊阴莫降。一遇清风感袭，闭其皮毛，中脘郁满，胃气愈逆。肺藏壅塞，表里不得通达，宗气逆冲，出于喉咙。而气阻喉闭，不得透泄，于是壅闷喘急，不可名状。此齁喘之由来也。

轻则但作于秋冬，是缘风邪之外束；重则兼发于夏暑，乃由湿淫之内动。湿居寒热之中，水火逼蒸，则生湿气。湿气在上，则随火而化热；湿气在下，则随水而化寒。火盛则上之湿热为多，水盛则下之湿寒斯甚。此因水火之衰旺不同，故其上下之寒热亦殊。而齁喘之家，则上焦之湿热不敌下焦之湿寒，以其阳衰而阴旺，火败而水胜也。

此当温中燥土，助其推迁。降戊土于坎中，使浊阴下泄于水道；升己土于离位，使清阳上达于汗孔。中气一转而清浊易位，汗溺一行而郁闷全消，则肺气清降，喘阻不作。若服清润之剂，中脘愈败，肺气更逆，是庸工之下者也。

紫苏姜苓汤

苏叶三钱　杏仁三钱　橘皮三钱　半夏三钱　茯苓三钱　干姜三钱　甘草二钱　砂仁二钱　生姜三钱

煎大半杯，热服，覆衣。

若皮毛闭束，表邪不解，则加麻黄。若言语谵妄，内热不清，则加石膏。

【译文】

齁喘者，即伤风之重者也。其阳衰土湿，中气不运，较之伤风之人严重一倍。因其脾土常陷，胃土常逆，水谷消化迟缓，浊阴不能下降。一旦感受凉风的侵袭，闭其皮毛，中脘郁满，胃气更加上逆。肺脏壅塞，表里不得通达，宗气逆冲，出于喉咙。而气阻喉闭，不得透泄，于是壅闷喘急，不可名状。此齁喘之由来也。

轻则只发作于秋冬，是缘于风邪之外束；重则兼发作于夏暑，乃由于湿淫之内动。湿居寒热之中，水火逼蒸，则生湿气。湿气在上，则随火而化热；湿气在下，则随水而化寒。火盛则在上之湿热为多，水盛则在下之湿寒为甚。此因水火之衰旺不同，故其上下之寒热亦异。而齁喘之人，则上焦之湿热不敌下焦之湿寒，因为其阳衰而阴旺，火败而水胜也。

此证治疗当温中燥土，助其推迁运化。降戊土于坎中，使浊阴下泄于水道；升己土于离位，使清阳上达于汗孔。中气一旦运转则清浊易位，汗尿一旦畅行则郁闷全消，而肺气清降，则喘阻不作。若服清润之剂，中脘愈败，肺气更逆，是庸工之下者也。

紫苏姜苓汤

苏叶三钱　杏仁三钱　橘皮三钱　半夏三钱　茯苓三钱　干姜三钱　甘草二钱　砂仁二钱　生姜三钱

煎大半杯，热服，覆衣。

若皮毛闭束，表邪不解，则加麻黄。若言语谵妄，内热不清，则加石膏。

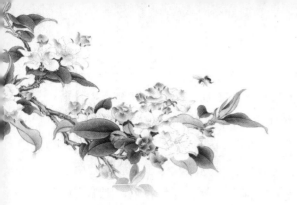

卷八·七窍解

【原文】

清阳升露,爰开七窍,精神魂魄之所发,声色臭味之所司也。先圣既没,千载如梦,扶阴抑阳,辞乔入谷,钳娥青之舌,杜仪秦之口,塞瞽旷之耳,胶离朱之目。祸流今古,痛积人神!

仆也,轻试老拳,道宗目眇,略婴利镞,夏侯睛伤。双睛莫莫,原非大眼将军,一目眬眬,竟作小冠子夏。渺尔游魂,不绝如线,操觚含毫,悲愤横集,作《七窍解》。

【译文】

人体清阳之气上升而外露,于是有了头面部的五官七窍。人的七窍是内在的精神魂魄发挥功能的外在器官,主管着感知外界声音、颜色、嗅觉、味觉的感觉功能。古医先圣去世之后,医学的发展千载如梦,那些主张扶阴抑阳的医生们,使医学的理论思想离别了巅峰而陷入低谷。因其对五官七窍疾病的治疗错误,致使那些原本善于言谈、口舌流利、耳聪目明之人的语言功能、视觉听觉等功能遭受损伤,其灾祸流于今古,悲痛积于人心。

我本人虽然一目偏盲,而渺小的生命一息尚存,不幸的遭遇虽然使我悲愤交集,却愿奋老年之余勇,执笔写书,作《七窍解》。

耳目根原

【原文】

耳目者,清阳之门户也。阴位于下,左升而化清阳,阳位于上,右降而化浊阴。浊阴降泄,则开窍于下,清阳升露,则开窍于上。莫浊于渣滓,故阴窍于二便而传粪溺;莫清于神气,故阳窍于五官而司见闻。清阳上达,则七窍空明,浊阴上逆,则五官晦塞。晦则不睹,塞则不闻,明则善视,空则善听。

木主五色，以血藏于肝，血华则为色也。血，阴也，而阳魂生焉，故血之内华者则为色，而魂之外光者则为视。金主五声，以气藏于肺，气发则为声也。气，阳也，而阴魄生焉，故气之外发者则为声，而魄之内涵者则为闻。

木火升清，清升则阳光外发而为两目；金水降浊，浊降则阳体内存而为双耳。盖神明而精暗，气虚而血实，外明乃见，内虚乃闻。木火阴体而阳用，魂中有魄，外明内暗，故能见不能闻；金水阳体而阴用，魄中有魂，内虚外实，故能闻不能见。目以用神，耳以体灵，用神则明，体灵则聪。木火之用，金水之体，皆阳也，体善存而用善发，是以聪明而神灵。

耳聋者善视，阳体已败，故神于用；目瞽者善听，阳用既废，故灵于体。所谓绝利一源，用师十倍也。清阳一败，体用皆亡，浊阴逆上，孔窍障塞，则熟视不睹泰山，静听不闻雷霆，耳目之官废矣。

【译文】

耳目者，清阳之门户也。阴位于下，左升而化清阳；阳位于上，右降而化浊阴。浊阴降泄，则开窍于下，清阳升露，则开窍于上。浊者莫浊于渣滓，故浊阴开窍于二便而传输粪尿；清者莫清于神气，故清阳开窍于五官而主管见闻。清阳上达，则七窍空明，浊阴上逆，则五官晦塞。晦则目不能睹，塞则耳不能闻，明则目善于视，空则耳善于听。

木主五色，因为血藏于肝，血华则为色也。血，阴也，而阳魂生于此，故血之由内而华于外者则为色，而魂之外现光芒者则为视。金主五声，因为气藏于肺，气发则为声也。气，阳也，而阴魄生于此，故气之由内而发于外者则为声，而魄之内涵潜通者则为闻。

木火升清，清升则阳光外发而为两目；金水降浊，浊降则阳体内存而为双耳。因为神的特点是明发于外，而精的特点是暗藏于内，气的特点是空虚、畅通，而血的特点是实在、荣养。神外明目乃能见，气内通耳乃能闻。木、火以阴为体而阳为用，魂中有魄，外明内暗，故能见不能闻；金、水以阳为体而阴为用，魄中有魂，内虚外实，故能闻不能见。目以用神，耳以体灵，用神则明，体灵则聪。木、火之用与金、水之体都属于阳，体善于内存而用善于外发，因此耳目聪明、灵敏。

耳聋者往往善于视，因其阳体已败，故神于用；目瞽者往往善于听，因其阳用既废，故灵于体。所谓绝利一源，用师十倍也。其意思是说，某一方面的功能丧失之后，另一方面相关的功能就会加以十倍的补偿。若清阳一败，体用皆亡，浊阴逆上，孔窍障塞，则熟视不能睹泰山之大，静听不能闻雷霆之震，耳目之官能就丧失了。

目病根原

【原文】

目病者，清阳之上衰也。金水为阴，阴降则精盈，木火为阳，阳升则神化。精浊故下暗，神清故上光。而清阳之上发，必由于脉，脉主于心而上络于目，心目者，皆宗脉之所聚也。《内经》：心者，宗脉之所聚也。又曰：目者，宗脉之所聚也。宗脉之阳上达九天，阳气清明，则虚灵而神发，所谓心藏脉而脉舍神也。《灵枢经》语。神气发现，开双窍而为精明。《素问》：夫精明者，所以别白黑，视长短。目者，神气之所游行而出入也。窍开而光露，是以无微而不烛。一有微阴不降，则云雾暧空，神气障蔽，阳陷而光损矣。

清升浊降，全赖于土。水木随己土左升，则阴化而为清阳；火金随戊土右降，则阳化而为浊阴。阴暗而阳明，夜晦而昼光，自然之理也。后世庸工，无知妄作，补阴泻阳，避明趋暗，其轻者遂为盲瞽之子，其重者竟成夭枉之民。愚谬之恶，决海难流也！慨自师旷哲人，不能回既霍之目，子夏贤者，不能复已丧之明，况委之愚妄粗工之手，虽有如炬之光，如星之曜，安得不殒灭而亡失乎！

然千古之人，未有如师旷、子夏之明者，所谓盲于目而不盲于心也。古之明者，察于未象，视于无形。夫未象可察，则象为糟粕，无形可视，则形为赘疣。官骸者，必敝之物；神明者，不朽之灵。达人不用其官用其神，官虽止而神自行，神宇泰而天光发，不饮上池而见垣人[①]，不燃灵犀而察渊鱼，叶蔽两目而无远弗照，云碍双睛而无幽不烛[②]。如是则听不用耳，视不用目，可以耳视，可以目听。此之谓千古之明者，何事乞照于庸工，希光于下士也！

【注释】

①不饮上池而见垣人：指眼睛有不同寻常的洞察力。典出《史记·扁鹊仓公列传》。

②烛：照亮。名词活用作动词。

【译文】

目病者，清阳之上衰所致也。金、水为阴，阴降则精盈，木、火为阳，阳升则神化。精之性浊故下暗，神之性清故上明。而清阳之上发，必由于脉，脉主于心而上络于目。心之与目，皆众脉之所聚也。《内经》：心者，宗脉之所聚也。又曰：目者，宗脉之所聚也。众脉之阳上达于巅顶，阳气清明，则心智虚灵而神发于外，所谓心藏脉而脉舍神也。《灵枢经》语。心之神气外现，开窍于双目而为精明。《素问》：夫精明者，所以别白黑，视长短。目者，神气之所游行而出入也。目窍开张而神光外露，因此可以明察秋毫。若一旦有微阴不降，则如同云雾遮盖天空，神气障蔽，阳陷而目光视力受损。

其清升浊降，全赖于土。水木随己土左升，则阴化而为清阳；火金随戊土右降，则阳化而为浊阴。阴暗而阳明，夜晦暗而昼光明，自然之理也。后世庸工，无知妄作，补阴泻阳，避明趋暗，其轻者遂为盲瞽之子，其重者竟成夭折枉死之民。愚谬之恶，大海之水都难以洗涤干净！感慨于古代师旷哲人，不能用明灵之目，子夏贤者，不能复已丧之明，更何况目病之人如果交付于愚妄庸医之手，虽有如炬之光，如星之曜，岂能不殒灭而亡失乎！

然千古之人，未有如师旷、子夏之明者，即所谓盲于目而不盲于心者也。古之明者，能察于未象，视于无形。能察于未象，则有象为糟粕；能视于无形，则有形为赘疣。器官肢体者，随着生命的死亡必定会成为陈腐之物；而心智神明者，即使人死之后仍可以成为不朽的思想精灵。达人不用其器官而用其神明，器官虽然静止而神明自行其职，神宇泰然而天光外发，不饮上池之水却能洞见垣外之人，不燃灵犀而明察渊鱼，叶蔽两目而可以审视远物，云碍双睛而可以明察幽暗。如是则听不用耳，视不用目，可以耳视，可以目听，此之谓千古之明者也。又何必乞求光明的视力于庸医下士呢！

疼痛

【原文】

眼病疼痛，悉由浊气逆冲。目居清阳之位，神气冲和，光彩发露，未有一线浊阴。若使浊气冲逆，遏逼清气，清气升发，而浊气遏之，二气壅迫，两相击撞，是以作疼。而浊气之上逆，全缘辛金之不敛。金收而水藏之，则浊阴归于九地之下，金不能敛，斯水不能藏，故浊阴逆填于清位。金水逆升，浊阴填塞，则甲木不得下行，而冲击于头目。头目之痛者，甲木之邪也。甲木化气于相火，随辛金右转而温水藏。甲木不降，相火上炎而刑肺金，肺金被烁，故白珠红肿而热滞也。

手足少阳之脉，同起于目锐眦，而手之三阳，阳之清者，足之三阳，阳之浊者，清则上升，浊则下降。手之三阳，自手走头，其气皆升；足之三阳，自头走足，其气皆降。手三阳病则下陷，足三阳病则上逆。凡下热之证，因手少阳三焦之陷；上热之证，因足少阳胆经之逆。故眼病之热赤，独责甲木而不责于三焦也。其疼痛而赤热者，甲木逆而相火旺；其疼痛而不赤热者，甲木逆而相火虚也。

赤痛之久，浊阴蒙蔽，清阳不能透露，则云翳生而光华碍。云翳者，浊气之所郁结也。阳气未陷，续自升发，则翳退而明复，阳气一陷，翳障坚老，而精明丧矣。其疼痛者，浊气之冲突。其盲瞽者，清阳陷败而木火不升也。

木火之升，机在己土；金火之降，机在戊土。己土左旋，则和煦而化阳神；戊土右转，则凝肃而产阴精。阴精之魄，藏于肺金，精魄重浊，是以沉降；阳神之魂，藏于肝木，神魂轻清，是以浮升。本乎天者亲上，本乎地者亲下，自然之性也。

脾升胃降，则在中气。中气者，脾胃旋转之枢轴，水火升降之关键。偏湿则脾病，偏燥则胃病，偏热则火病，偏寒则水病。济其燥湿寒热之偏，而归于平，则中气治矣。

柴胡芍药丹皮汤

黄芩三钱，酒炒　柴胡三钱　白芍药三钱　甘草二钱　丹皮三钱

煎半杯，热服。

治左目赤痛者。

百合五味汤

百合三钱　五味一钱，研　半夏三钱　甘草二钱　丹皮三钱　芍药三钱

煎半杯，热服。

治右目赤痛者。

热甚加石膏、知母。

百合五味姜附汤

百合三钱　五味一钱　芍药三钱　甘草二钱　茯苓三钱　半夏三钱　干姜三钱　附子三钱

煎大半杯，温服。

治水土寒湿而上热赤痛者。

或不赤不热而作疼痛，是无上热，去百合、芍药，加桂枝。

茯泽石膏汤

茯苓三钱　泽泻三钱　栀子三钱　甘草二钱　半夏三钱　石膏三钱

煎大半杯，热服。

治湿热熏蒸，目珠黄赤者。

桂枝丹皮首乌汤

桂枝三钱　丹皮三钱　首乌三钱　甘草二钱　茯苓三钱　半夏三钱　干姜三钱　龙眼十个，肉

煎大半杯，热服。

治昏花不明，而无赤痛者。

桂枝菖蒲汤

柴胡三钱　桂枝三钱　丹皮三钱　生姜三钱　甘草二钱　菖蒲二钱

煎半杯，热服。

治瞳子缩小者。

乌梅山萸汤

五味一钱　乌梅三钱，肉　山萸三钱，肉　甘草二钱　首乌三钱　芍药三钱　龙骨二钱　牡蛎三钱

煎半杯，温服。

治瞳子散大者。

姜桂参苓首乌汤

人参三钱　首乌三钱　桂枝三钱　甘草二钱　茯苓三钱　干姜三钱

煎半杯，温服。

治目珠塌陷者。

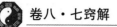

芍药枣仁柴胡汤

芍药三钱　甘草三钱　首乌三钱　枣仁三钱，生，研　柴胡三钱　丹皮三钱

煎半杯，热服。

治目珠突出者。

医书自唐以后无通者，而尤不通者，则为眼科。庸妄之徒，造孽误人，毒流千古，甚可痛恨！谨为洗发原委，略立数法，以概大意。酌其脏腑燥湿寒热而用之，乃可奏效。若内伤不精，但以眼科名家，此千古必无之事也。

【译文】

眼病疼痛，都是由于浊气逆冲所致。目居清阳之位，神气冲和，光彩发露，没有一丝浊阴。假使浊气冲逆，遏逼清阳，虽清气升发，而浊气遏之，二气壅迫，两相击撞，因此作疼。然而浊气之上逆，都是由于辛金之不能敛降。若金收而水藏之，则浊阴归于九地之下；若金不能敛，则水不能藏，故浊阴逆填于清阳之位。金水逆升，浊阴填塞，则甲木相火不得下行，而冲击于头目。头目之痛者，甲木之邪也。甲木化气于相火，随辛金右转而温水藏。若甲木不降，相火上炎而刑伤肺金，则肺金被烁，故白睛红肿而热滞也。

手足少阳之经脉，同起于目锐眦，而手之三阳经脉，为阳之清者，足之三阳经脉，为阳之浊者，清则上升，浊则下降。手之三阳经脉，从手走向头，其气皆升；足之三阳经脉，从头走向足，其气皆降。手三阳病则下陷，足三阳病则上逆。凡下热之证，因于手少阳三焦之下陷；上热之证，因于足少阳胆经之上逆。故眼病之热赤，独责于甲木而不责于三焦也。其疼痛而赤热者，甲木逆而相火旺；其疼痛而不赤热者，甲木逆而相火虚也。

赤痛日久，浊阴蒙蔽，清阳不能透露，则云翳生而光华受到妨碍。云翳者，浊气之所郁结所致也。若阳气未陷，能继续升发，则翳退而明复；阳气一陷，则翳障坚实顽固，而眼睛的光明视力就丧失了。其疼痛者，浊气之上冲奔突所致。其盲瞽者，清阳陷败而木火不升所致也。

木火之上升，其关键在于己土；金火之下降，其关键在于戊土。己土左旋，则温和煦照而化阳神；戊土右转，则冷凝肃降而产阴精。阴精之魄，藏于肺金，精魄重浊，因此沉降；阳神之魂，藏于肝木，神魂轻清，因此浮升。本乎天者亲上，本乎地者亲下，自然之性也。

脾升胃降，则在中气。中气者，脾胃旋转之枢轴，水火升降之关键。偏湿则脾病，偏燥则胃病，偏热则火病，偏寒则水病。治疗须济助其燥湿寒热之偏，而归于平和，则中气安然健运。

柴胡芍药丹皮汤

黄芩三钱，酒炒　柴胡三钱　白芍药三钱　甘草二钱　丹皮三钱

煎半杯，热服。

治左目赤痛者。

百合五味汤

百合三钱　五味一钱，研　半夏三钱　甘草二钱　丹皮三钱　芍药三钱

煎半杯，热服。

治右目赤痛者。

热甚加石膏、知母。

百合五味姜附汤

百合三钱　五味一钱　芍药三钱　甘草二钱　茯苓三钱　半夏三钱　干姜三钱　附子三钱

煎大半杯，温服。

治水寒土湿而上热赤痛者。

或者不赤、不热而作疼痛者，是无上热，去百合、芍药，加桂枝。

茯泽石膏汤

茯苓三钱　泽泻三钱　栀子三钱　甘草二钱　半夏三钱　石膏三钱

煎大半杯，热服。

治湿热熏蒸，目珠黄赤者。

桂枝丹皮首乌汤

桂枝三钱　丹皮三钱　首乌三钱　甘草二钱　茯苓三钱　半夏三钱　干姜三钱　龙眼十个，取肉

煎大半杯，热服。

治目睛昏花不明，而无赤痛者。

桂枝菖蒲汤

柴胡三钱　桂枝三钱　丹皮三钱　生姜三钱　甘草二钱　菖蒲二钱

煎半杯，热服。

治瞳子缩小者。

乌梅山萸汤

五味一钱　乌梅三钱，肉　山萸三钱，肉　甘草二钱　首乌三钱　芍药三钱
龙骨二钱　牡蛎三钱

煎半杯，温服。

治瞳子散大者。

姜桂参苓首乌汤

人参三钱　首乌三钱　桂枝三钱　甘草二钱　茯苓三钱　干姜三钱

煎半杯，温服。

治目珠塌陷者。

芍药枣仁柴胡汤

芍药三钱　甘草三钱　首乌三钱　枣仁三钱，生，研　柴胡三钱　丹皮三钱

煎半杯，热服。

治目珠突出者。

医书自唐以后无通者，而尤其不通者，则为眼科。庸妄之徒，造孽误人，毒流千古，甚可痛恨！谨为洗清原委，略立数法，以概括大意。用者须酌其脏腑燥湿寒热而用之，乃可奏效。若不精通于脏腑内伤，而只以眼科名家，此千古必无之事也。

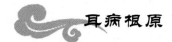

耳病根原

【原文】

耳病者，浊阴之上填也。阳性虚而阴性实，浊阴下降，耳窍乃虚，虚则清彻而灵通，以其冲而不盈也。目者，木火之终气，耳者，金水之始基。木火外明，故神清而善发，金水内虚，故气空而善内。凡大块之噫气，生物之息吹①，有窍则声入，声入则籁发，非关声音之钜细也。

窾②窍空洞，翕聚而鼓荡之，故声入而响达，譬之空谷传声，万壑皆振。声不传于崇山，而独振于空谷者，以其虚也。声之入也以其虚，而响之闻也以其灵。声入于听宫，而响达于灵府，是以无微而不闻也。

浊气一升，孔窍堵塞，则声入而不通矣。人之衰者，脾陷胃逆，清气不升，浊气不降，虚灵障蔽，重听不闻。阴日长而阳日消，窍日蔽而聪日损，气化自然之数也。然窍闭于天而灵开于人，达者于是，有却年还聪之术也。

【注释】

①生物之息吹："野马也，尘埃也，生物之以息相吹也。"见《庄子·逍遥游》。

②窾（kuǎn）：孔窍。

【译文】

耳病者，浊阴之上填所致也。阳性虚而阴性实，浊阴下降，耳窍乃虚，虚则清彻而灵通，因为耳窍原本就应该保持空虚通畅而不是填塞充实。目者，为肝木、心火之气上升之终点，耳者，为肺金、肾水之气下降之起点。木火外明，故神清而善发于外，金水内虚，故气空而善纳于内。凡天地之气的升降出入，生命万物之息息相关，有空窍则声气得入，声气得入则天籁发生，与声音之大小并无关系。

孔窍畅通，当声气聚合而鼓荡之时，就可以内传而且音响清晰，就如同空荡的山谷传达声音，则千山万壑皆有震感。声音之所以不传于高山，而只是震荡于空谷者，就是因为其空虚畅通的缘故。声之所以入也，因其空虚畅通，而声响之所以被察觉感知到，则因其感知的灵敏。声入于耳朵听宫，而音响通达于脑部灵府，因此无微而不闻也。

若浊气一旦上升，孔窍被堵塞，则声虽入而不能通矣。人之衰者，脾陷胃逆，清气不升，浊气不降，虚灵障蔽，所以听力下降甚至闻不到声音。人随着年龄的增长，阴气日益加重而阳气日益减少，则耳窍感知声音的能力就越来越低，这本来是自然规律发展的必然。然而自然的规律也不是绝对的，其听力感知能力衰退的快慢还有因人而异的一面，通达之人在这方面有返老还童、延年还聪之术。

疼痛

【原文】

耳病疼痛，悉由浊气壅塞。耳以冲虚之官，空灵洞彻，万籁毕收，有浊则降，微阴不存。若使浊气升填，结滞壅肿，则生疼痛。久而坚实牢硬，

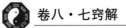

气阻而为热，血郁而化火，肌肉腐溃，则成痈脓。

浊气之上逆，缘于辛金之失敛，甲木之不降。甲木上冲，听宫胀塞，相火郁遏，经气壅迫，是以疼痛而热肿。凡头耳之肿痛，皆甲木之邪也。

手足少阳之脉，俱络于耳，而少阳一病，则三焦之气善陷，胆经之气善逆。耳病之痛肿，尽甲木之为害，于三焦无关也。甲木逆升，相火郁发，则为热肿。木邪冲突，则为疼痛。木气堵塞，则为重听。仲景《伤寒》：少阳中风，两耳无所闻。太阳伤寒，病人叉手自冒心，师因教试令咳，而不咳者，此必两耳无闻也。以重发汗，虚故如此。

耳聋者，手少阳之阳虚，而足少阳之阳败。耳痛者，手少阳之火陷，而足少阳之火逆也。欲升三焦，必升己土，欲降甲木，必降戊土，中气不运，不能使浊降而清升也。

柴胡芍药茯苓汤

芍药三钱　柴胡二钱　茯苓三钱　半夏三钱　甘草二钱　桔梗三钱

煎半杯，热服。

治耳内热肿疼痛者。

热甚，加黄芩。脓成，加丹皮、桃仁。

苓泽芍药汤

茯苓三钱　泽泻三钱　半夏三钱　杏仁三钱　柴胡三钱　芍药三钱

煎半杯，热服。

治耳流黄水者。

参茯五味芍药汤

茯苓三钱　半夏三钱　甘草二钱　人参三钱　橘皮三钱　五味一钱　芍药三钱

煎半杯，温服。

治耳渐重听者。

【译文】

耳病疼痛，都是由于浊气之壅塞。耳作为冲虚畅通的器官，空灵洞彻，万籁皆收，有浊则降，微阴不存。假使浊气上升填塞，结滞壅肿，则产生疼痛。久则浊气坚硬牢固，气阻而为热，血郁而化火，肌肉腐溃，则成痈脓。

浊气之上逆，缘于辛金之失敛，以及甲木之不降。甲木上冲，听宫胀塞，相火郁遏，经气壅迫，是以疼痛而热肿。凡头、耳之肿痛，皆甲木之邪所致也。

　　手足少阳之经脉，俱络于耳，而少阳一旦有病，则三焦之气容易下陷，胆经之气容易上逆。耳病之痛肿，都是甲木之为害，于三焦无关也。甲木逆升，相火郁发，则为热肿。木邪冲突，则为疼痛。木气堵塞，则为重听。仲景《伤寒论》：少阳中风，两耳无所闻。太阳伤寒，病人叉手自冒心，师因教试令咳，而不咳者，此必两耳无闻也。以重发汗，虚，故如此。

　　耳聋者，为手少阳之阳虚，而足少阳之阳败所致。耳痛者，为手少阳之火陷，而足少阳之火逆所致也。欲升三焦，必升己土，欲降甲木，必降戊土，因为中气如果不能运转，就不能使浊降而清升也。

柴胡芍药茯苓汤

芍药三钱　柴胡二钱　茯苓三钱　半夏三钱　甘草二钱　桔梗三钱

煎半杯，热服。

治耳内热肿疼痛者。

热甚，加黄芩。脓成，加丹皮、桃仁。

苓泽芍药汤

茯苓三钱　泽泻三钱　半夏三钱　杏仁三钱　柴胡三钱　芍药三钱

煎半杯，热服。

治耳流黄水者。

参茯五味芍药汤

茯苓三钱　半夏三钱　甘草二钱　人参三钱　橘皮三钱　五味子一钱　芍药三钱

煎半杯，温服。

治疗听力逐渐下降者。

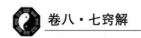 鼻口根原

【原文】

鼻口者，手足太阴之窍也。脾窍于口而司五味，肺窍于鼻而司五臭。人身之气，阳降而化浊阴，阴升而化清阳，清则冲虚，浊则滞塞，冲虚则生其清和，滞塞则郁为烦热。上窍冲虚而不滞塞，清和而不烦热者，清气升而浊气降也。浊降而清升，故口知五味而鼻知五臭。

而口鼻之司臭味，非第脾肺之能也，其权实由于心。以心窍于舌，心主臭而口主味。鼻之知五臭者，心也；口之知五味者，舌也。心为君火，胆与三焦为相火，三焦升则为清阳，胆木降则为浊阴。三焦陷而胆木逆，清气降而浊气升，则鼻口滞塞而生烦热，臭味不知矣。

而清气之升，由鼻而上达，浊气之降，自口而下行。盖鼻窍于喉，口通于咽，鼻者清气之所终，口者浊气之所始也。喉通于藏，咽通于府，喉者地气之既升，咽者天气之初降也。浊气不降而清气下陷，则病见于口；清气不升而浊气上逆，则病见于鼻。故鼻病者，升其清而并降其浊；口病者，降其浊而兼升其清。

升清之权，在于太阴，太阴陷则乙木不能升其清；降浊之机，在于阳明，阳明逆则辛金不能降其浊。得升降之宜，则口鼻之窍和畅而清通矣。

【译文】

鼻口者，手太阴肺、足太阴脾之窍也。脾开窍于口而司五味，肺开窍于鼻而司五嗅。人身之气，阳降而化浊阴，阴升而化清阳，清则冲虚，浊则滞塞，冲虚则生其清和，滞塞则郁为烦热。上窍之所以冲虚而不滞塞，清和而不烦热者，须赖于清气之升及浊气之降。浊降而清升，所以口知五味而鼻知五嗅。

而口鼻之主管嗅味，并不只是脾肺的功能，其职权实由于心所主。因为心开窍于舌，心主嗅而口主味。鼻之知五嗅者，心也；口之知五味者，舌也。心为君火，胆与三焦为相火，三焦升则为清阳，胆木降则为浊阴。若三焦下陷而胆木上逆，清气降而浊气升，则鼻口滞塞而生烦热，嗅味不能知矣。

而清气之升，由鼻而上达，浊气之降，自口而下行。因为鼻窍通于喉，口腔通于咽，鼻者清气之所终，口者浊气之所始也。喉通于脏，咽通于腑，

喉者为地气之已升，咽者为天气之初降也。若浊气不降而清气下陷，则病见于口；清气不升而浊气上逆，则病见于鼻。所以治疗鼻病者，须升其清而并降其浊；治疗口病者，须降其浊而兼升其清。

升清之权，在于太阴脾土，太阴陷则乙木不能升其清；降浊之机，在于阳明胃土，阳明逆则辛金不能降其浊。只要得升降之宜，则口鼻之窍和畅而清通矣。

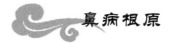 鼻病根原

【原文】

鼻病者，手太阴之不清也。肺窍于鼻，司卫气而主降敛。宗气在胸，卫阳之本，贯心肺而行呼吸，出入鼻窍者也。肺降则宗气清肃而鼻通，肺逆则宗气壅阻而鼻塞。涕者，肺气之熏蒸也。肺中清气，氤氲如雾，雾气飘洒，化为雨露，而输膀胱，则痰涕不生。肺金不清，雾气瘀浊，不能化水，则凝郁于胸膈而痰生，熏蒸于鼻窍而涕化，痰涕之作，皆由于辛金之不降也。

肺金生水而主皮毛，肺气内降，则通达于膀胱，肺气外行，则熏泽于皮毛。外感风寒而皮毛闭秘，脏腑郁遏，内不能降，外不能泄，蓄积莫容，则逆行于鼻窍。鼻窍窄狭，行之不及，故冲激而为嚏喷。肺气熏腾，淫蒸鼻窍，是以清涕流溢，涓涓而下也。

肺气初逆则涕清，迟而肺气埋郁，清化为浊，则滞塞而胶黏；迟而浊菀陈腐，白化为黄，则臭败而秽恶。久而不愈，色味如脓，谓之鼻痈。皆肺气逆行之所致也。其中气不运，肺金壅满，即不感风寒，而浊涕时下，是谓鼻渊。鼻渊者，浊涕下不止也。《素问》语。肺气之郁，总由土湿而胃逆，胃逆则浊气填塞，肺无降路故也。

桔梗元参汤

桔梗三钱　元参三钱　杏仁三钱　橘皮三钱　半夏三钱　茯苓三钱　甘草二钱　生姜三钱

煎半杯，热服。

治肺气郁升，鼻塞涕多者。

五味石膏汤

五味一钱　石膏三钱　杏仁三钱　半夏三钱　元参三钱　茯苓三钱　桔梗三钱　生姜三钱

煎半杯，热服。

治肺热鼻塞，浊涕粘黄者。胃寒，加干姜。

黄芩贝母汤

黄芩三钱　柴胡三钱　芍药三钱　元参三钱　桔梗三钱　杏仁三钱　五味一钱　贝母三钱，去心

煎半杯，热服。

治鼻孔发热生疮者。

苓泽姜苏汤

茯苓三钱　泽泻三钱　生姜三钱　杏仁三钱　甘草二钱　橘皮三钱　紫苏三钱

煎半杯，热服。

治鼻塞声重，语言不清者。

【译文】

鼻病者，手太阴肺之不清所致也。肺开窍于鼻，司卫气而主降敛。宗气在胸，为卫阳之本，贯心肺而行呼吸，出入鼻窍者也。肺降则宗气清肃而鼻通，肺逆则宗气壅阻而鼻塞。涕者，由肺气之熏蒸而生也。肺中清气，氤氲如雾，雾气飘洒，化为雨露，而输膀胱，则痰涕不生。若肺金不清，雾气瘀浊，不能化水，则凝郁于胸膈而痰生，熏蒸于鼻窍而涕生，痰涕之作，皆由于辛金之不降也。

肺金生肾水而主皮毛，肺气内降，则通达于膀胱，肺气外行，则熏泽于皮毛。若外感风寒而皮毛闭秘，脏腑郁遏，内不能降，外不能泄，蓄积而不能容纳，则逆行于鼻窍。鼻窍窄狭，行之不及，故冲激而为嚏喷。肺气熏腾，淫蒸鼻窍，因此清涕流溢，涓涓而下也。

肺气初逆则流涕清，之后则肺气郁滞堵塞，清涕化为浊涕，滞塞而胶黏；再之后则浊郁陈腐，白涕化为黄涕，则臭败而秽恶。久而不愈，则鼻涕颜色气味如脓，谓之鼻痈。皆肺气逆行之所致也。若其中气不运，肺金壅满，即使不感风寒，而亦浊涕时下，是为鼻渊。鼻渊者，浊涕下而不止也。《素问》语。肺气之郁，总由于土湿而胃逆，因胃逆则浊气填塞，肺无

降路之故也。

桔梗元参汤

桔梗三钱　元参三钱　杏仁三钱　橘皮三钱　半夏三钱　茯苓三钱　甘草二钱　生姜三钱

煎半杯，热服。

治肺气郁升，鼻塞涕多者。

五味石膏汤

五味子一钱　石膏三钱　杏仁三钱　半夏三钱　元参三钱　茯苓三钱　桔梗三钱　生姜三钱

煎半杯，热服。

治肺热鼻塞，浊涕黏黄者。胃寒，加干姜。

黄芩贝母汤

黄芩三钱　柴胡三钱　芍药三钱　元参三钱　桔梗三钱　杏仁三钱　五味子一钱　贝母三钱，去心

煎半杯，热服。

治鼻孔发热生疮者。

苓泽姜苏汤

茯苓三钱　泽泻三钱　生姜三钱　杏仁三钱　甘草二钱　橘皮三钱　紫苏三钱

煎半杯，热服。

治鼻塞声重，语言不清者。

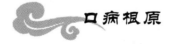

口病根原

【原文】

口病者，足阳明之不降也。脾主肌肉而窍于口，口唇者，肌肉之本也。《素问》语。脾胃同气，脾主升清而胃主降浊，清升浊降，则唇口不病，病者，太阴己土之陷而阳明戊土之逆也。阳明逆则甲木不降而相火上炎，于是唇口疼痛而热肿，诸病生焉。

脾胃不病，则口中清和而无味。木郁则酸，火郁则苦，金郁则辛，水

郁则咸，自郁则甘。口生五味者，五藏之郁，而不得土气，则味不自生，以五味司于脾土也。心主五臭，入肾为腐，心为火而肾为水，土者水火之中气，水泛于土则湿生，火郁于土则热作，湿热熏蒸，则口气腐秽而臭恶。

太阴以湿土主令，阳明从燥金化气，脾病则陷，胃病则逆。口唇之病，燥热者多，湿寒者少，责在阳明，不在太阴。然阳明上逆而生燥热，半因太阴下陷而病湿寒，清润上焦之燥热，而不助下焦之湿寒，则得之矣。

甘草黄芩汤

甘草二钱　黄芩二钱　茯苓三钱　半夏三钱　石膏三钱

煎半杯，热服。

治湿热熏蒸，口气秽恶者。

贝母元参汤

贝母三钱　元参三钱　甘草二钱　黄芩二钱

煎半杯，热漱，徐咽。

热甚，加黄连、石膏。

治口疮热肿。

桂枝姜苓汤

芍药四钱　桂枝二钱　干姜三钱　甘草二钱　元参三钱　茯苓三钱

煎大半杯，温服。

治脾胃湿寒，胆火上炎，而生口疮者。

【译文】

口病者，足阳明胃之不降也。脾主肌肉而开窍于口，口唇者，肌肉之本也。《素问》语。脾胃同气，脾主升清而胃主降浊，清升浊降，则唇口不病，病者，太阴己土之下陷而阳明戊土之上逆也。阳明逆则甲木不降而相火上炎，于是唇口疼痛而热肿，诸病生焉。

脾胃不病，则口中清和而无异味。木郁则酸，火郁则苦，金郁则辛，水郁则咸，自郁则甘。口生五味者，五脏之郁，若不得土气，则味不自生，因五味司于脾土也。心主五嗅，入肾为腐，心为火而肾为水，土为水火中间之气，水泛于土则湿生，火郁于土则热作，湿热熏蒸，则口中气味腐秽难闻。

太阴以湿土主令，阳明从燥金化气，脾病则下陷，胃病则上逆。口唇之病，燥热者多，湿寒者少，责在阳明胃，而不在太阴脾。但是阳明上逆而生燥热，多半因为太阴下陷而病湿寒所致，所以治疗宜清润上焦之燥热，而不助下焦之湿寒，就是掌握了正确的方法。

甘草黄芩汤

甘草二钱　黄芩二钱　茯苓三钱　半夏三钱　石膏三钱

煎半杯，热服。

治湿热熏蒸，口气秽恶者。

贝母元参汤

贝母三钱　元参三钱　甘草二钱　黄芩二钱

煎半杯，热漱，慢慢下咽。

热甚者，加黄连、石膏。

治口疮热肿。

桂枝姜苓汤

芍药四钱　桂枝二钱　干姜三钱　甘草二钱　元参三钱　茯苓三钱

煎大半杯，温服。

治脾胃湿寒，胆火上炎，而生口疮者。

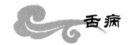

舌病

【原文】

心窍于舌，舌者，心之官也。心属火而火性升，其下降者，胃土右转，金敛而水藏之也。胃逆而肺金失敛，则火遂其炎上之性，而病见于舌，疼痛热肿，于是作焉。

火之为性，降则通畅，升则堙郁，郁则苔生。舌苔者，心液之瘀结也。郁于土，则苔黄；郁于金，则苔白。火盛而金燥，则舌苔白涩；火衰而金寒，则舌苔白滑。火衰而土湿，则舌苔黄滑；火盛而土燥，则舌苔黄涩。五行之理，旺则侮其所不胜，衰则见侮于所胜。水者火之敌，水胜而火负，则苔黑而滑；水负而火胜，则苔黑而涩。凡光滑滋润者，皆火衰而寒凝；凡芒刺焦裂者，皆火盛而燥结也。

心主言，而言语之机关，则在于舌。舌之屈伸上下者，筋脉之柔和也。

筋司于肝，肝气郁则筋脉短缩，而舌卷不能言。《灵枢·经脉》：足厥阴气绝，则筋绝。筋者，聚于阴器而脉络于舌本，脉弗荣则筋急，筋急则引舌与卵，故唇青舌卷卵缩。足太阴气绝，则脉不荣其唇舌，脉不荣则舌萎人中满。《素问·热论》：少阴脉贯肾，络于肺，系舌本，故口燥舌干而渴。足三阴之脉皆络于舌，凡舌病之疼痛热肿，则责君火之升炎。若其滑涩燥湿，挛缩弛长诸变，当于各经求之也。

芩连芍药汤

黄芩三钱　黄连一钱　甘草二钱　贝母二钱，去心　丹皮三钱　芍药三钱

煎半杯，热服。

治舌疮疼痛热肿。

桂枝地黄汤

桂枝三钱　芍药三钱　生地三钱　阿胶三钱　当归三钱　甘草二钱

煎大半杯，温服。

治肝燥舌卷者。

若中风舌强语拙，或杂证舌萎言迟，皆脾肾湿寒，不宜清凉滋润，勿服此方。

【译文】

心开窍于舌，舌者，心之外在器官也。心属火而火性升，其心火下降者，要依赖胃土之右转，金敛而水藏之也。若胃逆而肺金失敛，则火遂其炎上之性，而病见于舌，疼痛热肿，于是而产生。

火之为性，降则通畅，升则郁堵，郁堵则苔生。舌苔者，心液之瘀结也。郁因于土，则苔黄；郁因于金，则苔白。火盛而金燥，则舌苔白涩；火衰而金寒，则舌苔白滑。火衰而土湿，则舌苔黄滑；火盛而土燥，则舌苔黄涩。五行之理，旺则侮其所不胜，衰则被侮于其所胜。水者火之敌，水胜而火负，则苔黑而滑；水负而火胜，则苔黑而涩。凡是舌苔光滑湿润者，皆火衰而寒凝；凡是舌苔芒刺焦裂者，皆火盛而燥结也。

心主言，而言语之机关，则在于舌。舌之能屈伸上下者，筋脉之柔和也。筋司于肝，肝气郁则筋脉短缩，而舌卷不能言。《灵枢·经脉》：足厥阴气绝，则筋绝。筋者，聚于阴器而脉络于舌本，脉不荣则筋急，筋急则牵引舌本与睾丸，故唇青舌卷，睾丸内缩。足太阴气绝，则脉不荣其唇舌，

脉不荣则舌萎，人中满。《素问·热论》：少阴脉贯肾，络于肺，系舌本，故口燥舌干而渴。足三阴之脉皆络于舌，凡舌病之疼痛热肿，则应责于君火之升炎。至于舌体的滑涩、燥湿、挛缩、弛长等各种变化，当于各经分别求之也。

芩连芍药汤

黄芩三钱　黄连一钱　甘草二钱　贝母二钱，去心　丹皮三钱　芍药三钱

煎半杯，热服。

治舌疮，疼痛，热肿。

桂枝地黄汤

桂枝三钱　芍药三钱　生地三钱　阿胶三钱　当归三钱　甘草二钱

煎大半杯，温服。

治肝燥而舌卷者。

若中风出现舌强语拙，或杂证出现舌萎言迟，皆脾肾湿寒，不宜清凉滋润，勿服此方。

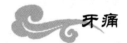

牙痛

【原文】

牙痛者，足阳明之病也。手阳明之经，起于手之次指，上颈贯颊而入下齿。足阳明之经，起于鼻之交頞，下循鼻外而入上齿。手之三阳，阳之清者，足之三阳，阳之浊者。浊则下降，清则上升，手阳明升，足阳明降，浊气不至上壅，是以不痛。

手阳明以燥金主令，足阳明以戊土而化气于燥金，戊土之降，以其燥也。太阴盛而阳明虚，则戊土化湿，逆而不降，并阻少阳甲木之经，不得下行。牙床者，胃土所司，胃土不降，浊气壅迫，甲木逆冲，攻突牙床，是以肿痛。甲木化气于相火，相火失根，逆行而上炎，是以热生。虫牙者，木郁而为蠹也。甲木郁于湿土之中，腐败蠹朽，故虫生而齿坏。

牙齿为骨之余气，足少阴肾水之所生也。水盛于下而根于上，牙者，水之方芽于火位而未盛者也。五行之理，水能胜火而火不胜水，水火一病，则水胜而火负，事之常也。而齿牙之位，以癸水之始基，微阴初凝，根荄

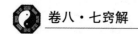

未壮，一遭相火逆升，熏蒸炎烈，挟焦石流金之力而胜杯水，势自易易。以少水而烁于壮火，未可以胜负寻常之理相提而并论也。

黄芩石膏汤

黄芩三钱　石膏三钱　甘草二钱，生　半夏三钱　升麻二钱　芍药三钱

煎半杯，热服，徐咽。

治牙疼龈肿。

柴胡桃仁汤

柴胡三钱　桃仁三钱　石膏三钱　骨碎补三钱

煎半杯，热服，徐咽。

治虫牙。

【译文】

牙痛者，足阳明胃之病也。手阳明之经，起于手之次指，上颈，贯颊而入下齿。足阳明之经，起于鼻之交頞，下循鼻外而入上齿。手之三阳，为阳之清者，足之三阳，为阳之浊者。浊则下降，清则上升，手阳明升，足阳明降，则浊气不至于上壅，因此不痛。

手阳明以燥金主令，足阳明以戊土而化气于燥金。戊土之降，以其燥也。若太阴盛而阳明虚，则戊土化湿，逆而不降，并且阻挡少阳甲木之经，使其不得下行。牙床者，胃土所司，若胃土不降，浊气壅迫，甲木逆冲，攻突牙床，因此牙床肿痛。甲木化气于相火，若相火失根，逆行而上炎，因此热生。虫牙者，木郁而为蠹也。甲木郁于湿土之中，腐败蠹朽，故虫生而齿坏。

牙齿为骨之余气，足少阴肾水之所生也。水盛于下而根于上，牙者，是肾水之刚刚萌芽于在上之火位而未盛时的产物。五行之理，水能胜火而火不能胜水，水火二脏一旦有病，则水胜而火负，乃事理之常也。而齿牙所在的位置，是癸水刚刚奠定的初始基础，微阴初凝，根本未壮，基础尚不牢固，一旦遇到相火逆升，熏蒸炎烈，以烧焦岩石、融化金属的强大火力而战胜微不足道的一杯水，自然是非常容易。以少水而被烁伤于壮火，未可以胜负寻常之理相提而并论也。

黄芩石膏汤

黄芩三钱　石膏三钱　生甘草二钱　半夏三钱　升麻二钱　芍药三钱

煎半杯，热服，慢慢咽下。

治牙疼、龈肿。

柴胡桃仁汤

柴胡三钱　桃仁三钱　石膏三钱　骨碎补三钱

煎半杯，热服，慢慢咽下。

治虫牙。

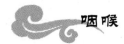
咽喉

【原文】

咽喉者，阴阳升降之路也。《灵枢·经脉》：胃足阳明之脉，循喉咙而入缺盆。脾足太阴之脉，挟咽而连舌本。心手少阴之脉，挟咽而系目系。小肠手太阳之脉，循咽而下胸膈。肾足少阴之脉，循喉咙而挟舌本。肝足厥阴之脉，循喉咙而入颃颡。五藏六府之经，不尽循于咽喉，而咽为六府之通衢，喉为五藏之总门，脉有歧出，而呼吸升降之气，则别无他经也。

六府阳也，而阳中有阴则气降，故浊阴由咽而下达；五藏阴也，而阴中有阳则气升，故清阳自喉而上腾。盖六府者，传化物而不藏，不藏则下行，是天气之降也；五藏者，藏精气而不泄，不泄则上行，是地气之升也。地气不升则喉病，喉病者，气塞而食通；天气不降则咽病，咽病者，气通而食塞。先食阻而后气梗者，是藏完而府伤之也；先气梗而后食阻者，是府完而藏伤之也。

而总之，咽通六府而胃为之主，喉通五藏而肺为之宗。阳衰土湿，肺胃不降，浊气埋郁，则病痹塞，相火升炎，则病肿痛。下窍为阴，上窍为阳，阴之气浊，阳之气清，清气凉而浊气热，故清气下陷，则凉泄于魄门，浊气上逆，则热结于喉咙也。

甘草桔梗射干汤

甘草二钱，生　桔梗三钱　半夏三钱　射干三钱

煎半杯，热漱，徐服。

治咽喉肿痛生疮者。

贝母升麻鳖甲汤

贝母三钱　升麻二钱　丹皮三钱　元参三钱　鳖甲三钱

煎半杯，热漱，徐服。

治喉疮脓成者。

【译文】

咽喉者，阴阳升降之路也。《灵枢·经脉》：胃足阳明之脉，循喉咙而入缺盆。脾足太阴之脉，挟咽而连舌本。心手少阴之脉，挟咽而联系于目系。小肠手太阳之脉，循咽而下胸膈。肾足少阴之脉，循喉咙而挟舌本。肝足厥阴之脉，循喉咙而入颃颡。五脏六腑之经脉，并不完全循行于咽喉，而咽为六腑之通衢，喉为五脏之总门，经脉的循行虽然有分支，而呼吸升降之气，则没有其他的路径。

六腑阳也，而阳中有阴则气降，故浊阴由咽而下达；五脏阴也，而阴中有阳则气升，故清阳自喉而上腾。六腑者，传化物而不藏，不藏则下行，是天气之下降也；五脏者，藏精气而不泄，不泄则上行，是地气之上升也。若地气不升则喉病，喉病者，气道阻塞而食道通畅；天气不降则咽病，咽病者，气道通畅而食道阻塞。先食道梗阻而后气道梗阻者，是脏气不伤而腑气受伤也；先气道梗阻而后食道梗阻者，是腑气不伤而脏气受伤也。

总而言之，咽通六腑而胃为之主，喉通五脏而肺为之宗。若阳衰土湿，肺胃不降，浊气郁滞堵塞，则病痹塞，相火升炎，则病肿痛。下窍为阴，上窍为阳，阴之气浊，阳之气清，清气凉而浊气热，故清气下陷，则寒泄于肛门，浊气上逆，则热结于喉咙也。

甘草桔梗射干汤

生甘草二钱　桔梗三钱　半夏三钱　射干三钱

煎半杯，热漱，慢慢咽下。

治咽喉肿痛生疮者。

贝母升麻鳖甲汤

贝母三钱　升麻二钱　丹皮三钱　元参三钱　鳖甲三钱

煎半杯，热漱，慢慢咽下。

治喉疮，脓已成者。

声音

【原文】

声音者，手太阴之所司也。肺藏气，而气之激宕则为声，故肺病则声为之不调，气病则声为之不畅。而气之所以病者，由于己土之湿。手阳明主令于燥金，手太阴化气于湿土，阳明旺则金燥而响振，太阴盛则土湿而声瘖。譬之琴瑟箫鼓，遇晴明而清越，值阴晦而沉浊，燥湿之不同也。燥为阳而湿为阴，阳旺则气聚而不泄，气通而不塞，聚则响而通则鸣。唇缺齿落而言语不清者，气之泄也；涕流鼻渊而声音不亮者，气之塞也。

然声出于气而气使于神。《灵枢·忧恚无言》：喉咙者，气之所以上下者也。会厌者，声音之户也。口唇者，声音之扇也。舌者，声音之机也。悬雍者，声音之关也。颃颡者，分气之所泄也。横骨者，神气所使，主发舌者也。盖门户之开阖，机关之启闭，气为之也。而所以司其迟疾，时其高下，开阖适宜，而启闭中节者，神之所使也。是故久嗽而音哑者，病在声气；中风而不言者，病在神明。声气病则能言而不能响，神明病则能响而不能言。声气出于肺，神明藏于心。《四十九难》：肺主五声，入心为言。缘声由气动，而言以神发也。

闻之妇人在军，金鼓不振。李少卿军中有女子，击鼓起士而鼓不鸣。然则调声音者，益清阳而驱浊阴，一定之理也。

茯苓橘皮杏仁汤

茯苓三钱　半夏三钱　杏仁三钱　百合三钱　橘皮三钱　生姜三钱

煎半杯，热服。

治湿旺气郁，声音不亮者。

百合桔梗鸡子汤

百合三钱　桔梗三钱　五味一钱　鸡子白一枚

煎半杯，去滓，入鸡子清，热服。

治失声喑哑者。

【译文】

声音者，手太阴肺之所司也。肺藏气，而气之激宕则为声，故肺病则声为之不调，气病则声为之不畅。而气之所以病者，由于己土之湿所致。手阳明胃主令于燥金，手太阴肺化气于湿土，阳明胃旺则金燥而响振，太阴脾盛则土湿而声哑。譬之琴瑟箫鼓，遇天气晴明而声音清越响亮，遇天气阴晦而声音沉浊不响亮，此为燥湿之不同所致也。燥为阳而湿为阴，阳旺则气聚而不泄，气通而不塞，聚则响而通则鸣。其唇缺齿落而言语不清者，气之泄也；涕流鼻渊而声音不亮者，气之塞也。

然而声出于气，而气是由神来支配的。《灵枢·忧恚无言》：喉咙者，气之所以上下者也。会厌者，声音之户也。口唇者，声音之扇也。舌者，声音之机也。悬雍者，声音之关也。颃颡者，分气之所泄也。横骨者，神气所使，主发舌者也。

大概而言，口腔门户之开阖，唇舌机关之启闭，乃气为之也。而用来主管语言速度的快慢，语音的高低，其口腔的开阖适宜，唇舌的启闭符合音节，则是神的支配使然。因此久嗽而音哑者，其病在于口腔唇舌的发音及气道是否通畅；中风而不言者，其病在于神明的支配是否正常。声气病则能言，但声音不响亮；神明病则声音响亮，但不能正常言语。声气出于肺，神明藏于心。《难经·四十九难》：肺主五声，入心为言。这是因为声由气而动，言以神而发的缘故。

听说如果有妇人在军中，则金鼓声音不振。据说汉代李少卿领兵打仗时军中有女子，故击鼓起士而鼓不鸣。那么，调治语音有障碍的病人时，就应该补益清阳而驱泄浊阴，这是确定的道理。

茯苓橘皮杏仁汤

茯苓三钱　半夏三钱　杏仁三钱　百合三钱　橘皮三钱　生姜三钱

煎半杯，热服。

治湿旺气郁，声音不响亮者。

百合桔梗鸡子汤

百合三钱　桔梗三钱　五味子一钱　鸡子白一枚

煎半杯，去滓，入鸡子清，热服。

治失声喑哑者。

须发

【原文】

须发者，手足六阳之所荣也。《灵枢·阴阳二十五人》：手三阳之上者，皆行于头。阳明之经，其荣髭也。少阳之经，其荣眉也。太阳之经，其荣须也。足三阳之上者，亦行于头。阳明之经，其荣髯也。少阳之经，其荣须也。太阳之经，其荣眉也。凡此六经，血气盛则美而长，血气衰则恶而短。

夫须发者，营血之所滋生，而实卫气之所发育也。血根于上而盛于下，气根于下而盛于上。须发上盛而下衰者，手足六阳之经气盛于上故也。《灵枢·决气》：上焦开发，宣五谷味，熏肤，充身，泽毛，若雾露之溉，是谓气。冬时阳气内潜，而爪发枯脆；夏日阳气外浮，而爪须和泽。缘须发之生，血以濡之，所以滋其根荄；气以煦之，所以荣其枝叶也。

宦者伤其宗筋，血泄而不滋，则气脱而不荣，是以无须，与妇人正同。

然则须落发焦者，血衰而实气败，当于营卫二者双培其本枝，则得之矣。

桂枝柏叶汤

首乌三钱　桂枝三钱　丹皮三钱　生地三钱　柏叶三钱　生姜三钱　人参三钱　阿胶三钱

煎大半杯，温服。

治须落发焦，枯燥不荣。

黄涩早白，加桑椹、黑豆。阳衰土湿者，加干姜、茯苓。肺气不充，重用黄芪，肺主皮毛故也。

【译文】

须发者，手足六阳经脉之所荣养而产生。《灵枢·阴阳二十五人》：手三阳之上者，皆行于头。阳明之经，其荣髭也。少阳之经，其荣眉也。太阳之经，其荣须也。足三阳之上者，亦行于头。阳明之经，其荣髯也。少阳之经，其荣须也。太阳之经，其荣眉也。凡此六经，血气盛则美而长，血气衰则恶而短。

夫须发者，营血之所滋生，而实卫气之所发育也。血根于上而盛于下，气根于下而盛于上。须发上盛而下衰者，手足六阳之经气盛于上故也。《灵枢·决气》：上焦开发，宣五谷味，熏肤，充身，泽毛，若雾露之溉，是谓气。冬时阳气内潜，而爪甲、须发枯脆，夏日阳气外浮，而爪甲、须发温和润泽。因为须发之生，需要血以濡之，用来滋养其根部，需要气以煦之，用来荣养其枝叶。

宦者伤其宗筋，血泄而不滋，则气脱而不荣，因此无须，与妇人正同。

那么人的胡须、头发之所以焦枯、脱落者，就是因为血衰而气败，所以治法当于营卫二者双培其根本、枝叶，则得其法矣。

桂枝柏叶汤

何首乌三钱　桂枝三钱　丹皮三钱　生地三钱　侧柏叶三钱　生姜三钱　人参三钱　阿胶三钱

煎大半杯，温服。

治须落发焦，枯燥不荣。

若须发黄涩早白，加桑椹、黑豆。阳衰土湿者，加干姜、茯苓。肺气不充，重用黄芪，以肺主皮毛故也。

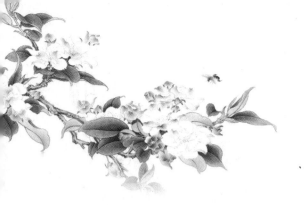

卷九·疮疡解

【原文】

疮疡之病，因寒邪伤营，血涩气阻，积郁成热，肉腐为脓。阳盛则红肿而外发，阴盛则黑塌而内陷。其轻则疥癣之疾，其重则腹内之病。

《灵枢》义晰而无方，《金匮》法略而未备，后世外科之家，仰钻莫入，茫若其言，玉版尘封，金匮云埋。知若亚父①，遭此难而身倾；贤如伯牛②，遘斯疾而命殒。贤智不解其义，而况余子乎！

往年目病，悔为庸妄所误，寒泄脾阳。耳后壅肿，清脓如注，又几误于外科之手。游息浮扬，一缕未断，念之至今病悸，作《疮疡解》。

【注释】

①亚父：敬称，表示仅次于父。此指秦朝末年辅佐项羽的范增，事见《史记·项羽本纪》《史记·高祖本纪》。

②伯牛：孔子弟子，姓冉，名耕，字伯牛。

【译文】

疮疡之病，因为寒邪伤营，血涩气阻，积郁成热，肉腐为脓。阳盛则红肿而外发，阴盛则黑塌而内陷。其轻则为疥癣之疾，其重则为腹内之病。

有关疮疡之病，《灵枢》中记载的义理虽然明白却没有治疗的方药，《金匮要略》中记载的治法简略而不完备，致使后世外科之家，虽远而仰学古人经典，近而深研具体病证，却茫茫然不得其门而入，犹如珍藏的玉版、金匮被尘封、云埋一般。使得那些智慧如范增、贤良如伯牛一样的人，都因为身患痈疽疮疡一类的疾病而死亡。贤人、智者都不能理解此类疾病的义理，何况其他别的人呢！

我往年患目病，后悔被庸医所误，以寒药泄伤脾阳。后来耳后痈肿，清稀脓液大量流出，又几乎误于外科之手。命在旦夕，而仅存一丝生还的希望，至今想起来还心有余悸，作《疮疡解》。

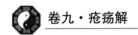
痈疽根原

【原文】

痈疽者，寒伤营血之病也。血之为性，温则流行，寒则凝涩。寒伤营血，凝涩不运，卫气郁阻，蓄而为热，热盛则肉腐为脓。脓瘀不泄，烂筋而伤骨，骨髓消烁，经脉败漏，熏于五藏，藏伤则死矣。

痈病浅而疽病深，浅则轻而深则重。痈者，营卫之壅于外也；疽者，气血之阻于内也。营卫之壅遏，有盛有不盛，故肿有大小。穴俞开而风寒入，寒郁为热，随孔窍而外发，故其形圆。疽之外候，皮夭而坚①；痈之外候，皮薄而泽，阴阳浅深之分也。

《灵枢·痈疽》：寒邪客于经脉之中则血涩，血涩则不通，不通则卫气归之，不得复反②，故壅肿。寒气化为热，热盛则腐肉，肉腐则为脓。痈成为热，而根原于外寒，故痈疽初起，当温经而散寒，行营而宣卫。及其寒化为热，壅肿痛楚，于此营卫遏闭之秋，仍宜清散于经络。至于脓血溃洗，经热外泄，营卫俱败，自非崇补气血不能复也。如其经络阴凝，肿热外盛，气血虚寒，脓汁清稀，则更当温散而暖补之，不可缓也。若夫疮疖疥癣之类，其受伤原浅，但当发表而泻卫，无事他方也。

桂枝丹皮紫苏汤

桂枝三钱　芍药三钱　甘草二钱　丹皮三钱　苏叶三钱　生姜三钱

煎大半杯，热服，覆取微汗。

治痈疽初起。

《金匮》：诸脉浮数，应当发热，而反洒淅恶寒，若有痛处，当发疮痈。痈疽因外感寒邪，伤其营血。营伤而裹束卫气，卫气郁阻，不得外达，故见恶寒。卫郁热发，肉腐脓化，则成痈疽。

初起经络郁遏，必当发表。表解汗出，卫郁透泄，经络通畅，则肿痛消除，不作脓也。若不得汗，宜重用青萍发之。表热太盛，用地黄、天冬，凉泻经络之郁。卫气太虚，用黄芪益其经气。

丹皮黄芪汤

桂枝三钱　桃仁三钱　甘草二钱　桔梗三钱　丹皮三钱　生姜三钱　元参

三钱　黄芪三钱，生

煎大半杯，热服。

治皮肉壅肿，痈疽已成者。

热盛，重用黄芪、天冬、地黄。

排脓汤

甘草二钱，炙　桔梗三钱　生姜三钱　大枣三枚

煎大半杯，温服。

治脓成热剧，皮肉松软者。

桂枝人参黄芪汤

人参三钱　黄芪三钱，炙　桂枝三钱　甘草二钱，炙　当归三钱　芍药三钱　茯苓三钱　丹皮三钱

煎大半杯，温服。

治脓泄热退，营卫双虚者。

黄芪人参牡蛎汤

黄芪三钱　人参三钱　甘草二钱　五味一钱　生姜三钱　茯苓三钱　牡蛎三钱

煎大半杯，温服。

治脓泄后溃烂，不能收口者。洗净败血腐肉，用龙骨、象皮细末少许收之，贴仙灵膏。

仙灵膏

地黄八两　当归二两　甘草二两　黄芪二两　丹皮一两　桂枝一两

麻油一斤，黄丹八两，熬膏，入黄蜡、白蜡、乳香、没药各一两，罐收。

脓后溃烂，久不收口，洗净贴。一日一换，计日平复。

大黄牡丹汤

大黄三钱　芒硝三钱　冬瓜子三钱　桃仁三钱　丹皮三钱

煎大半杯，热服。

治疽近肠胃，内热郁蒸者。

参芪苓桂干姜汤

人参三钱　黄芪三钱　甘草二钱　茯苓三钱　桂枝三钱　干姜三钱　丹皮

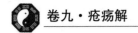

二钱

煎大半杯，温服。

治阴盛内寒，及脓清热微者。

甚加附子。

仙掌丹

斑蝥八钱，去头翅，糯米炒黄用，去米。川产者良，余处不可用　前胡四分，炒乳香一钱，去油　没药一钱，去油　血竭一钱　元参四分　冰片五分　麝香五分

研细，瓶收。

凡阳证痈疽初起，针破疮顶，点药如芥粒，外用膏药贴之，顷刻流滴黄水，半日即消。重者一日一换，一两日愈，神效。脓成无用，阴证不治。

【注释】

①夭：盛满，丰实。

②反：返回。"反"为"返"之古字。

【译文】

痈疽者，寒伤营血之病也。血之为性，温则流行，寒则凝涩。若寒伤营血，凝涩不运，卫气郁阻，蓄而为热，热盛则肉腐而为脓。脓瘀不泄，烂筋而伤骨，骨髓消烁，经脉败漏，熏于五脏，脏伤则死矣。

痈病浅而疽病深，浅则轻而深则重。痈者，营卫之壅于外者也；疽者，气血之阻于内者也。营卫之壅遏，有盛有不盛，故肿有大小。穴俞开而风寒入，寒郁为热，随孔窍而外发，故其形圆。疽之外候，皮厚而坚实，痈之外候，皮薄而有光泽，这是阴阳浅深的区别。

《灵枢·痈疽》：寒邪客于经脉之中则血涩，血涩则不通，不通则卫气归之，而不得返回，故壅肿。

寒气化为热，热盛则腐肉，肉腐则为脓。痈的形成为热，而根原在于外寒，故痈疽初起，治法当以温经而散寒，行营而宣卫。等到其寒化为热，壅肿痛楚，于此营卫遏闭之时，仍宜清散于经络。至于脓血溃破，经热外泄，营卫俱败之时，除非大补气血不能恢复。如果其经络阴凝，而肿热外盛，气血虚寒，脓汁清稀，则更当温散而暖补之，不可怠慢。若夫疮疖疥癣之类，其受伤的位置较浅，只需发表而泻卫，无需其他方法。

桂枝丹皮紫苏汤

桂枝三钱　苕药三钱　甘草二钱　丹皮三钱　苏叶三钱　生姜三钱

煎大半杯，热服，衣被覆盖，取微汗。

治痈疽初起。

《金匮要略》：诸脉浮数，应当发热，而反洒淅恶寒，若有痛处，当发疮痈。

痈疽因外感寒邪，伤其营血。营伤而裹束郁闭卫气，卫气郁阻，不得外达，故见恶寒。卫郁热发，肉腐脓化，则成痈疽。

初起经络郁遏，必当发表。表解汗出，卫郁透泄，经络通畅，则肿痛消除，不作脓也。若不得汗，宜重用青萍发之。表热太盛，用地黄、天冬，凉泻经络之郁。卫气太虚，用黄芪益其经气。

丹皮黄芪汤

桂枝三钱　桃仁三钱　甘草二钱　桔梗三钱　丹皮三钱　生姜三钱　元参三钱　生黄芪三钱

煎大半杯，热服。

治皮肉壅肿，痈疽已成者。

热盛，重用黄芪、天冬、地黄。

排脓汤

炙甘草二钱　桔梗三钱　生姜三钱　大枣三枚

煎大半杯，温服。

治脓成热剧，皮肉松软者。

桂枝人参黄芪汤

人参三钱　炙黄芪三钱　桂枝三钱　炙甘草二钱　当归三钱　苕药三钱　茯苓三钱　丹皮三钱

煎大半杯，温服。

治脓泄热退，营卫双虚者。

黄芪人参牡蛎汤

黄芪三钱　人参三钱　甘草二钱　五味子一钱　生姜三钱　茯苓三钱　牡蛎三钱

煎大半杯，温服。

治脓泄后溃烂，不能收口者。

外治法：洗净败血腐肉，用龙骨、象皮细末少许收敛之，贴仙灵膏。

仙灵膏

地黄八两　当归二两　甘草二两　黄芪二两　丹皮一两　桂枝一两

麻油一斤，黄丹八两，熬膏，入黄蜡、白蜡、乳香、没药各一两，罐收。

脓出后溃烂，久不收口，洗净，贴。一日一换，计日平复。

大黄牡丹汤

大黄三钱　芒硝三钱　冬瓜子三钱　桃仁三钱　丹皮三钱

煎大半杯，热服。

治疽近肠胃，内热郁蒸者。

参芪苓桂干姜汤

人参三钱　黄芪三钱　甘草二钱　茯苓三钱　桂枝三钱　干姜三钱　丹皮二钱

煎大半杯，温服。

治阴盛内寒，及脓液清稀，热微者。

寒甚加附子。

仙掌丹

斑蝥八钱，去头翅，糯米炒黄用，去米，川产者良，余处不可用　前胡四分，炒　乳香一钱，去油　没药一钱，去油　血竭一钱　元参四分　冰片五分　麝香五分

研细，瓶收。

凡阳证痈疽初起，用针刺破疮顶，点药如芥粒，外用膏药贴之，顷刻流滴黄水，半日即消。重者一日一换，一两日愈，神效。脓成者勿用此方，阴证者不要以此方治疗。

瘰疬根原

【原文】

瘰疬者，足少阳之病也。足少阳以甲木而化气于相火，其经自头走足，行身之旁，目之外眦，上循耳后，从颈侧而入缺盆，下胸腋而行胁肋，降于肾藏，以温癸水。相火降蛰，故癸水不至下寒，而甲木不至上热。而甲木之降，由于辛金之敛，辛金之敛，缘于戊土之右转也。戊土不降，少阳逆行，经气壅遏，相火上炎，瘀热抟结，则瘰疬生焉。

肝胆主筋，筋脉卷屈而壅肿，故磊落历碌，顽硬而坚实也。《灵枢·经脉》：胆足少阳之经，是动则病口苦，心胁痛，缺盆中肿痛，腋下肿，马刀挟瘿。马刀挟瘿者，足少阳之脉，循缺盆，挟胸膈，而走胁肋，其经弯如马刀，而瘿瘤挟生也。《金匮》：痹挟背行，苦肠鸣，马刀挟瘿者，皆为劳得之。此以劳伤中气，戊土逆升，少阳经脉降路壅阻，相火郁蒸，故令病此。

病在筋而不在肉，故坚而不溃，溃而不敛，较之诸疮，最难平复。而相火升炎，上热日增，脾肾阳亏，下寒日剧。久而阳败土崩，遂伤性命。非伤于血肉之溃，乃死于中气之败也。

法当培中气以降阳明，肺胃右行，相火下潜，甲木荣畅而归根，则疮自平矣。

柴胡芍药半夏汤

柴胡三钱　芍药三钱　元参三钱　甘草二钱　半夏三钱　丹皮三钱　牡蛎三钱　鳖甲三钱

煎大半杯，热服。

上热甚者，加黄芩、地黄。血虚木燥，加首乌。肿痛，加贝母。脓成，加桔梗。

【译文】

瘰疬者，足少阳胆之病也。足少阳以甲木而化气于相火，其经脉自头走向足，行于身之侧，至目之外眦，上循耳后，从颈侧而入缺盆，下胸、腋而行胁肋，降于肾脏，以温癸水。相火降蛰，故癸水不至下寒，而甲木不至上热。而甲木之降，由于辛金之敛，辛金之敛，缘于戊土之右转也。若戊土不降，少阳逆行，经气壅遏，相火上炎，瘀热转结，则瘰疬生焉。

肝胆主筋，筋脉卷屈而壅肿，故表现为像石子那样磊落硌硌，顽硬而坚实也。《灵枢·经脉》：胆足少阳之经，是动则病口苦，心胁痛，缺盆中肿痛，腋下肿，马刀挟瘿。

马刀挟瘿者，足少阳之脉，循缺盆，挟胸膈，而走胁肋，其经弯如马刀，而瘿瘤挟生也。

《金匮要略》：痹挟背行，苦肠鸣，马刀挟瘿者，皆为劳得之。

此以劳伤中气，戊土逆升，少阳经脉降路壅阻，相火郁蒸，故令病此。

病在筋而不在肉，故坚而不溃，溃而不敛，较之诸疮，最难平复。而相火升炎，上热日增，脾肾阳亏，下寒日剧。久而阳败土崩，遂伤性命。并非伤于血肉之溃，而是死于中气之败也。

治法当以培中气以降阳明胃气之逆，使肺胃右行，相火下潜，甲木荣畅而归根，则疮自平矣。

柴胡芍药半夏汤

柴胡三钱　芍药三钱　元参三钱　甘草二钱　半夏三钱　丹皮三钱　牡蛎三钱　鳖甲三钱

煎大半杯，热服。

上热甚者，加黄芩、地黄。血虚木燥，加首乌。肿痛，加贝母。脓成，加桔梗。

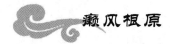

癞风根原

【原文】

癞风者，风伤卫气而营郁未尽泄也。卫性收敛，营性发扬，风伤卫气，闭其皮毛，风愈泄则卫愈闭，其性然也。卫闭则营血不得外发，于是郁蒸而生里热。六日经尽，营热郁发，卫不能闭，则肿透皮毛，而见红斑。斑发热除，则病愈矣。若卫闭不开，斑点莫出，营热内遏，脏腑蒸焚，则成死证。

风以木气而善疏泄，其卫气之闭者，风泄之也，其卫气之闭而终开者，亦风泄之也。初时感冒，经热未盛，则气闭而风不能泄。经尽之后，营热蒸发，则风泄而气不能闭，是以疹见。风有强弱之不同，气有盛衰之非一，风强而气不能闭，则斑点尽出，气盛而风不能泄，则斑点全无。

若风气相抟，势力均平，风强而外泄，气盛而内闭。风强则内气不能尽闭，气盛则外风不能尽泄，泄之不透，隐见于皮肤之内，是谓癔疹。气之不透，泄郁而为痒。痒者谓之泄风，又曰脉风。泄风者，风之未得尽泄，而遗热于经脉之中也。泄风不愈，营热内郁，久而经络蒸淫，肌肉腐溃，发为痂癞，是名癞风。

肺司卫气而主皮毛，卫气清和，熏肤，充身，泽毛，若雾露之溉焉，则皮毛荣华。卫气郁闭，发肤失其熏泽，故肤肿而毛落。肺开窍于鼻，宗气之所出入。宗气者，卫气之本，大气之抟而不行，积于胸中，以贯心肺而行呼吸者也。卫气闭塞，则宗气蒸瘀，失其清肃，故鼻柱坏也。

大凡温疫中风，发表透彻，红斑散布，毫发无郁，必无此病。

法宜泻卫郁而清营热，决腐败而生新血。经络清畅，痂癞自平矣。

紫苏丹皮地黄汤

苏叶三钱　生姜三钱　甘草二钱　丹皮三钱　芍药三钱　地黄三钱

煎大半杯，热服。覆衣，取汗。

若不得汗，重用青萍发之，外以青萍热汤熏洗，以开汗孔。汗后用破郁行血之药，通其经络，退热清蒸之剂，清其营卫。腐去新生，自能平愈。

但凉营泻热之品，久服则脾败，当酌加姜、桂行经之药，不至内泄脾阳，则善矣。

【译文】

癞风者，风伤卫气而营郁未尽泄所致也。卫性收敛，营性发扬，风伤卫气，闭其皮毛，风愈泄则卫愈闭，其性然也。卫闭则营血不得外发，于是郁蒸而生里热。六日经尽，营热郁发，卫不能闭，则肿透皮毛，而见红斑。斑发热除，则病愈矣。若卫闭不开，斑点不能出，营热内遏，脏腑蒸焚，则成死证。

风以木气而善疏泄，其卫气之闭者，风泄之也，其卫气之闭而终开者，亦风泄之也。初时感冒，经热未盛，则气闭而风不能泄。经尽之后，营热蒸发，则风泄而气不能闭，因而癔疹出现。风有强弱之不同，气有盛衰之

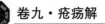

非一，若风强而气不能闭，则斑点尽出，若气盛而风不能泄，则斑点全无。

若风与气互相缠结，势力均平，风强而外泄，气盛而内闭。风强则内气不能尽闭，气盛则外风不能尽泄，泄之不透，隐见于皮肤之内，是谓瘾疹。气之不透，泄郁而为痒。痒者谓之泄风，又曰脉风。泄风者，风之未得尽泄，而遗热于经脉之中也。泄风不愈，营热内郁，久而经络蒸淫，肌肉腐溃，发为痂癞，是名癞风。

肺司卫气而主皮毛，若卫气清和，熏肤，充身，泽毛，若雾露之溉焉，则皮毛荣华。若卫气郁闭，毛发肌肤失其熏泽，故肤肿而毛落。肺开窍于鼻，为宗气之所出入。宗气者，卫气之本，大气之抟而不行，积于胸中，以贯心肺而行呼吸者也。卫气闭塞，则宗气蒸瘀，失其清肃，故鼻柱坏也。

大凡温疫、中风，若发表透彻，红斑散布全出，毫发无郁，必无此病。

治法宜泻卫郁而清营热，除掉腐败而生新血。使经络清畅，痂癞自平矣。

紫苏丹皮地黄汤

苏叶三钱　生姜三钱　甘草二钱　丹皮三钱　芍药三钱　地黄三钱

煎大半杯，热服。覆衣被，取汗。

若不得汗，重用青萍发之，外以青萍热汤熏洗，以开汗孔。汗后用破郁行血之药，通其经络，以退热清蒸之剂，清其营卫。腐去新生，自能平愈。

但凉营泻热之品，久服则脾败，当酌加姜、桂行经之药，使不至于内泄脾阳，则善矣。

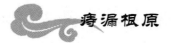 **痔漏根原**

【原文】

痔漏者，手太阳之病也。手之三阳，自手走头，足之三阳，自头走足。手三阳之走头者，清阳之上升也；足三阳之走足者，浊阴之下降也。足三阳病则上逆而不降，手三阳病则下陷而不升。

《素问·气厥论》：小肠移热于大肠，为虑瘕，为沉痔。五行之理，升极必降，降极必升，升则阴化为阳，降则阳化为阴。水本润下，足少阴以癸水而化君火者，降极则升也；火本炎上，手太阳以丙火而化寒水者，升极则降也。手太阳病则丙火下陷，不上升而化寒水，是以小肠有热。五藏六府，病则传其所胜，以丙火而化庚金，是以移热于大肠。魄门处大肠之末，丙火传金，陷于至下之地，是以痔生于肛也。

然病在于二肠，而究其根原，实因于脾。《素问·生气通天论》：因而饱食，筋脉横解，肠澼为痔。以过饱伤脾，脾气困败，不能消磨，水谷莫化，下趋二肠，而为泄利。泄则脾与二肠俱陷，丙火陷于肛门，此痔病所由生也。

气统于肺，而肺气之降者，胃土之右转也；血藏于肝，而肝血之升者，脾土之左旋也。凡经络脏腑之气，皆受于肺；凡经络脏腑之血，皆受于肝。戊土一降，而诸气皆降；己土一升，则诸血皆升。脾土湿陷，则肝木下郁而血不上行，故脱失于大便。凝则为虑瘕，流则为沉痔。沉虑者，皆肝血之下陷，无二理也。

《灵枢·邪气脏腑病形》：肾脉微涩，为不月、沉痔。血流于后，则为沉痔，血凝于前，则为不月，不月即虑瘕也。《金匮》：小肠有寒者，其人下重便血，有热者，必痔。痔与下重便血，皆丙火之下陷。火衰而陷者，则下重便血而不痔；火未衰而陷者，则下重便血而痔生。

要之，痔家热在魄门，而脾与小肠，无不寒湿。缘丙火不虚则不陷，陷则下热而中寒。丙火上升而化寒水者，常也，下陷而不化寒水，是以生热。陷而不升，故热在魄门而不在肠胃也。

此病一成，凡遇中气寒郁，则火陷而痔发。无论其平日，即其痔发肛热之时，皆其寒湿内作之会，而医工不知也。经血陷流，习为熟路，岁久年深，时常滴漏，则为漏病，譬如器漏而水泄也。

茯苓石脂汤

茯苓三钱　丹皮三钱　桂枝三钱　芍药四钱　干姜二钱，炒　甘草二钱
赤石脂三钱　升麻一钱

煎大半杯，温服。

治痔漏肿痛下血。

肛热加黄连，木燥加阿胶。

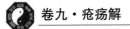

【译文】

痔漏者，手太阳小肠之病也。手之三阳经脉，自手走向头，足之三阳经脉，自头走向足。手三阳之走头者，清阳之上升也；足三阳之走足者，浊阴之下降也。足三阳病则上逆而不降，手三阳病则下陷而不升。

《素问·气厥论》：小肠移热于大肠，为虑瘕，为沉痔。五行之理，升极必降，降极必升，升则阴化为阳，降则阳化为阴。水的性质本来是润下，足少阴以癸水而化君火者，降极则升也；火的性质本来是炎上，手太阳以丙火而化寒水者，升极则降。手太阳病则丙火下陷，不上升而化寒水，因此小肠有热。五脏六腑，病则传其所胜，以丙火而化庚金，因此移热于大肠。肛门处于大肠之末，丙火传金，陷于最下之地，因此痔生于肛也。

然病虽在于大、小二肠，而究其根原，实因于脾。《素问·生气通天论》：因而饱食，筋脉横解，肠澼为痔。因为过饱伤脾，脾气困败，不能消磨，水谷不能运化，下趋于二肠，而为泄利。泄则脾与二肠俱陷，丙火陷于肛门，此痔病所由生也。

气统于肺，而肺气之降者，胃土之右转也；血藏于肝，而肝血之升者，脾土之左旋也。凡经络脏腑之气，皆受于肺；凡经络脏腑之血，皆受于肝。戊土一降，而诸气皆降，己土一升，则诸血皆升。若脾土湿陷，则肝木下郁而血不上行，故脱失于大便。凝则为虑瘕，流则为沉痔。沉虑者，皆肝血之下陷，无二理也。

《灵枢·邪气脏腑病形》：肾脉微涩，为不月、沉痔。血流于后，则为沉痔，血凝于前，则为不月（月经不来），不月（月经不来）即虑瘕也。《金匮要略》：小肠有寒者，其人下重、便血，有热者，必痔。痔与下重、便血，皆丙火之下陷所致。火衰而陷者，则下重、便血而不痔；火未衰而陷者，则下重、便血而痔生。

要之，痔家热在肛门，而脾与小肠，都是寒湿。因为丙火不虚则不陷，陷则下热而中寒。丙火上升而化寒水者，是正常的，若其下陷而不化寒水，就会因此而生热。因其陷而不升，故热在肛门而不在肠胃也。

此病一成，凡遇中气寒郁，则火陷而痔发。无论其平日，即使其痔发肛热之时，皆其寒湿内作之会，而医工不知也。经血陷流，习以为常而成为熟路，岁久年深，时常滴漏，则为漏病，譬如器漏而水泄也。

茯苓石脂汤

茯苓三钱　丹皮三钱　桂枝三钱　芍药四钱　干姜二钱，炒　甘草二钱

赤石脂三钱　升麻一钱

煎大半杯，温服。

治痔漏肿痛下血。

肛热加黄连，木燥加阿胶。

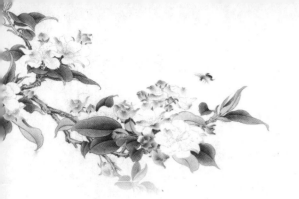

卷十·妇人解

【原文】

妇人之证，率与男子无殊，惟其经脉胎产三十六病，则与丈夫不同。其源流通塞，实资于调燮，花萼长消，端赖于栽培。

降自后世，此义遂乖。伤旸谷之忽寒，叹温泉之遽冱，泛桃花之巨浪，决瓠子之洪波，乃使春华易萎，秋实难成，胎伤卵破，女德无终，玉折兰摧，妇怨何极！仆本恨人①，痛心在目，作《妇人解》。

【注释】

①恨人：因失意而有怨恨的人。

【译文】

妇人的病证，都与男人无异，只有其经脉胎产三十六病，则与男人不同。其月经初潮的少女生长发育是否良好，及成年女人经血源流之通塞，确实要凭借于后天的调理、栽培。

降自后世，有关妇科疾病的义理就出现了乖谬。哀伤、感叹那些阳气不足、阴寒凝结的女人，月经量多得就像海水的潮信，或决堤的河水那样，乃使春华易萎，秋实难成，胎伤卵破，难以孕育，妇人的身体受到摧残，生儿育女的妇人之德最终没了希望，给她们造成了极大的怨恨！我本来是一个因失意而怀有怨恨之心的人，然而对女人的病痛以及由病痛带来的不幸，却看在眼里痛在心上，作《妇人解》。

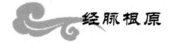

经脉根原

【原文】

经脉者，风木之所化生也。人与天地相参也，与日月相应也。《灵枢经》语。男子应日，女子应月。月满则海水西盛，鱼脑充，蚌蛤实，经脉溢；月晦则海水东盛，鱼脑减，蚌蛤虚，经脉衰。月有圆缺，阴有长消，经脉调畅，盈缩按时，月满而来，月亏而止者，事之常也。

金主收敛，木主疏泄，金敛而木不能泄，则过期不来，木疏而金不能敛，则先期而至。收敛之极，乃断绝而不行，疏泄之甚，故崩漏而不止。木郁或中变为热，水郁则始终皆寒。其重者，亡身而殒命，其轻者，绝产而不生，非细故也。

其凝而不解者，水寒而木郁也。肾肝阴旺，经脉凝冱，既埋郁而腐败，乃成块而紫黑，调经养血之法，首以崇阳为主也。

盖经水之原，化于己土，脾阳左旋，温升而生营血，所谓中焦受气取汁，变化而赤，是谓血也。《灵枢经》语。血藏于肝而总统于冲任，阴中阳盛，生意沛然，一承雨露，煦濡长养，是以成孕而怀子。譬之于土，阳气冬藏，水泉温暖，春木发扬，冻解冰消，暖气升腾，故万物生焉。使冬无地下之暖，虽有阳和司令，亦成寒谷不生矣。

后世庸工，全昧此理。滋阴凉血，伐泄生阳，变膏腴之壤，作不毛之地，摧后凋之木，为朝华之草。目击此风，良深永叹！仲景垂温经一法，吹邹子之暖律，飘虞地之熏风，古训昭然，来者当熟复而详味也。

【译文】

经脉者，风木之所化生也。人与天地相参也，与日月相应也。《灵枢经》语。男子对应于日，女子对应于月。阴历十五日的月满之时则海水西盛，鱼脑充，蚌蛤实，经脉溢；阴历每个月末的月晦之时则海水东盛，鱼脑减，蚌蛤虚，经脉衰。月有圆缺，阴有长消，经脉调畅，盈缩按时，月满而来，月亏而止者，事之常理也。

金主收敛，木主疏泄，若金敛而木不能泄，则月经过期而不来；木疏泄而金不能敛，则月经先期而至。若收敛太甚，则月经断绝而不行；疏泄太甚，故经血崩漏而不止。木郁者可能中途变为热，水郁者则始终皆是寒。其重者，亡身而殒命，其轻者，绝产而不生，不能以小病视之。

其凝而不解者，水寒而木郁也。肾肝阴旺，经脉凝结，既已郁堵而腐败，遂乃成块而紫黑，所以调经养血之法，首以崇阳、扶阳为主也。

经水之原，化于己土，脾阳左旋，温升而生营血，所谓"中焦受气取汁，变化而赤，是谓血"也。《灵枢经》语。血藏于肝而总统于冲、任，若阴中阳盛，生意沛然，一承雨露，煦濡长养，因此成孕而怀子。譬之于大

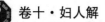

地土壤，阳气冬藏，水泉温暖，春木发扬，冻解冰消，暖气升腾，故万物生焉。假使冬无地下之暖，虽有春天之阳和温暖司令，亦不能生长万物。

后世庸医，完全不明白此理。往往以滋阴凉血之药，伐泄生机阳气，于是变膏腴之壤，作不毛之地，摧伤晚凋之木，变成早萎之草。目击此种风气，感慨良多！仲景流传下来温经一法，就如同古人邹衍吹奏的具有和暖之意的音律，又好像初夏吹来的和暖之风，古训昭然，后人应该反复琢磨、仔细品味。

闭结

【原文】

经脉闭结，缘于肝木之郁。血者，木中之津液也。木性喜达，木气条达，故经脉流行，不至结涩。木气郁陷，发生不遂，则经血凝滞，闭结生焉。

乙木既陷，甲木必逆。乙木遏陷，温气不扬，则生下热；甲木冲逆，相火不归，则生上热。经脉燔蒸，而升降阻格，内无去路，则蒸发皮毛，泄而为汗。汗出热退，皮毛既阖，而经热又作。热日作而血日耗，汗日泄而阳日败，久而困惫尪羸，眠食废损。人知其经热之盛，而不知其脾阳之虚，误以凉营泻热之药投之，脾阳颓败，速之死矣。其肝胆固属燥热，其脾肾则是湿寒，治当分别而调剂之，未可专用清凉也。

盖木生于水而长于土，乙木之温，即脾阳之左升也。水寒土湿，木气不达，抑郁盘塞，则经脉不通，以其生气失政而疏泄不行也。未有脾阳健运，木陷而血瘀者。其肝木之陷，咎在于脾；其胆木之逆，咎在于胃。己土不升，则戊土不降，中气莫运，故四维不转，非第肝胆之过也。若见其闭结，辄用开通，中气已亏，再遭攻下，强者幸生，弱者立毙，十全二三，甚非良法也。

桂枝丹皮桃仁汤

桂枝三钱　芍药三钱　丹皮三钱　桃仁三钱　甘草二钱　茯苓三钱　丹参三钱

煎大半杯，温服。

上热，加黄芩。中寒，加干姜。中气不足，加人参。血块坚硬，加鳖甲、䗪虫。脾郁，加砂仁。

【译文】

经脉闭结，缘于肝木之郁。血者，木中之津液也。木性喜条达，木气条达，故经脉流行，不至结涩。若木气郁陷，生长生发之意不顺遂，则经血凝滞，闭结就产生了。

乙木既然下陷，甲木必定上逆。乙木遏陷，温气不扬，则生下热；甲木冲逆，相火不归，则生上热。经脉燔蒸，而升降阻格，内无去路，则蒸发皮毛，泄而为汗。汗出热退，皮毛闭合之后，而经热又作。热一天一天地发作，而血也就一天一天地消耗，汗一天一天地外泄，而阳气就一天一天地衰败，久而身体困惫尪羸，眠、食废损。人们只知其经热之盛，而不知其脾阳之虚，误以凉营泻热之药投之，致使脾阳颓败，而加速其死亡。其肝胆固属燥热，其脾肾则是湿寒，所以治法当分别而调剂之，未可专用清凉也。

因为木生于水而长于土，乙木之温，即脾阳之左升也。若水寒土湿，木气不达，抑郁盘塞，则经脉不通，因其生长生发之气失职而疏泄不行也。未有脾阳健运，而木陷血瘀者。故其肝木之陷，咎在于脾；其胆木之逆，咎在于胃。己土不升，则戊土不降，中气不运，故四维不转，非只肝胆之过也。若见其闭结，就用开通之泻药，其中气已亏，再遭攻下，体强者侥幸不死，体弱者可能立刻死亡，十全二三，不是很好的治法。

桂枝丹皮桃仁汤

桂枝三钱　芍药三钱　丹皮三钱　桃仁三钱　甘草二钱　茯苓三钱　丹参三钱

煎大半杯，温服。

上热，加黄芩。中寒，加干姜。中气不足，加人参。血块坚硬，加鳖甲、䗪虫。脾郁，加砂仁。

崩漏

【原文】

经脉崩漏，因于肝木之陷。肝木主生，生意畅遂，木气条达，则经血温升，不至下泄。生意郁陷，木气不达，经血陷流，则病崩漏。

木气疏泄，血藏肝木而不致疏泄者，气举之也。气性降而血性升，气降于下，又随肝木而左升，血升于上，又随肺金而右降。血之在上者，有气以降之，血之在下者，有气以升之，是以藏而不泄也。肝木郁陷，升发不遂，气愈郁而愈欲泄。木欲泄而金敛之，故梗涩而不利；金欲敛而木泄之，故淋漓而不收。金能敛而木不能泄，则凝瘀而结塞；木能泄而金不能敛，则滂沛而横行。

其原全由于土败。土者，血海之堤防也。堤防坚固，则澜安而波平；堤防溃败，故泛滥而倾注。崩者，堤崩而河决；漏者，堤漏而水渗也。缘乙木生长于水土，水旺土湿，脾阳陷败，不能发达木气，升举经血，于是肝气下郁，而病崩漏也。后世庸医崩漏之法，荒唐悖谬，何足数也。

桂枝姜苓汤

甘草二钱　茯苓三钱　桂枝三钱　芍药三钱　干姜三钱　丹皮三钱　首乌三钱

煎大半杯，温服。

治经漏。

桂枝姜苓牡蛎汤

甘草二钱　茯苓三钱　桂枝三钱　芍药三钱　干姜三钱　丹皮三钱　首乌三钱　牡蛎三钱

煎大半杯，温服。

治血崩。

气虚，加人参。

【译文】

经脉崩漏，因于肝木之下陷。肝木主生，生长生发之意畅遂，木气条达，则经血温升，不至下泄。若生长生发之意郁陷，木气不达，经血陷流，则病崩漏。

木气疏泄，血藏于肝木而不致疏泄者，气举之也。气性降而血性升，气降于下，又随肝木而左升，血升于上，又随肺金而右降。血之在上者，有气以降之，血之在下者，有气以升之，因此藏而不泄也。若肝木郁陷，升发不遂，气愈郁而愈欲泄。木欲泄而金敛之，故梗涩而不利；金欲敛而木泄之，故淋漓而不收。金能敛而木不能泄，则凝瘀而结塞；木能泄而金不能敛，则滂沛横行而大量出血。

其原全由于土败。土者，血海之堤防也。堤防坚固，则澜安而波平；堤防溃败，故泛滥而倾注。崩者，堤崩而河决；漏者，堤漏而水渗也。因为乙木生长于水土，若水旺土湿，脾阳陷败，不能升发条达木气，升举经血，于是肝气下郁，而病崩漏也。后世庸医治疗崩漏之法，荒唐错误，数不胜数。

桂枝姜苓汤

甘草二钱　茯苓三钱　桂枝三钱　芍药三钱　干姜三钱　丹皮三钱　何首乌三钱

煎大半杯，温服。

治月经漏下。

桂枝姜苓牡蛎汤

甘草二钱　茯苓三钱　桂枝三钱　芍药三钱　干姜三钱　丹皮三钱　何首乌三钱　牡蛎三钱

煎大半杯，温服。

治血崩。

气虚，加人参。

先期后期

【原文】

先期者，木气之疏泄，崩漏之机也；后期者，木气之遏郁，闭结之机也。其原总由于脾湿而肝陷。木气郁陷，不得发扬，则经血凝瘀，莫能通畅，无论先期后期，血必结涩而不利。

其通多而塞少者，木气泄之，故先期而至。以经血上行，则血室不见其有余，必月满阴盈而后来，血陷则未及一月，而血室已盈，是以来早。其塞多而通少者，木不能泄，则后期而至。以木气郁遏，疏泄不行，期过一月，而积蓄既多，血室莫容，然后续下，是以来迟也。

桂枝姜苓汤

丹皮三钱　甘草二钱　茯苓三钱　首乌三钱　干姜三钱　桂枝三钱　芍药三钱

煎大半杯，温服。

治经水先期。

姜苓阿胶汤

丹皮三钱　甘草二钱　桂枝三钱　茯苓三钱　干姜三钱　丹参三钱　首乌三钱　阿胶三钱

煎大半杯，温服。

治经水后期。

【译文】

月经先期者，为木气之疏泄所致，是崩漏之先机也；后期者，为木气之遏郁所致，是闭结之先机也。其本原总由于脾湿而肝陷。木气郁陷，不得发扬，则经血凝瘀，莫能通畅，无论先期后期，血必结涩而不利。

其通多而塞少者，木气泄之，故先期而至。因为经血上行，则血室不见其有余，必月满阴盈而后来。若血陷，则未及一月，而血室已盈，因此来得早。其塞多而通少者，木不能泄，则后期而至。因为木气郁遏，疏泄不行，期过一月，而积蓄已多，血室不能容纳，然后陆续而下，因此来得迟。

桂枝姜苓汤

丹皮三钱　甘草二钱　茯苓三钱　何首乌三钱　干姜三钱　桂枝三钱　芍药三钱

煎大半杯，温服。

治经水先期。

姜苓阿胶汤

丹皮三钱　甘草二钱　桂枝三钱　茯苓三钱　干姜三钱　丹参三钱　何首乌三钱　阿胶三钱

煎大半杯，温服。

治经水后期。

结瘀紫黑

【原文】

经水结瘀紫黑，血室寒冱而凝涩也。血之为性，温则行，寒则滞，滞久则堙郁而腐败，是以成块而不鲜。此以土湿水寒，木气郁塞之故。庸工谓之血热，据其木郁生热，而昧其水土之湿寒，祸世非小也。

苓桂丹参汤

丹皮三钱　甘草二钱　干姜三钱　茯苓三钱　桂枝三钱　丹参三钱

煎大半杯，温服。

【译文】

经水结瘀紫黑，血室寒凉而凝涩也。血之为性，温则行，寒则滞，滞久则郁堵而腐败，因此成块而不鲜。此因土湿水寒，木气郁塞之故。庸工谓之血热，根据其木郁生热，而不懂其水土之湿寒，给世人带来不小的灾祸。

苓桂丹参汤

丹皮三钱　甘草二钱　干姜三钱　茯苓三钱　桂枝三钱　丹参三钱

煎大半杯，温服。

经行腹痛

【原文】

经行腹痛，肝气郁塞而刑脾也。缘其水土湿寒，乙木抑遏，血脉凝涩不畅。月满血盈，经水不利，木气壅迫，疏泄莫遂，郁勃冲突，克伤脾藏，是以腹痛。

中气不运，胃气上逆，则见恶心呕吐之证。血下以后，经脉疏通，木气松和，是以痛止。此多绝产不生。温燥水土，通经达木，经调痛去，然后怀子。

其痛在经后者，血虚肝燥，风木克土也。以经后血虚，肝木失荣，枯燥生风，贼伤土气，是以痛作也。

苓桂丹参汤

丹皮三钱　甘草二钱　丹参三钱　干姜三钱　桂枝三钱　茯苓三钱

煎大半杯，温服。

治经前腹痛。

归地芍药汤

当归三钱　地黄三钱　芍药三钱　甘草二钱　桂枝三钱　茯苓三钱　首乌

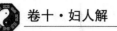

三钱

　　煎大半杯，温服。

　　治经后腹痛。

【译文】

　　经行腹痛，肝气郁塞而伤脾所致也。因其水土湿寒，乙木抑遏，血脉凝涩不畅。至月满血盈，而经水不利，木气壅迫，疏泄不畅，郁勃冲突，克伤脾脏，因此腹痛。

　　若中气不运，胃气上逆，则见恶心、呕吐之证。血下以后，经脉疏通，木气松解舒和，因此痛止。此证多至绝产不生。治疗当以温燥水土，通经达木，使经调痛去，然后怀子。

　　其痛在经后者，是血虚肝燥，风木克土所致也。因为经后血虚，肝木失于荣养，枯燥生风，贼伤土气，因此而痛作也。

苓桂丹参汤

　　丹皮三钱　甘草二钱　丹参三钱　干姜三钱　桂枝三钱　茯苓三钱

　　煎大半杯，温服。

　　治经前腹痛。

归地芍药汤

　　当归三钱　地黄三钱　芍药三钱　甘草二钱　桂枝三钱　茯苓三钱　何首乌三钱

　　煎大半杯，温服。

　　治经后腹痛。

热入血室

【原文】

　　经水适来之时，外感中风，发热恶寒，七八日后，六经既遍，表解脉迟，热退身凉，而胸胁痞满，状如结胸，语言谵妄，神识不清，此谓热入血室也。以少阳之经，下胸贯膈而循胁里。少阳厥阴，表里同气，血藏于厥阴，热入血室，同气相感，自厥阴而传少阳。甲木逆升，经气不降，横塞胸胁，故状如结胸。君相感应，相火升炎而烁心液，故作谵语。肝主血，心主脉，血行脉中，血热则心病也。

盖经下之时，血室新虚，风伤卫气，卫气闭敛，营郁热发，热自经络而入血室，势所自然。宜清厥阴少阳之经，泻热而凉血也。

柴胡地黄汤

柴胡三钱　黄芩三钱　甘草二钱　芍药三钱　丹皮三钱　地黄三钱

煎大半杯，温服。

表未解者，加苏叶、生姜。

【译文】

正在经水到来之时，外感中风，发热恶寒，七八日后，六经已遍，表解脉迟，热退身凉，而胸胁痞满，状如结胸，语言谵妄，神识不清，此谓热入血室也。因为足少阳之经脉，下胸贯膈而循胁内。少阳、厥阴，表里同气，血藏于厥阴，热入血室，同气相感，自厥阴而传少阳。甲木逆升，经气不降，横塞于胸胁，故状如结胸。君火与相火互相感应，相火升炎而烁伤心液，故作谵语。肝主血，心主脉，血行于脉中，血热则心病也。

因为在经水下泄之时，血室新虚，此时若风伤卫气，卫气闭敛，营郁热发，热自经络而入于血室，为势所自然。治疗宜清厥阴、少阳之经，泻热而凉血也。

柴胡地黄汤

柴胡三钱　黄芩三钱　甘草二钱　芍药三钱　丹皮三钱　地黄三钱

煎大半杯，温服。

表未解者，加苏叶、生姜。

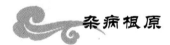

杂病根原

【原文】

妇人之病，多在肝脾两经。土湿木郁，生气不达，奇邪淫泆，百病丛生。而阳虚积冷者多，阴虚结热者少。以其燥热在肝胆，湿寒在脾肾。土湿木郁而生表热者，十之八九，土燥水亏而生里热者，百无一二也。

【译文】

妇人之病，多在肝脾两经。土湿木郁，生长生发之气不能畅达，奇邪浸淫，百病丛生。而阳虚积冷者多，阴虚结热者少。这是因其燥热在肝胆，湿寒在脾肾的缘故。土湿木郁而生表热者，十之八九，土燥水亏而生里热者，百无一二也。

带下

【原文】

带下者，阴精之不藏也。相火下衰，肾水渐寒，经血凝瘀，结于少腹，阻格阴精上济之路，肾水失藏，肝木疏泄，故精液淫泆，流而为带。带者，任脉之阴旺，带脉之不引也。

五藏之阴精，皆统于任脉。任中阳秘，带脉横束，环腰如带，为之收引，故精敛而不泄。任脉寒泆，带脉不引，精华流溢，是谓带下。水下泄则火上炎，故多有夜热骨蒸，掌烦口燥之证。

而下寒上热之原，则过不在于心肾，而在于脾胃之湿。盖气根于肾，坎之阳也，升于木火而藏于肺；血根于心，离之阴也，降于金水而藏于肝。金性收敛而木性生发，金随胃降，收敛之政行，离阴下潜而化浊阴，是以气凉而水暖；木从脾升，生发之令畅，坎阳上达而化清阳，是以血温而火清。阳不郁则热不生，阴不郁则寒不作也。土湿则脾胃不运，阴阳莫交，阳上郁而热生于气，阴下郁而寒生于血。血寒，故凝涩而瘀结也。

仲景温经一汤，温中去湿，清金荣木，活血行瘀，诚为圣法。至丁瘀血坚凝，则用土瓜根散，精液滑泄，则用矾石丸，法更密矣。

温经汤

人参三钱　甘草二钱　干姜三钱　桂枝三钱　茯苓三钱　丹皮三钱　当归二钱　阿胶三钱　麦冬三钱　芍药三钱　芎劳二钱　茱萸三钱

煎一杯，温服。

治妇人带下，及少腹寒冷，久不受胎，或崩漏下血，或经来过多，或至期不来。

阴精流泻，加牡蛎。瘀血坚硬，加桃仁、鳖甲。

【译文】

带下者，阴精之不藏所致也。相火下衰，肾水阴寒，经血凝瘀，结于少腹，阻格阴精上济之路，肾水失藏，而肝木疏泄，故精液浸淫，流出而为带下。带者，任脉之阴气旺盛，而带脉之牵引约束不力所致也。

五脏之阴精，皆统于任脉。任中阳气秘固，带脉横向约束，环腰如带，为之收引，故精敛而不泄。若任脉阴寒偏盛，而带脉约束不力，则精华流溢，是为带下。水下泄则火上炎，故多伴有夜热骨蒸，掌心烦热，口燥之证。

而下寒上热之本原，则不在于心肾，而在于脾胃之湿。因为气根于肾，坎中之阳，升于木火而藏于肺；血根于心，离中之阴，降于金水而藏于肝。金性收敛而木性生发，金随胃降，得以行使收敛之职能，则离中之阴下潜而化浊阴，因此气凉而水暖；木从脾升，得以行使生发畅达之功能，则坎中之阳上达而化清阳，因此血温而火清。阳不郁则热不生，阴不郁则寒不作也。土湿则脾胃不运，阴阳莫交，阳上郁而热生于气分，阴下郁而寒生于血分。血寒，故凝涩而瘀结也。

仲景温经汤一方，温中去湿，清金荣木，活血行瘀，确实为圣法。至于瘀血坚凝，则用土瓜根散，精液滑泄，则用矾石丸，治法更为周密矣。

温经汤

人参三钱 甘草二钱 干姜三钱 桂枝三钱 茯苓三钱 丹皮三钱 当归二钱 阿胶三钱 麦冬三钱 芍药三钱 芎藭二钱 吴茱萸三钱

煎一杯，温服。

治妇人带下，及少腹寒冷，久不受胎，或崩漏下血，或经来过多，或至期不来。

若阴精流泻，加牡蛎。瘀血坚硬，加桃仁、鳖甲。

骨蒸

【原文】

骨蒸者，肝木之不达也。肝木生于肾水，阳根在水，春气一交，随脾土左升，则化肝木。木气升发，和煦温畅，及臻夏令，水中之阳，尽达于九天，则木化而为火。木火生长，是以骨髓清凉，下热不生。水寒土湿，肝木不升，温气下郁，陷于肾水，则骨蒸夜热，于是病焉，以肾主骨也。

肝木郁陷而生下热，则胆木冲逆而生上热。肝木下陷，必克脾土，胆木上逆，必克胃土。脾胃俱病，上不能容而下不能化，饮食减损，肌肉消瘦，淹滞缠绵，渐至不起。

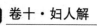

庸工不解，以为阴虚，率以滋阴泻热之剂，愈败土气，土败阳伤，无有不死也。是宜燥土暖水，升达木气。木郁条达，热退风清，骨蒸自愈。原非阴虚血热之证，清凉之品，未可过用，以伐中气也。

苓桂柴胡汤

茯苓三钱　甘草二钱　丹皮三钱　桂枝三钱　芍药三钱　柴胡三钱　半夏三钱

煎大半杯，温服。

热蒸不减，加生地、黄芩。蒸退即用干姜、附子，以温水土。

【译文】

骨蒸者，肝木之不能畅达所致也。肝木生于肾水，阳根在水，春气一交，随脾土左升，则化肝木。木气升发，和煦温畅，及至夏令，水中之阳，尽达于九天，则木化而为火。木火生长，因此骨髓清凉，下热不生。若水寒土湿，肝木不升，温气下郁，陷于肾水，则骨蒸夜热，于是病焉，因为肾主骨也。

肝木郁陷而生下热，则胆木冲逆而生上热。肝木下陷，必克脾土，胆木上逆，必克胃土。脾胃俱病，上不能容而下不能化，饮食减损，肌肉消瘦，淹滞缠绵，渐至不起。

庸工不解，以为阴虚，都以滋阴泻热之剂治疗，更加败伤土气，而土败阳伤，无有不死也。此病的治法宜燥土暖水，升达木气。使其木郁条达，热退风清，骨蒸自愈。原本不是阴虚血热之证，所以清凉之品，未可过用，以免损伤中气也。

苓桂柴胡汤

茯苓三钱　甘草二钱　丹皮三钱　桂枝三钱　芍药三钱　柴胡三钱　半夏三钱

煎大半杯，温服。

若热蒸不减，加生地、黄芩。蒸退即用干姜、附子，以温水土。

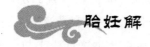

胎妊解

【原文】

胎妊者，土气所长养也。两精相抟，二气妙凝，清升浊降，阴阳肇基。

血以濡之，化其神魂，气以煦之，化其精魄。气统于肺，血藏于肝，而气血之根，总原于土。土者，所以滋生气血，培养胎妊之本也。木火以生长之，金水以收成之，土气充周，四维寄旺，涵养而变化之，五气皆足，十月而生矣。

土衰而四维失灌，藏气不厚，则木不能生，生气不厚，则火不能长，长气不厚，则金不能收，收气不厚，则水不能成。生长之气薄，则胎不发育，收成之气薄，斯胎不坚完。木火衰乃伤堕于初结之月，金水弱乃殒落于将成之时。

血生于木火，气化于水金，而土则四象之中气也，故养胎之要，首在培土。土运则清其火金而上不病热，暖其水木而下不病寒。木温而火清，则血流而不凝也；金凉而水暖，则气行而不滞也。气血环抱而煦濡之，形神巩固，永无半产之忧矣。

【译文】

胎妊者，土气之所长养也。两精相抟，阴阳二气巧妙地凝合为一，清升浊降，一个新生的生命就奠定了初始的基础。然后血以濡之，化其神魂，气以煦之，化其精魄。气统于肺，血藏于肝，而气血之根本，总原于脾土。土者，是用来滋生气血，培养胎妊的根本。木火以生长之，金水以收成之，而土气充遍于周身，四维依赖于土气而旺，再渐渐涵养而变化之，待五脏之气皆足，怀孕十个月的胎儿就降生了。

若土衰而四维失于灌溉滋养，肾水之藏气不厚，则木不能生，肝木之生气不厚，则火不能长，心火之长气不厚，则金不能收，肺金之收气不厚，则水不能成。生长之气薄，则胎儿不能生长发育，收成之气薄，则胎儿的生长发育不健壮、不全面。木火衰乃伤胎、堕胎于初结之月的怀孕早期，金水弱则胎儿殒落于将成之时的怀孕晚期。

血生于木火，气化于水金，而土则为四象之中气也，故养胎之要，首在培土。土运则清其火金而上不病热，暖其水木而下不病寒。木温而火清，则血流而不凝也；金凉而水暖，则气行而不滞也。气血环抱而煦之、濡之，则胎儿的形神发育健壮，永无流产、半产之忧矣。

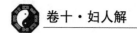

结胎

【原文】

胎妊之结，生长资乎木火，收成藉乎金水。土者，四象之母，其絪缊变化，煦濡滋养，全赖乎土。脾以己土而主升，升则化阳而善消；胃以戊土而主降，降则化阴而善受。胎之初结，中气凝蹇，升降之机，乍而堙郁，冲和之气，渐而壅满。其始胃气初郁，滋味厌常而喜新。及其两月胎成，则胃气阻逆，恶心呕吐，食不能下。迟而中气回环，胃土续降，然后能食。

胃土降，则心火下行而化水；脾土升，则肾水上交而化火。胎气在中，升降不利，乃水偏于下润而火偏于上炎。水润下者，火不交水而坎阳虚也；火炎上者，水不济火而离阴弱也。是故妊娠之证，下寒而上热，妊娠之脉，尺微而寸洪。

仲景《金匮》：妇人得平脉，阴脉小弱，其人渴，不能食，无寒热，名妊娠。寸为阳，尺为阴，阴脉小弱者，尺之微也。《素问·平人气象论》：妇人手少阴脉动甚者，妊子也。手少阴之经，循臑内后廉，而走小指，脉动在神门，神门，在掌后锐骨之中。虽非寸口，然太阴之左寸，亦可以候心，神门脉动者，寸口必动。手少阴脉动者，寸之洪也。推之，左寸脉动者，右寸必动，男胎动于左寸，女胎动于右寸，亦自然之理也。

《十九难》：男脉在关上，女脉在关下。男子寸大而尺小，女子寸小而尺大者，常也。胎气一结，虚实易位，大小反常，缘于中气之壅阻也。阴阳郁格，最易为病，法宜行郁理气为主，未可遽用填补之剂也。

豆蔻苓砂汤

白蔻一钱，生，研　杏仁二钱　甘草一钱　砂仁一钱，炒，研　芍药二钱　丹皮三钱　茯苓三钱　橘皮一钱

煎大半杯，温服。

治胎孕初结，恶心呕吐，昏晕燥渴。

证缘中气郁阻，胃土不降，以此开郁降浊，清胆火而行肝血。内热加清凉之味，内寒加温暖之品，酌其脏腑阴阳而调之。

【译文】

胎儿的形成，其生长凭借于木火，收成凭借于金水。土者，为四象之

母，其絪緼变化，煦濡滋养，完全依赖于土。脾以己土而主升，升则化阳而善于消化；胃以戊土而主降，降则化阴而善于受纳。胎孕初期，中气凝塞不畅，升降之机，出现短时的郁滞堵塞，冲和之气，渐而壅满。在其胃气初郁之始，孕妇的饮食口味是厌常而喜新。等到两月胎成，则胃气阻逆，恶心呕吐，食不能下。而后则中气回复，胃土续降，饮食恢复正常。

胃土降，则心火下行而化水；脾土升，则肾水上交而化火。胎气在中，假使气机升降不利，于是水偏于下润而火偏于上炎。水润下者，火不交水而坎阳虚也；火炎上者，水不济火而离阴弱也。因此妊娠之证，下寒而上热，妊娠之脉，尺微而寸洪。

仲景《金匮要略》：妇人得平脉，阴脉小弱，其人渴，不能食，无寒热，名妊娠。

寸为阳，尺为阴，阴脉小弱者，尺之微也。

《素问·平人气象论》：妇人手少阴脉动甚者，妊子也。

手少阴之经，循臑内后廉，而走小指，脉动在神门，神门，在掌后锐骨之中。虽非寸口，然太阴之左寸，亦可以候心。神门脉动者，寸口必动。手少阴脉动者，寸之洪也。以此类推的话，左寸脉动者，右寸必动，男胎动于左寸，女胎动于右寸，亦自然之理也。

《难经·十九难》：男脉在关上，女脉在关下。男子寸大而尺小，女子寸小而尺大者，常也。而胎气一旦结成，则虚实易位，大小反常，缘于中气之壅阻也。阴阳郁滞阻格，最容易出现病态，治法宜行郁理气为主，未可骤用填补之剂也。

豆蔻苓砂汤

白蔻一钱，生，研　杏仁二钱　甘草一钱　砂仁一钱，炒，研　芍药二钱
丹皮三钱　茯苓三钱　橘皮一钱

煎大半杯，温服。

治胎孕初结，恶心，呕吐，昏晕，燥渴。

此证缘于中气郁阻，胃土不降，故以此方开郁降浊，清胆火而行肝血。内热者加清凉之味，内寒者加温暖之品，酌其脏腑阴阳而调之。

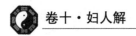

堕胎

【原文】

胎之结也，一月二月，木气生之，三月四月，火气长之，五月六月，土气化之，七月八月，金气收之，九月十月，水气成之。五气皆足，胎完而生矣。而土为四象之母，始终全藉乎土，土中阳旺，则胎气发育，十月满足，不至于堕。

盖胎妊之理，生长乎木火，收藏于金水，而四象之推迁，皆中气之转运也。阳蛰地下，左旋而化乙木，和煦温畅，万物资生者，己土之东升也；阴凝天上，右转而化辛金，清凉肃杀，万宝告成者，戊土之西降也。木升火化而胎气畅茂，金降水凝而胎气坚完。生长之气衰，则胎堕于初结，收成之力弱，则胎殒于将完，其实皆土气之虚也。土生于火而克于木，火旺则土燥而木达，火衰则土湿而木郁。乙木郁陷而克己土，土气困败，胎妊失养，是以善堕。

胎妊欲堕，腰腹必痛。痛者，木陷而克土也。木生于水而长于土，土湿水寒，乙木乃陷。《三十六难》：命门者，诸精神之所舍，原气之所系，男子以藏精，女子以系胞。命门阳败，肾水渐寒，侮土灭火，不生肝木，木气郁陷，而贼脾土，此胎孕堕伤之原也。

姜桂苓参汤

甘草二钱　人参三钱　茯苓三钱　干姜三钱　桂枝三钱　丹皮三钱

煎大半杯，温服。

腹痛，加砂仁、芍药。

【译文】

胎儿的孕育形成顺序是，一月二月，木气生之，三月四月，火气长之，五月六月，土气化之，七月八月，金气收之，九月十月，水气成之。五脏之气皆足，则胎儿孕育完善而降生。而土为四象之母，故从始至终都要依赖于土，土中阳旺，则胎气发育，十月满足，不至于堕。

因为胎妊之理，虽生长乎木火，收藏于金水，而四象之推迁，皆中气之转运也。阳蛰地下，左旋而化乙木，和煦温畅，万物资生者，己土之东升也；阴凝天上，右转而化辛金，清凉肃杀，万宝告成者，戊土之西降也。

木升火化而胎气畅茂，金降水凝而胎气坚固完备。若生长之气衰，则胎堕于早期之初结，收成之力弱，则胎殒于晚期之将终，其实皆土气之虚也。土生于火而克于木，火旺则土燥而木达，火衰则土湿而木郁。若乙木郁陷而克己土，土气困败，胎妊失养，因此容易流产堕胎。

将要流产堕胎的时候，腰腹必痛。痛者，木陷而克土所致也。木生于水而长于土，土湿水寒，乙木乃陷。《难经·三十六难》：命门者，诸精神之所舍，原气之所系，男子以藏精，女子以系胞。若命门阳气衰败，肾水阴寒，侮土灭火，不生肝木，木气郁陷，而贼伤脾土，此胎孕堕伤之原也。

姜桂苓参汤

甘草二钱　人参三钱　茯苓三钱　干姜三钱　桂枝三钱　丹皮三钱

煎大半杯，温服。

腹痛，加砂仁、芍药。

胎漏

【原文】

结胎之后，经水滋养子宫，化生血肉，无有赢余，是以断而不行。其胎结而经来者，必有瘀血阻格。缘胎成经断，血室盈满，不复流溢。肝脾阳弱，莫能行血，养胎之余，易致埋瘀。瘀血蓄积，阻碍经络，胎妊渐长，隧道壅塞。此后之血，不得上济，月满阴盈，于是下漏。按其胎之左右，必有癥块。或其平日原有宿癥，亦能致此。

若内无瘀血，则是肝脾下陷，经血亡脱，其胎必堕。若血下而腹痛者，则是胞气壅碍，土郁木陷，肝气贼脾也，《金匮》名为胞阻。

宜疏木达郁而润风燥，其漏血腹痛自止。

桂枝地黄阿胶汤

甘草二钱　地黄三钱　阿胶三钱　当归三钱　桂枝三钱　芍药三钱　茯苓三钱　丹皮三钱

煎大半杯，温服。

治妊娠下血腹痛者。

桂枝茯苓汤

桂枝三钱　茯苓三钱　甘草二钱　丹皮三钱　芍药三钱　桃仁三钱

煎大半杯，温服。

治妊娠下血，癥块连胎者。

轻者作丸，缓以消之。

【译文】

胎儿结成之后，经水滋养子宫，化生血肉，没有了多余的经血，因此月经断而不行。若其胎儿结成之后而月经仍来者，必有瘀血阻格。因为胎成经断，血室盈满，不应再有月经流溢。若肝脾阳弱，莫能行血，则养胎之余，易致堵塞瘀滞。瘀血蓄积，阻碍经络，且胎儿渐渐长大，致使隧道壅塞。从此以后的经血，不得济养胎儿，于是至月满阴盈而经血下漏。根据其胎之在左、在右，必有癥块。或其平日原有宿癥，亦能致此。

若内无瘀血，则是肝脾下陷，经血亡脱，其胎必堕。若血下而腹痛者，则是胞气壅碍，土郁木陷，肝气伤脾也，《金匮要略》名为胞阻。

治法宜疏木达郁而润风燥，其漏血腹痛自止。

桂枝地黄阿胶汤

甘草二钱　地黄三钱　阿胶三钱　当归三钱　桂枝三钱　芍药三钱　茯苓三钱　丹皮三钱

煎大半杯，温服。

治妊娠下血腹痛者。

桂枝茯苓汤

桂枝三钱　茯苓三钱　甘草二钱　丹皮三钱　芍药三钱　桃仁三钱

煎大半杯，温服。

治妊娠下血，癥块连胎者。

轻者作丸，缓以消之。

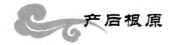

产后根原

【原文】

产后血虚气惫，诸病丛生，病则永年毕世，不得平复。弥月之后，气血续旺，乃可无虞。盖妊娠之时，胎成一分，则母气盗泄一分，胎气渐成，母气渐泄，十月胎完，而母气耗损十倍。寻常不过数胎，而人已衰矣。母气传子，子壮则母虚，自然之理也。

但十月之内，形体虽分，而呼吸关通，子母同气，胎未离腹，不觉其虚。及乎产后，胎妊已去，气血未复，空洞虚豁，不得充灌，动即感伤，最易为病。胎时气滞血瘀，积瘀未尽，癥瘕续成者，事之常也。气血亏乏，脾虚肝燥，郁而克土，腹痛食减者，亦复不少。而痉、冒、便难，尤为易致，是谓产后三病。

血弱经虚，表疏汗泄，感袭风寒，是以病痉。痉者，筋脉挛缩，头摇口噤，项强而背折也。气损阳亏，凝郁内陷，群阴闭束，是以病冒。冒者，清气幽埋，不能透发，昏愦而迷罔也。津枯肠燥，阴凝气结，关窍闭涩，是以便难。便难者，糟粕艰阻，不得顺下，原于道路之梗塞，非关阳旺而火盛也。

总之，胎气生长，盗泄肝脾，土虚木贼，为诸病之本。土气不亏，不成大病也。

桃仁鳖甲汤

桃仁三钱　鳖甲三钱　丹皮三钱　丹参三钱　桂枝三钱　甘草二钱

煎大半杯，温服。

治瘀血蓄积，木郁腹痛者。

内热，加生地。内寒，加干姜。

桂枝丹皮地黄汤

桂枝三钱　芍药三钱　甘草二钱　丹皮三钱　地黄三钱　当归三钱

煎大半杯，温服。

治脾虚肝燥，木郁克土，腹痛食减，渴欲饮水者。

气虚，加人参。水寒土湿，加干姜、茯苓。

桂枝栝蒌首乌汤

桂枝三钱　芍药三钱　甘草二钱　栝蒌根三钱　首乌三钱　生姜三钱　大枣三枚

煎大半杯，温服。

治风伤卫气而病柔痉，发热汗出者。

葛根首乌汤

桂枝三钱　芍药三钱　甘草二钱　葛根三钱　麻黄一钱　首乌三钱　生姜

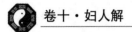

三钱　大枣三枚

煎大半杯，温服。

治寒伤营血而病刚痉，发热无汗者。

桂枝茯苓人参汤

人参三钱　甘草二钱　茯苓三钱　桂枝三钱　生姜三钱　大枣三枚

煎大半杯，温服。

治阳虚郁冒。

苁蓉杏仁汤

甘草二钱　杏仁二钱　白蜜一两　肉苁蓉三钱

煎大半杯，入白蜜，温服。

治津亏木燥，大便艰难。

姜桂苓砂汤

茯苓三钱　甘草二钱　干姜三钱　桂枝三钱　芍药三钱　砂仁一钱

煎大半杯，入砂仁末，温服。

治饮食不消。

【译文】

产后血虚气惫，容易产生各种疾病，而且患病之后，常年甚至终生不得平复。待生孩子满一个月之后，气血续旺，乃可无忧。因为妊娠之时，胎成一分，则母气盗泄消耗一分，胎气渐成，母气渐泄，十月胎完，而母气耗损十倍。寻常之人不过数胎之生育，人就衰老了。因为母气传子，子壮则母虚，自然之理也。

但怀孕的十个月之内，母子形体虽分，而呼吸相通，子母同气，故胎未离腹之前，不觉其孕母之虚。及乎产后，胎妊已去，气血未复，空洞虚豁，不得充灌，常常容易有所感伤，最易为病。怀胎时若有气滞血瘀，积瘀未尽，那么继续发展而形成癥瘕的事是常有的。其气血亏乏，脾虚肝燥，郁而克土，腹痛食减者，亦复不少。而痉病、昏冒、大便困难，尤其容易出现，是谓产后三病。

血弱经虚，肌表腠理不固密而汗泄，容易感受风寒外邪，因此病痉。痉者，筋脉挛缩，头摇，口噤，项强而背反折也。气损阳亏，凝郁内陷，群阴闭束，因此病昏冒。昏冒者，清气被幽埋，不能透发，昏愦而迷惘也。

津枯肠燥，阴凝气结，关窍闭涩，因此大便困难。便难者，糟粕艰阻，不得顺下，原于肠道之梗塞，与阳旺而火盛无关也。

总之，胎气生长，盗泄肝脾，土虚木伤，为诸病之本。若土气不亏，就不会形成大病。

桃仁鳖甲汤

桃仁三钱　鳖甲三钱　丹皮三钱　丹参三钱　桂枝三钱　甘草二钱

煎大半杯，温服。

治瘀血蓄积，木郁腹痛者。

内热，加生地。内寒，加干姜。

桂枝丹皮地黄汤

桂枝三钱　芍药三钱　甘草二钱　丹皮三钱　地黄三钱　当归三钱

煎大半杯，温服。

治脾虚肝燥，木郁克土，腹痛食减，渴欲饮水者。

气虚，加人参。水寒土湿，加干姜、茯苓。

桂枝栝蒌首乌汤

桂枝三钱　芍药三钱　甘草二钱　栝蒌根三钱　首乌三钱　生姜三钱　大枣三枚

煎大半杯，温服。

治风伤卫气而病柔痉，发热汗出者。

葛根首乌汤

桂枝三钱　芍药三钱　甘草二钱　葛根三钱　麻黄一钱　首乌三钱　生姜三钱　大枣三枚

煎大半杯，温服。

治寒伤营血而病刚痉，发热无汗者。

桂枝茯苓人参汤

人参三钱　甘草二钱　茯苓三钱　桂枝三钱　生姜三钱　大枣三枚

煎大半杯，温服。

治阳虚郁冒昏愦者。

苁蓉杏仁汤

甘草二钱　杏仁二钱　白蜜一两　肉苁蓉三钱

煎大半杯，入白蜜，温服。

治津亏木燥，大便艰难。

姜桂苓砂汤

茯苓三钱　甘草二钱　干姜三钱　桂枝三钱　芍药三钱　砂仁一钱

煎大半杯，入砂仁末，温服。

治饮食不消。

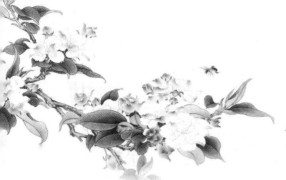

黄先生医书八种后跋

【原文】

黄氏医书，向止刻四种，见常州张氏《宛邻丛书》中。近闻版亦毁，余四种，无刻本。道光戊戌，闵在南昌，从包慎伯年丈假得钞本，与陈广夫三兄弟各僦①人誊出，同学中遂多有写本矣。

顷客闽学使徐侍郎，幕携八种在箧。谈次及之，侍郎于黄氏素有元赏，又济世寿民之念，随在涌溢，不能自已，尽付剞劂，以广流传。又念按临各属，不能携校，同事黄学博元坤，深于此事，遂留之署中，属专校雠，一再审定，致为不苟。考张刻四种，即有讹敚②，写存之本，舛互益甚。长沙二书，黄氏移易旧第，弥费寻绎。学博即详覆之，侍郎又精勘之。虽扫叶拂尘，昔人所叹，然大体完善矣。回思昔日传抄之劳，一旦海内人得佳本，玉楸之道昌，灵兰之术正，侍郎之盛心，不可及也已。

江 右 杨希闵 铁 佣 谨跋

【注释】

①僦（jiù）：租赁，雇佣。

②敚（duó）："夺"之古字。

【译文】

黄氏医书，以前只刻印了四种，见于常州张氏的《宛邻丛书》中。最近听说其版本也被毁掉，其余四种，无刻本。道光戊戌年，我在南昌，从包慎伯年丈处借得抄本，与陈广夫三兄弟分别雇人誊写出来，于是同学中就多有写本了。

不久以前，客居福建的学使徐侍郎，具有黄氏的八种医书，谈话之间言及此事，侍郎对于黄氏的这些医书一向赞赏有加，而且其济世寿民的愿望，在其书中随处可见而不能自已，就将其书全部刻印，以广流传。又考虑到各书所属内容不尽相同，难以协同一起校订，恰有同事黄学博元坤，精于此事，于是就把他留在署中，嘱咐他专事校雠，再三审定，一丝不苟。

考张氏所刻四种，其中即有错字、脱文等情况，而传写之本的互相舛谬就更加严重。张仲景《伤寒论》《金匮要略》二书，经黄氏改变、迁移其旧有的次序，对其原文内容的推寻、演绎很费时间。经过黄学博的详细全面校订，又经过徐侍郎精密的勘定审核，虽然可能还有不够深入、仔细的地方难免为昔人所叹，但是大体上已趋于完善。回忆昔日传抄之劳，而如今海内之人一旦得到刻印佳本，那么，玉楸之医道得以盛行，灵兰之医术得以就正，徐侍郎之热心、盛举，也就是他人所不可及的了。

江　右　杨希闵　铁　佣　谨跋

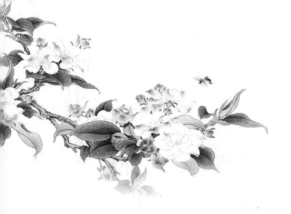

方名索引

273

H

J

L

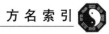